匂いと香りの科学

澁谷達明
市川眞澄
……［編著］……

朝倉書店

序

　1989年に朝倉書店から『匂いの科学』(髙木・渋谷編)が刊行された．この「匂い」に関する学術書は，当時まだ研究の歴史が比較的浅いと言われていた「嗅覚」のメカニズムの研究の成果を中心にして，「匂い」を取り巻く心理学や行動学をも含めたユニークな本として多くの研究者に参考にされてきた．

　その後，20年近く経て，最近の匂いの研究を広く眺めてみると，さまざまな研究手法の進歩とともに各課題の研究は予想以上に速く進んだ感がある．その中でも特筆すべきものは，やはりアメリカのAxel教授(コロンビア大学)とBuck博士(フレッド・ハッチンソンがん研究センター基礎科学部門)による「匂いの受容体と嗅覚のメカニズムの研究」に，2004年のノーベル賞(生理学・医学)が授与されたことではないだろうか．永い間，感覚器の中でも味覚や嗅覚の研究が遅れていて，その中でも嗅覚の進展が一番遅いのではと言われ続けていたために，漠然とではあるが嗅覚の基礎科学的研究者の心の中にはいつもあせりのようなものが存在していたのではないだろうか．したがってこのように早く嗅覚の研究にノーベル賞が与えられた事実自体に正直驚きさえ感じられた．

　匂い分子と受容蛋白質の受容メカニズムについては，以前から何人かの研究者によって試みられてきたが，決定的な結果はでなかった．そのころは神経生理学的手法によって嗅覚メカニズムを解明しようとする研究が大勢を占めていたが，それだけではどうしても匂い分子の受容そのものについての核心を突く結果は得られなかった．しかし1990年代に入ってAxel教授らが，匂い受容体遺伝子を発見し，さらに分子生物学的なメスを加えたことによって新しい道が開けてきたことになる．

　一方，それとともに主要な課題でもある匂いの識別メカニズム，さらに嗅中枢や脳内の匂い情報処理に関する新しい知見，また最近の鋤鼻系に関する著し

い研究の進展も注目されるべきであろう．それに加え匂いと行動および生理心理学的な側面からの研究も大幅に進んだと言える．これらの研究成果を基盤にして人の日常生活を潤し，さらに健康や疾病の予防治療にも貢献しつつある開発研究も急速に発展している．

本書は前記の『匂いの科学』の改訂版ではなく，新しく化学，生物科学，生理学，医学，心理学，農学など広い分野にわたる現時点での第一線の先生方に執筆していただくことができた．したがって本書は研究者や学生のみでなく，医学，看護学，香料や食品の開発などにかかわる人たちにも絶好の書となるであろう．

なお本書で使用されている用語は，すべてのものが決定または承認されているものではなく，たとえば「匂い」や「香り」は，ひらがなや片仮名で書く人もあり，それが現時点では間違いではない．しかしここでは読者が読みやすいように漢字で統一することにした．また「匂い」は匂いを発する物質からのものすべてに対して用いるが，その中でもわれわれが比較的心地よいと感じるものには「香り」を使うという考え方を取り入れた．ただ研究者によってはそれなりに異論があることは事実である．

ご執筆いただいた先生方には心から感謝申し上げます．また企画から完成まで細かく気をくばり努力された朝倉書店編集部の皆様にお礼を申し上げます．

2007年1月

編著者
澁谷達明
市川眞澄

編 集 者

澁谷達明　筑波大学・名誉教授，嗅覚味覚研究所・所長
市川眞澄　東京都神経科学総合研究所・副参事研究員

執 筆 者

澁谷達明　筑波大学・名誉教授，嗅覚味覚研究所・所長
川崎通昭　日本香料協会・参与
蟹沢恒好　元 高砂香料工業(株)
桑原保正　京都学園大学バイオ環境学部・教授
高見　茂　杏林大学保健学部・教授
鈴木裕子　北海道医療大学歯学部・准教授
谷口和之　岩手大学農学部・教授
谷口和美　北里大学獣医畜産学部・講師
大瀧丈二　琉球大学理学部・准教授
東原和成　東京大学大学院新領域創成科学研究科・准教授
坪井昭夫　奈良県立医科大学先端医学研究機構・教授
坂野　仁　東京大学大学院理学系研究科・教授
廣野順三　(独)産業技術総合研究所セルエンジニアリング研究部門・主任研究員
佐藤孝明　(独)産業技術総合研究所セルエンジニアリング研究部門・主任研究員
山岸公子　東京都臨床医学総合研究所・主任研究員
竹内裕子　大阪大学大学院生命機能研究科・助手
柏柳　誠　旭川医科大学医学部・教授
小坂俊夫　九州大学大学院医学研究院・教授
小坂克子　九州大学医学部・教授
吉原良浩　(独)理化学研究所脳科学総合研究センター・チームリーダー

執 筆 者

市川 眞澄	東京都神経科学総合研究所・副参事研究員
須貝外喜夫	金沢医科大学医学部・准教授
椛 秀人	高知大学医学部・教授
岸 清	東邦大学・名誉教授
楊 俊麗	東邦大学医学部・客員講師
陳 少雲	東邦大学医学部・客員講師
村上 邦夫	東邦大学医学部・助手
小野田法彦	金沢医科大学・名誉教授
外池 光雄	千葉大学大学院工学研究科・教授
横須賀 誠	日本獣医生命科学大学獣医学部・講師
佐原 資謹	国立精神・神経センター神経研究所・研究員
山崎 邦郎	モネル化学感覚研究所・教授
斉藤 幸子	斉藤幸子味覚嗅覚研究所・所長
綾部 早穂	筑波大学大学院人間総合科学研究科・准教授
小早川 達	(独)産業技術総合研究所人間福祉医工学研究部門・主任研究員
森 裕司	東京大学大学院農学生命科学研究科・教授
岡村 裕昭	(独)農業生物資源研究所動物科学研究領域・ユニット長
小山 幸子	Indiana University, Department of Chemistry・研究員
関 洋一	東京大学先端科学技術研究センター・博士研究員
櫻井 健志	東京大学先端科学技術研究センター・博士研究員
神崎 亮平	東京大学先端科学技術研究センター・教授
三輪 高喜	金沢大学大学院医学系研究科・准教授

(執筆順)

目 次

はじめに ………………………………………………[澁谷達明]…1

1. 匂い・香り分子の化学的特性 ……………………………4
1.1 フレグランス ……………………………[川崎通昭]…4
　a. 匂い・香り物質の特性 ……………………………4
　b. フレグランス（香粧品香料） ……………………7
1.2 フレーバー ………………………………[蟹沢恒好]…10
　a. フレーバーとは ……………………………………10
　b. フレーバーの特性 …………………………………11
　c. フレーバー物質の生成とそれらの分布 ………11
　d. フレーバー物質の抗菌作用 ……………………16
　e. 香料としてのフレーバー ………………………16
1.3 フェロモン ………………………………[桑原保正]…17
　a. フェロモンの種類 …………………………………18
　b. 性フェロモンの分布 ………………………………18
　c. 性フェロモンの化学的特徴 ……………………19
　d. 生合成 ………………………………………………20
　e. 昆虫性フェロモンの利用法 ……………………20

2. 嗅覚器の構造 ………………………………………………23
2.1 嗅覚器の構造 ……………………………[高見　茂]…23
　a. 概観 …………………………………………………23
　b. 哺乳類の嗅粘膜 ……………………………………23
　c. 哺乳類以外の嗅粘膜 ………………………………27
2.2 嗅覚器の発生 ……………………………[鈴木裕子]…29
　a. 形態形成：分裂増殖とプログラム細胞死 ……29

b. 微細構造 …………………………………………………30
　　c. 発生にかかわる分子，遺伝子 ……………………………32
　2.3 鋤鼻器の構造 ………………………………[谷口和之・谷口和美]…33
　　a. 鋤鼻器の組織学的特徴 ……………………………………34
　　b. 感覚上皮の微細構造 ………………………………………37

3. 匂い受容体とメカニズム …………………………………………42
　3.1 匂い受容体の発見から機能解析まで ………………[大瀧丈二]…42
　　a. 匂い受容体発見以前 ………………………………………42
　　b. 匂い受容体遺伝子のクローニングと嗅覚研究の新展開 ……43
　　c. 匂い受容体の機能解析 ……………………………………45
　　d. 匂い受容体の投射機能 ……………………………………46
　　e. 匂い受容体の発現フィードバック機能 ……………………47
　　f. 「匂い受容体」の異所的発現 ………………………………48
　3.2 嗅覚受容体の構造と機能 ……………………………[東原和成]…49
　　a. 嗅覚受容体遺伝子 …………………………………………49
　　b. 哺乳類の嗅覚受容体の機能解析 …………………………50
　　c. 哺乳類嗅覚受容体の匂いリガンド特異性と結合様式 ………51
　　d. 昆虫の嗅覚受容体 …………………………………………53
　　e. フェロモン現象にかかわる嗅覚受容体 ……………………54
　　f. 細胞動態にかかわる嗅覚受容体 …………………………55
　3.3 嗅覚受容体遺伝子の発現制御 ………………[坪井昭夫・坂野　仁]…57
　　a. 嗅覚受容体遺伝子の構成と嗅上皮における発現 …………58
　　b. 嗅覚受容体遺伝子の単一発現制御 ………………………60
　　c. 嗅覚受容体遺伝子の発現制御にかかわる因子 ……………63
　3.4 嗅細胞の匂い分子識別 ……………………[廣野順三・佐藤孝明]…65
　　a. 嗅細胞での匂い受容体の匂い分子長識別能 ………………65
　　b. 濃度依存的受容体コードに基づく匂い識別 ………………68
　　c. 全ゾーンの嗅細胞/受容体群による匂い識別 ………………70
　3.5 フェロモン受容体 ……………………………………[山岸公子]…73
　　a. 1型鋤鼻受容体（V1R）遺伝子の発見とその特徴 …………73

b. 2型鋤鼻受容体（V2R）遺伝子の発見とその特徴 …………………74
　　c. フェロモン受容体発現細胞と投射 ……………………………………74
　　d. V1Rの機能 ………………………………………………………………76
　　e. V2Rの機能 ………………………………………………………………77
　　f. V2RとMHC ……………………………………………………………78
　　g. さまざまな脊椎動物におけるフェロモン受容体と2つの嗅覚系 …78

4. 嗅細胞の情報伝達 …………………………………………………………81
　4.1 嗅細胞の情報伝達 ……………………………[佐藤孝明・廣野順三]…81
　　a. 匂い分子は小さく，とらえがたい ……………………………………81
　　b. 匂い分子は嗅繊毛で膜電位を発生させる ……………………………82
　　c. 匂い分子を検出する分子機構 …………………………………………82
　　d. 嗅細胞で検出された嗅覚情報の中枢における冗長度低減 …………84
　4.2 嗅細胞のイオンチャネル特性 …………………………[竹内裕子]…87
　　a. 受容器電位を発生させるイオンチャネル ……………………………87
　　b. 活動電位を発生させるイオンチャネル ………………………………90
　4.3 鋤鼻細胞のフェロモン受容と情報伝達 ………………[柏柳　誠]…93
　　a. 爬虫類におけるcAMPとIP$_3$の関与 …………………………………93
　　b. 哺乳類のフェロモン受容で重要なホスファチジルイノシトール系
　　　 ……………………………………………………………………………94
　　c. フェロモン情報の選択的受容 …………………………………………97

5. 嗅球の構造と機能 …………………………………………………………99
　5.1 嗅球の構造と構成ニューロン ………………[小坂俊夫・小坂克子]…99
　　a. 嗅球の層構造と構成ニューロンの概略 ………………………………99
　　b. 各ニューロン群のサブタイプ・多様性 ……………………………102
　　c. 糸球体のコンパートメント構造と傍糸球体細胞の多様性 ………103
　　d. 化学シナプスとギャップ結合 ………………………………………104
　5.2 嗅細胞から嗅球への軸索投射と匂い地図 ……………[吉原良浩]…105
　　a. 嗅細胞から嗅球への軸索投射 ………………………………………105
　　b. 嗅細胞軸索投射を司る分子群 ………………………………………108

c. 嗅球における匂い地図 ……………………………………110
　5.3 嗅球における匂い情報処理……………………………[吉原良浩]…112
　　　a. 嗅球内の神経ネットワーク …………………………………113
　　　b. 糸球体内の嗅細胞の軸索終末へのフィードバック抑制 ………114
　　　c. 短軸索細胞と傍糸球体細胞を介した糸球体間連絡による側方抑制
　　　　 ………………………………………………………………115
　　　d. 顆粒細胞と僧帽細胞の樹状突起間シナプスを介した側方抑制 …116
　5.4 副嗅球の形態…………………………………………[市川眞澄]…118
　　　a. 副嗅球の構造 …………………………………………………119
　　　b. 副嗅球の特徴 …………………………………………………122
　5.5 副嗅球の機能…………………………………………[須貝外喜夫]…125
　　　a. 副嗅球の区分化 ………………………………………………125
　　　b. 副嗅球の区分化とそれぞれの役割 …………………………127
　　　c. 副嗅球の電気生理学的研究 …………………………………128
　5.6 副嗅球における匂い記憶メカニズム………………[椛　秀人]…130
　　　a. フェロモン記憶の特徴 ………………………………………130
　　　b. 記憶形成の感受性期 …………………………………………132
　　　c. 記憶の貯蔵庫 …………………………………………………132
　　　d. ノルアドレナリンの作用 ……………………………………133
　　　e. フェロモン記憶のシナプス・分子メカニズム ……………134

6. 嗅覚系の高次中枢 …………………………………………………136
　6.1 嗅覚野の構造………………[岸　清・楊　俊麗・陳　少雲・村上邦夫]…136
　　　a. 嗅細胞,嗅球,梨状葉皮質の関係 ……………………………136
　　　b. 梨状葉皮質の構造 ……………………………………………137
　　　c. 梨状葉皮質と他の脳領域との関係 …………………………139
　6.2 嗅覚野（梨状皮質）と匂い情報………[小野田法彦・須貝外喜夫]…140
　　　a. 匂い刺激に対する前梨状皮質の内因性信号応答 ……………140
　　　b. アミルアセテート（AA）の濃度変化に対する応答 …………142
　　　c. 異なる匂い物質に対する応答 ………………………………143
　　　d. 刺激濃度と活性領域の面積との関係 ………………………144

  e. 前梨状皮質における前方から後方に向かう濃度勾配 ………145
  f. 匂い刺激に対する単一ユニット応答の結果 ………146
 6.3 脳内匂い情報伝達……………………………………[外池光雄]…148
  a. 動物（哺乳類）の嗅覚神経路 ………148
  b. ヒトの脳内匂い情報伝達 ………152
  c. 脳内匂い情報伝達研究の今後の展開 ………157
 6.4 鋤鼻系の上位中枢…………[横須賀　誠・佐原資謹・市川眞澄]…159
  a. 鋤鼻系の中枢経路 ………160
  b. 扁桃体について ………161
  c. 鋤鼻扁桃体ニューロン ………162
  d. 鋤鼻扁桃体からの出力 ………162
  e. 哺乳類以外の動物や鋤鼻器をもたない哺乳類について ………164

7. 匂いと行動遺伝 ……………………………………[山崎邦郎]…166
 7.1 匂い型と遺伝子 ………166
 7.2 MHC匂い型 ………167
  a. MHCの遺伝子 ………168
  b. 交配嗜好テスト ………169
  c. 匂いの識別 ………170
  d. H-2突然変異マウス ………171
  e. MHC匂い型の発現 ………173
  f. 胎児の匂い ………173
  g. MHC匂い型物質の化学 ………175
  h. 感　知 ………176
 7.3 ヒトの匂い型 ………179
  a. シグナルとしての匂い：ヒトの匂い型 ………181
  b. HLAスーパータイプ ………181
  c. HLA家族（ファミリー） ………182

8. 匂いの心理学 ……………………………………184
 8.1 匂いの感覚・知覚……………………………………[斉藤幸子]…184

a. 匂いの閾値 …………………………………………………184
　　b. 感覚的強度 …………………………………………………186
　　c. 匂いの質およびその分類 …………………………………188
　　d. 匂いの質の同定 ……………………………………………190
　8.2 匂いの快・不快……………………………………[綾部早穂]…192
　8.3 ヒトの嗅覚中枢と生理心理………………………[小早川　達]…195
　　a. PET 計測 ……………………………………………………196
　　b. fMRI 計測 ……………………………………………………197
　　c. EEG 計測 ……………………………………………………198
　　d. MEG 計測 ……………………………………………………200

9. 匂いと行動のメカニズム ……………………………………………203
　9.1 大型哺乳類……………………………………[森　裕司・岡村裕昭]…203
　　a. 雄効果 ………………………………………………………203
　　b. 雄効果フェロモンの中枢作用機構 ………………………204
　　c. 雄効果フェロモンの産生機構 ……………………………206
　　d. 雄効果フェロモンの受容体 ………………………………207
　　e. 雄効果フェロモンの情報伝達経路 ………………………207
　9.2 げっ歯類………………………………………………[小山幸子]…210
　　a. 雌の発情周期の変化 ………………………………………210
　　b. 雌の妊娠確立への匂いの影響 ……………………………213
　　c. 雄の精子運動活性と精子密度への影響 …………………214
　9.3 昆虫類——昆虫の匂い情報処理と行動発現機構
　　　　　　　　　　　　　　[関　洋一・櫻井健志・神崎亮平]…217
　　a. 嗅覚受容細胞から触角葉への情報伝達 …………………218
　　b. 触角葉における匂い情報の表現 …………………………218
　　c. 嗅覚系高次中枢：キノコ体，前大脳側部 ………………220
　　d. 嗅覚行動発現の前運動中枢・側副葉 ……………………222

10. 嗅覚障害………………………………………………[三輪高喜]…226
　10.1 ヒト嗅覚器の解剖と組織 …………………………………226

a. ヒト嗅覚器の構造 ……………………………………226
　　　b. 嗅粘膜の微細構造 ……………………………………228
　　　c. 嗅細胞の再生 …………………………………………229
　　　d. 匂いの中枢経路 ………………………………………229
　　　e. ヒトの鋤鼻系 …………………………………………230
　10.2　ヒトの嗅覚障害 …………………………………………231
　　　a. 嗅覚障害の疫学 ………………………………………231
　　　b. 嗅覚障害の原因と分類 ………………………………231
　　　c. 嗅覚障害にともなう日常生活上の支障 ……………234
　　　d. 異嗅症：その不思議な病態 …………………………235
　10.3　嗅覚障害の診断と治療 …………………………………236
　　　a. 嗅覚障害の診断 ………………………………………236
　　　b. 嗅覚障害の治療 ………………………………………238
　　　c. 嗅覚障害の診断意義 …………………………………240

索　　引 ……………………………………………………………243

はじめに

　本書の刊行にあたって,「匂いと香り」の研究に関して, 日本におけるこれまでの推移も含めて多少とも述べなければならないであろう.

　嗅覚と味覚のここ半世紀の近代的手法による解析は, まずその感覚器の生理学や形態組織学などを中心にしておこなわれてきた. 戦後の日本での場は主に大学の医学部の生理学教室などのスタッフが中心となって進められていた. これは嗅覚に限らず, 視覚器, 聴覚器, 触覚などの感覚器についても同様であった. 当初は嗅細胞の匂い刺激の受容と興奮, その脳への伝達, 感覚中枢に達するまでの情報処理とその局在部位などのメカニズムが戦後30〜40年間にわたって研究され, いくつかの研究グループが世界的にも多くの発見と輝かしい成果をおさめてきた. それらの手法の主流は神経生理学的なものが多かったが, それは日本では神経生理学研究の厚い歴史的基盤が培われていたからにほかならないであろう.

　現在の嗅覚, つまりすでに広範なものへと広がりを見せている匂いと香りの科学的研究は, 研究の場も広がりも医学系を超えて, 理学系, 農学系, 家政学系, 心理学系, 工学系などにもおよんでいる. 一方では生活の変化や社会的要請もあって, 企業における香り製品などの開発研究も急速に進んできた. このことは最近の匂いと香りの研究の進展を物語るとともに, その研究の必要性が認識されてきていることであろう.

　近年の嗅覚の研究は, 1942年頃にはイギリスのAdrianが, すでにウサギなどの嗅神経から匂い刺激に対する電気的な反応を記録している. しかしその数年前には, 当時の台北帝国大学の細谷ら (1937) のイヌ嗅粘膜の匂いによる電位変化についての報告があることはよく知られている. その後1950年代になって生理学的な研究がさらに進み, 嗅上皮で発生する匂い応答電位にEOG (嗅電図) という名称がスウェーデンのOttosonら (1956) によって提唱され

た．その頃嗅覚の研究で世界的に知られていたのは，スウェーデン（Ottoson教授），西ドイツ（Schneider教授），アメリカ（Beidler教授とTucker博士）それに日本の髙木貞敬（群馬大学教授）で研究者は非常に少なかった．その後次第に研究者が増加しはじめ，フランス，ロシアなどからも論文が次々と発表されるようになってきた．

　嗅覚器の微細構造をはじめ，主な研究課題は当時もっとも新しかった微小電極法を駆使して1個または少数個の嗅細胞や嗅球の神経細胞での興奮発現，伝達，嗅受容膜の特性などが詳細に解析されていた．しかしそれだけでは嗅細胞の初期過程に含まれる受容膜での匂い分子の捕捉（受容）の真のメカニズムがわからなかった．それまでの生化学的な結果もあわせ，かなり予想はできるものの確たる証明はできなかった．

　一方1980年頃には，すでに遺伝子の研究が次第に加速しており生命科学の新しい時代を迎えていた．そして免疫のメカニズムなども急速に明らかになってきていた．その結果体内における免疫物質と受容体，神経シナプスでの伝達物質とその受容体，またホルモン分子の受容などの機能も明らかになってきていた．これらの関係は当然匂い分子と嗅細胞膜の受容蛋白質との共通性が予想されたのである．それが匂い受容体遺伝子の発見によってこれまでの扉が開けてきたといえる．一時はその遺伝子からの受容蛋白質が，はたして機能しているかどうかの疑問があったがそれも解決された．まだ細部では未解決の部分が残されているものの嗅細胞レベルでの受容システムがみごとに解明されたのである．

　さらにこれと並行して，それまでは不明な点が多かった鋤鼻系の研究が進み，主嗅覚系とはやや異なる形態や機能に関する新しい成果が明らかになってきた．動物の種によって差はあるが，鋤鼻器は主としてフェロモン受容の器官といわれる．そのことはそれぞれの種の生殖や種の維持にも重要な役割をになっている器官であることを示している．

　今後残されている研究の重要な課題の1つは，匂い情報の脳内での流れと処理のメカニズムの解明であろう．匂いと香りは行動発現はもちろん結果的に体内の代謝などにも影響をおよぼすこともすでに判明している．それらの多くの反応は，脳でのさまざまなレベルの匂い情報が関与しつつ変化が現れることが多い．脳内ではニューロン間の情報のみでなく，種々の脳内物質も常に流動的

であり刻々に変化していることがわかる．それらをどのような方法で検出し，機能を解明してゆけばよいのか，分子遺伝学的，分子生物学的手法はもちろん重要であるが，さらに新しい技法が期待されている．それに加えて生理心理学的な成果もさらに必要であり，香りの好き嫌い，そして心の問題にもつながる課題は今後の研究の進展をまたねばならないだろう．現代社会ではともすると実務的な学問と研究にとらわれがちになる傾向が強いが，まず生物科学，物理学，化学などの基礎科学を通して生物システムを解明理解することが重要であろう．

なお日本での匂いや香りの研究成果の大部分は，「日本味と匂学会」の大会やその学会雑誌などで発表・公表されている． ［澁谷達明］

1. 匂い・香り分子の化学的特性

1.1 フレグランス

a. 匂い・香り物質の特性

200万種を超える物質の中で,匂いのある物質はその1/5～1/10の約20万～40万種といわれている.すなわち,すべての物質が匂うわけではなく,ある条件が必要となる.

1) 分子の大きさ（分子量）

匂い物質で最も分子量の小さいものは,分子量17のアンモニアであるといわれている.一方,最も大きいものとしては分子量297のムスクキシロールという見方は多いが,ごく弱い匂い物質まで含めると,分子量389のインドール・ヒドロキシシトロネラール・シッフベースなどもフレグランス分野では用いられている.

2) 溶解性

匂い物質は,油溶性の範疇に入るものが大多数であるが,分子内に親水性の部分をもち,水にもある程度溶解するという両親媒性を示す[1].そのため,匂い物質はオクタノール/水分配係数が一定値以上あることが条件との指摘もある[2].

3) 蒸気圧（揮発性）

水中の動物は別として,ヒトなどの場合は匂い物質が気相中に気化もしくは微粒子状で存在し,鼻腔内に取り込まれることが条件といいうる.すなわち,ある程度以上の蒸気圧を有していることが必要である[1].

4) 官能基

一般に,匂いの強さは分子の大きさに関係する.炭化水素類の場合はC_8

~C_{15}が最も匂いが強く,低分子になるほど官能基の影響を受けやすくなる.また,高分子になるほど官能基よりも分子の大きさの影響のほうが大きくなる.そして高分子になるほど匂いは弱くなり,さらに大きくなると無臭となる.

官能基は,カルボキシル基(-COOH)がつくと酸臭,水酸基(-OH)ではアルコール臭というように,匂いの質に影響を与える.その他に,ケトン(>=O),エステル(-COOR),ラクトン(-CO-O-),エーテル(-O-),アルデヒド(-CHO),チオール(-SH),チオエーテル(-S-),ニトロ(-NO_2),アミン(-NH_2),ニトリル(-CN),チオシアン(-SCN)などがある.なお,二重結合や三重結合も官能基に含めるのが一般的である.

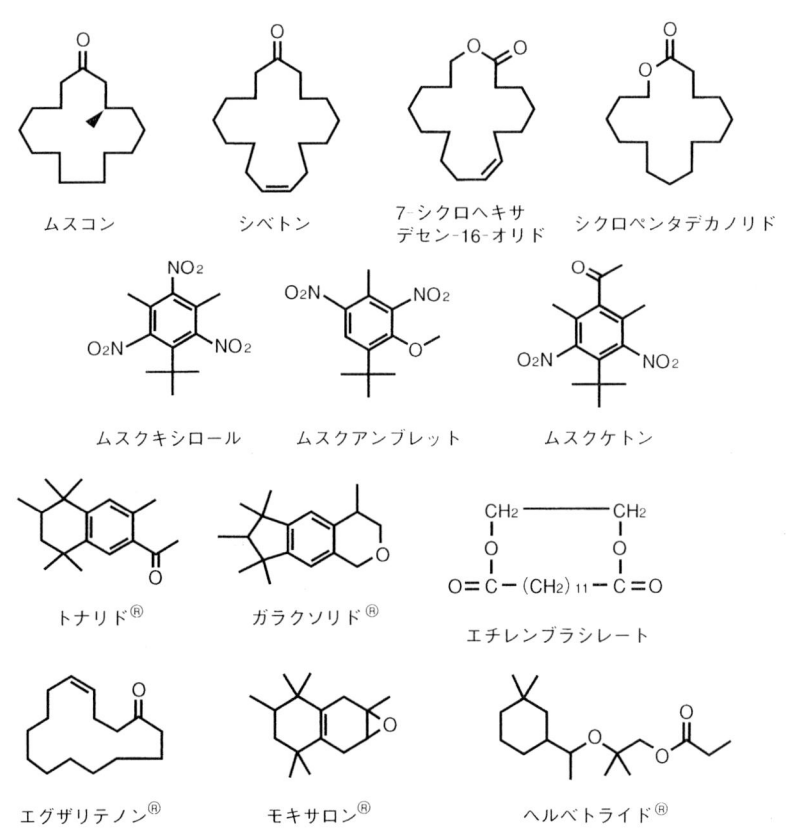

図1.1 ムスク香を有する化合物

5) 化学構造との関係——異構造で同種の匂い

化学構造が異なるのに同系統の匂いを有するものがある．このようなものの例としてはセダー様香気のもの，アンバー様香気の物質群などがあるが，図1.1にはこのようなものの代表としてムスク香を有する物質群を記した．

6) 化学構造との関係——位置異性体

一方，類似構造でも匂いは異なる場合がある．その例として各種異性体がある．図1.2はヨノンであるが，二重結合の位置により匂いの質が異なってくる．

7) 化学構造との関係——幾何異性体

二重結合に結合する置換基の配置によって生ずる異性体であるが，テルペン化合物はこの異性体によって香気の異なるものが多いので，各々別の名称でよぶほどである．図1.3のゲラニオールとネロールがその例の1つである．

8) 化学構造との関係——光学異性体

旋光性以外の物理的性質がまったく同じであり，化学構造にも差異がない光学異性体でも，匂いの質に違いのあるものがわかっている．光学異性体の匂いについて整理したもの[3]を若干改変して表1.1にしてみた．しかし，筆者の経験では，カルボンやリナロール，シトロネロールなどは表1.1や多くの成書に記されている文章ほどの差異はない．

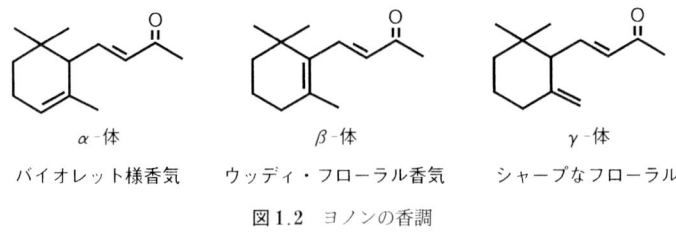

α-体　　　　　　　β-体　　　　　　　γ-体
バイオレット様香気　ウッディ・フローラル香気　シャープなフローラル

図1.2　ヨノンの香調

ゲラニオール　　　　ネロール
ローズ様香気　　　　新鮮な海辺の香り
　　　　　　　　　（ローズ様香気は弱い）

図1.3　ゲラニオールとネロール

表 1.1 光学異性体と匂い（文献 3）より改変）

	(−) 左旋性	(+) 右旋性
メントール	清涼感のあるハッカ香	清涼感弱い，かび臭いハッカ香
カルボン	スペアミント様香気	キャラウェイ様香気，弱い
シトロネロール	ゼラニウム様香気	シトロネラ様バラ香
しょうのう	しょうのう様香気　（同じ）	しょうのう様香気
ヌートカトン	弱いウッディ香気	強いグレープフルーツ香気
シクラメンアルデヒド	スズラン様香気	弱いバラ様香気
リナロール	バルサミックなラベンダー様香気	甘いプチグレン様香気
ヒドロキシシトロネラール	弱いグリーン香気	甘く強いスズラン様香気

b. フレグランス（香粧品香料）

フレグランスとは，狭義には香水やオードパルファム，オードトワレ，オーデコロンなどの香り製品を指すが，ここでは化粧品やトイレタリー製品，入浴剤，さらにはハウスホールドや環境フレグランス，工業品などに用いる香料，すなわち食品香料（フレーバー）と対になる香粧品香料と同じ意味に用いることとしたい．

古い時代は香木を焚くことによって香りを得たり，油脂に植物の香りを溶かし込んで用いたりしていたが，アルコールの出現により天然香気の捕集・濃縮が容易になり，近代的な香料の出現となっている．アルコール蒸留法は 10 世紀にペルシャで考案され，14 世紀にはイタリアでアルコール抽出の香料製品が出現している[4]．その後，水蒸気蒸留による香気成分の捕集も行われるようになると，多くの精油類が市場に出てきている．19 世紀になると石油エーテルなどの有機溶剤による抽出の花精油の製造も行われだすとともに，合成香料の出現が香料を多様化した．有機化学技術はまず天然の香気成分を単離したり，別の原料からの天然香気成分の再現合成を主体に始まり，現在に至っている．20 世紀に入るとそれに加えて，天然に存在しないが，芳香のある化合物の製造も行われだし，香料素材を豊富にしている．ちなみに，図 1.1 のムスク香化合物のうち，天然のジャコウジカやジャコウネコに存在する化合物はムスコンとシベトンだけである．

1) フレグランス（香粧品香料）の素材

香粧品香料は，天然香料や合成香料などの香料素材を巧みに調合してつくり

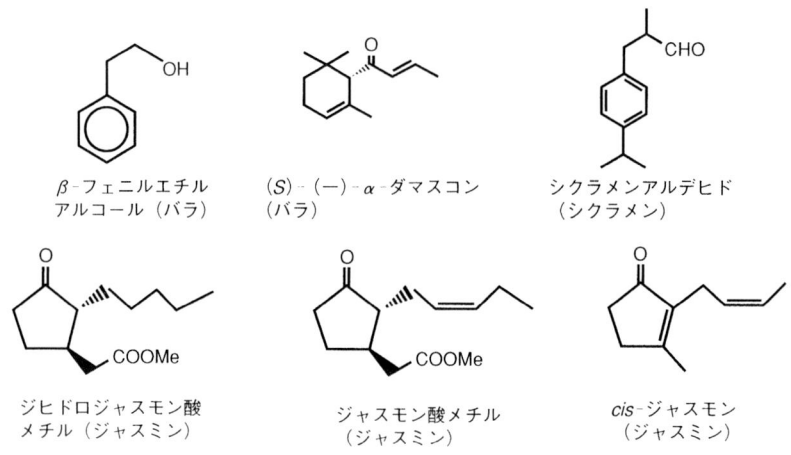

図 1.4 フローラルな香り

あげたものであるが,その素材は天然・合成を合わせて,まれに使うものも含めると 5000 種以上にもなる.フレグランスの香りを表現するには,明/暗のような感覚用語を用いる方法や,セクシー/フレッシュなどのような情感を表す言葉を用いる場合などさまざまであるが,ここでは一般的に用いられているものの名前を総称的にいう表現に従って,香料素材を分類整理してみたい.なお,例示する香料化合物は特徴的なキー化合物であり,これのみでフレグランスができているわけではなく,多成分の調合により成り立っている.

 i) フローラル 代表的な花はバラやジャスミンなどであり,これらの花から採取した天然香料も用いられているが,いずれも高価である.したがって,一般の香粧品には花香のする合成品が用いられるのが普通である(図 1.4).

 ii) アニマルノート フレグランスに用いられる動物性香料はムスク(ジャコウジカ),シベット(ジャコウネコ),アンバーグリス(マッコウクジラ)およびカストリウム(ビーバー)の 4 種だけである.そして,最も多く用いられているのがムスクであるが,天然品はワシントン条約の関係で入手量は限られており,また高価でもある.そのため合成品が多く用いられている(図 1.1 参照).

 iii) ウッディな香り スギやビャクダンの香りなどが代表的で,天然の精油も用いられているが,合成品も多い(図 1.5).

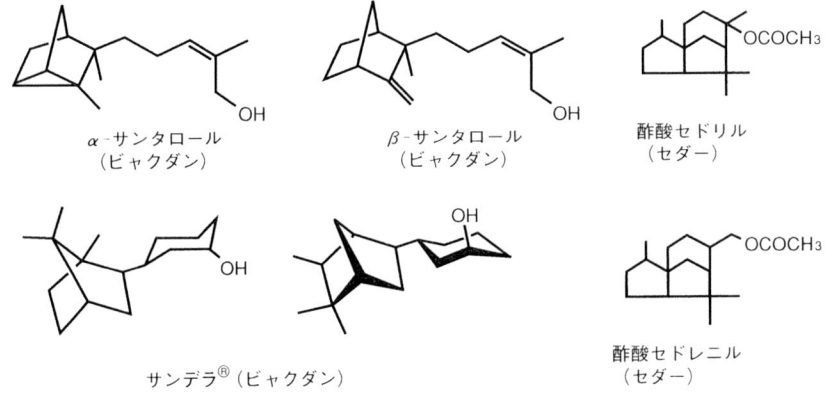

図 1.5 ウッディな香り

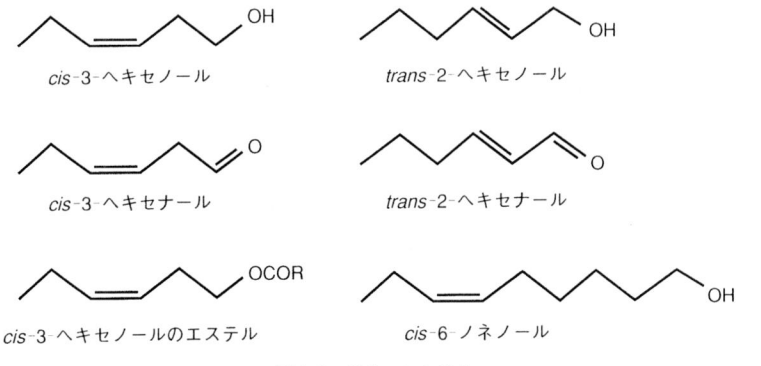

図 1.6 グリーンな香り

iv) グリーンな香り　フレッシュな草の香りは，最近は合成品を用いて表すことが多くなってきている（図 1.6）.

v) フルーティ/シトラス　字のごとく果物の香りであり，各々のフルーツより得た精油もあるが，フレグランスの場合は合成品を用いるのが一般的である．リンゴやバナナ，ベリー類などは脂肪酸のエステル類を巧みに調合してフルーツ感を出す．また，シトラス類の場合はシトラールなどのテルペン類が多く用いられる．

vi) アルデヒド調　フレグランス分野ではアルデヒドノートは重要な香調として位置づけられている．具体的には C_7〜C_{12} の直鎖の脂肪族アルデヒド

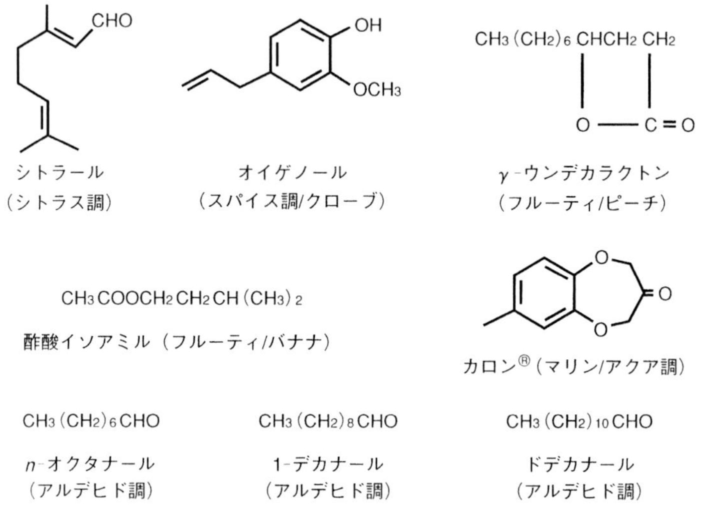

シトラール
（シトラス調）

オイゲノール
（スパイス調/クローブ）

$CH_3(CH_2)_6CHCH_2CH_2$
 　　　　　｜　　　　　｜
 　　　　　O ——— C=O

γ-ウンデカラクトン
（フルーティ/ピーチ）

$CH_3COOCH_2CH_2CH(CH_3)_2$

酢酸イソアミル（フルーティ/バナナ）

カロン®（マリン/アクア調）

$CH_3(CH_2)_6CHO$

n-オクタナール
（アルデヒド調）

$CH_3(CH_2)_8CHO$

1-デカナール
（アルデヒド調）

$CH_3(CH_2)_{10}CHO$

ドデカナール
（アルデヒド調）

図1.7　その他の香調の代表的な香料物質

を用いるものである．この香調の著名なものとしてはシャネル No.5（香水）がある．

vii）その他　その他にスパイシー調，バルサミック調（樹脂様），マリン/アクア調，モッシィ（苔のような），アースィー（土のような）などがある．

［川崎通昭］

文　献

1) 川崎通昭, 堀内哲嗣郎：改定嗅覚とにおい物質, pp. 25-43, におい・かおり環境協会, 2005.
2) Boelens, H. : *Trend Pharmacol. Sci.*, October, 421, 1983.
3) 印藤元一：匂いの科学（髙木貞敬, 渋谷達明編）, p. 25, 朝倉書店, 1989.
4) 広山　均：最新香料の事典（荒井綜一ほか編）, pp. 74-77, 朝倉書店, 2000.

1.2　フレーバー

a.　フレーバーとは

フレーバーは英語の flavour（米：flavor）の日本語表記で，食品を口に含んだときに感じられるすべての感覚情報を意味している．すなわち，食品の香

り，味，温度，テクスチュアなどの総合された情報である．なかでも香りは食品のイメージと美味しさに最も強くかかわっている．日本においては，フレーバーという言葉は香りの意味で使われるケースが多く，食品用香料もフレーバーとよばれている．本書の主題も匂いと香りに関するものであり，この意味で記述していく．

b. フレーバーの特性
1） フレーバー分子の基本的特性

香り分子の基本的特性は，フレーバーもフレグランスもほとんど違いはなく，この部分については前節で記述されているので省略する．有香物質は分子量およそ300以下の炭素，水素，酸素，窒素，硫黄を含む有機性の揮発性物質とされるが，食品の場合高い温度で食されるものも多く，もう少し高分子の物質も嗅上皮に呼気とともに到達して，感知されている可能性がある．

2） 人間のフレーバーに対する保守性

人類は，古くから毒性がなく美味しい食材を自然界から選択し，食してきた．これらは伝統食品といわれ，人類の食嗜好はこれらにほぼ限定されており，食品中に存在するフレーバーに対する保守性もここに起因している．現代では食品加工が発達して，さまざまな食品がつくりだされているが，そのフレーバーは伝統食品のフレーバーイメージを再現する形で，食品香料として賦香され，その食品の特徴を表現している．人類が長年食してきた食品以外の香りを賦香した食品をつくっても成功した例はほとんどない．自由な発想で創作されるフレグランスとはこの点に相違がある．

c. フレーバー物質の生成とそれらの分布

伝統食品のフレーバーは動植物のもつ酵素により生合成されるものが基本で，加熱調理やローストされた食品で生成する香りや，自動酸化で生成する香りなどもある．前者を酵素的生成フレーバーとよび，後者を非酵素的生成フレーバーとよぶ．この分類に従いフレーバーの構成成分の概要を以下に示す．

1） 酵素により生成されるフレーバー

果物，野菜，ハーブなどの生鮮食品の香気成分，あるいは発酵食品やキノコなどの微生物により生成される香気成分がこれにあたる．

表 1.2　C_6 グリーンアロマの閾値

C_6 グリーンアロマ	閾値 (Z)-3-ヘキセノールを1として
(Z)-3-ヘキセノール	1
(Z)-3-ヘキセナール	0.001
(E)-3-ヘキセノール	1
(E)-3-ヘキセナール	0.001
(E)-2-ヘキセノール	10
(E)-2-ヘキセナール	0.01

ⅰ)　**脂肪族の香気物質**　糖質，脂質，アミノ酸などの代謝系から生成され，アルコール，アルデヒド，酸があり，これらは酸化還元酵素により，相互に変換されうる．

エタノールなどの低級アルコールは生鮮食品類に広く存在しているが，香気的貢献度は比較的少ない．(Z)-3-ヘキセノール（青葉アルコール）などの C_6 系のアルコール類は，リノール酸や α-リノレン酸のリポキシゲナーゼによる酸化に始まる解裂により生成するもので，同時に生成するアルデヒド類とともに，果物類，野菜類のグリーン香の代表的なもので，大変重要な香気成分である．香気強度は表 1.2 にみられるようにアルデヒドのほうが強い[1]．1-オクテン-3-オールはマツタケのキー香気成分である．この化合物は光学活性体で (R)-$(-)$-体が 94％ というデータがある．

アセトアルデヒドも広く存在し，特に果物のフレッシュ感に大きく貢献している．C_8，C_{10} のアルコール，アルデヒドは柑橘類のフレーバーの重要な成分である．メロンでは (Z)-6-ノネナール，スイカでは (Z,Z)-3,6-ノナジエナ

ールが香りのキー成分となっている．

　酸も広く存在しているが，香気的に重要なものは少ない．ただ，乳およびその発酵品においては大変に重要な香気的役割をもっている．乳中の脂肪には，低級から高級脂肪酸までが構成要素として存在しており，乳中のリパーゼや，発酵乳製品中の微生物が生産するリパーゼにより，遊離脂肪酸が生成され，それら食品の重要な香気成分となっている．香気をもつ脂肪酸は C_{12} くらいまでで，低級なものほど香気貢献度は高い．

ⅱ) テルペン系香気物質　図1.8にみられるように，酢酸3分子からスタートし，酵素的縮合によりテルペン類が生合成される[2]．香りをもつものはモノテルペン類とセスキテルペン類で，生鮮食品類に広く存在し，香気的に重要な役割を担っている．柑橘類，ハーブなどでは特に重要な役割を演じている．

　柑橘類にはテルペン系炭化水素としてリモネン，ミルセン，α，β-ピネン，α-ターピネンなど多数存在し，ことにリモネンはピールオイルの90％以上を占めるが，これら炭化水素類の香気的貢献度は低く，含酸素化合物が微量でも

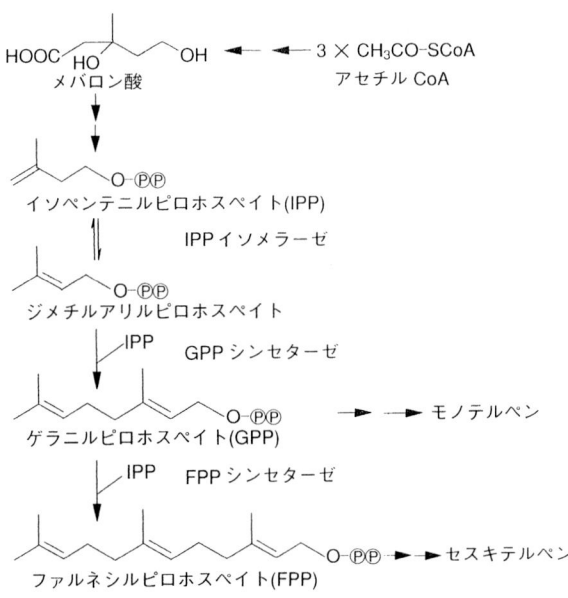

図1.8　テルペン類の生合成経路

重要な役割を演じている．アルコール類にはゲラニオール，シトロネロール，リナロール，ネロール，α-ターピネオール，ターピネン-4-オールなど重要なものが多い．メントールはペパーミントの主要香気成分である．

アルデヒドにはシトラール，ゲラニアール，ネラール，シトロネラール，α，β-シネンサールなど重要なものが多数ある．シトラールはレモンのキー香気成分である．

ケトンにはスペアミントの重要香気成分カルボンやグレープフルーツのキー香気成分のヌートカトンなどがある．後者は光学活性体で天然体は d-(+)-体であるが，図 1.9 にみられるようにエナンチオマー間で閾値に約 750 倍の違いがある[3]．光学異性体間でこれだけの強度差のあるものは少ない．

iii) エステル系香気物質　酸のアシル CoA とアルコールの間でアシル CoA トランスフェラーゼという酵素がはたらき，アシル基がアルコールのほうに移されてエステルになるケースと，エステラーゼが直接はたらいて生成する場合がある．エステル類も生鮮食品に広く存在しているが，果物類で特に重要な役割を演じている．なかでもイチゴ，リンゴ，バナナ，メロン，パイナップルなどでは脂肪族の酸とアルコールから生成されるエステル類が多数存在し，重要な役割を演じている．バナナのキー香気成分はイソアミルアセテートである．清酒や味噌などの醸造食品でもこれらのエステル類が重要な香気成分となっている．

テルペン系，芳香族系エステルも多様に存在し，それぞれ重要な役割を担っている．

iv) 芳香族系香気物質　フェニルアラニンやチロシンの酵素的脱アミノに始まり，さまざまな芳香族化合物が生成されるが，香気物質としても重要なものがある．バニリンはバニラ豆の主要香気成分で，生の豆の中ではグルコサイドとして存在し，十分に熟した後には，グルコシダーゼの作用でバニリンと

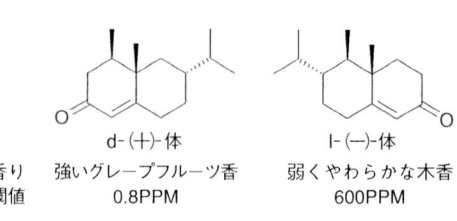

	d-(+)-体	l-(−)-体
香り	強いグレープフルーツ香	弱くやわらかな木香
閾値	0.8PPM	600PPM

図 1.9　ヌートカトンの光学異性体比較

して遊離してくる．商業的にはキュアリング工程を入れ，効率的にバニリンを遊離させて商品としている．ベンツアルデヒドはアーモンド，ピーチ，アプリコットなどの重要香気成分である．

v) ラクトン系香気物質　C_6〜C_{12} の γ, δ-ラクトンがピーチなどの果物や乳製品などに広く存在している．ピーチの場合 γ-デカラクトンがキー香気成分になっている．これらラクトンには不斉炭素があり，光学異性体比率が調べられた結果が表 1.3 に示されている[4]．この結果によれば，分子量が大きくなるほど活性度が高まっていることが認められる．これは酵素分子が長鎖の分子をより明確に識別して生合成していることを示唆している．

vi) 含窒素，含硫香気物質　これらの香気成分は，次の 2) で述べる加熱香気成分に多いが，生鮮食品にも存在する．メチルアントラニレート（メチル 2-アミノアントラニレート）はコンコード種グレープのキー香気成分である．インドールはブドウ，ダイコン，マツタケなどに微量存在している．この化合物は濃いと不快臭であるが薄いと花香がする．ネギ属の食品には硫黄を含む前駆体が存在し，酵素と加熱分解により，いろいろな置換基のジスルフィドやトリスルフィドが生成し特有の硫黄系香気を発生する．

2) 非酵素反応により生成されるフレーバー

食品の加熱調理，ローストなどにより生成する香気で，人類が火を手に入れて，食べ物を焼いたり煮たりするようになって以来，なじみの深いフレーバーである．さまざまな反応が複雑に絡まりあって，多様な香気が生成されている．アミノ酸と糖の間で起こるアミノカルボニル反応からは，フラン類，ピロール類，ピロン類，フラノン類などが生成される．アミノ酸のストレッカー分解からはピラジン類が生成される．また肉類の重要香気成分である硫黄を含むチオフェン類やチオフェノン類の生成には，システイン，メチオニンなどのア

表 1.3　白鳳（ピーチ）香気成分中のラクトンの光学異性体比率

ラクトン	$R(+)(\%)$	$S(-)(\%)$	エナンチオマー過剰率(%)	
γ-ヘキサラクトン	81.5	18.5	(R)	63.0
γ-ヘプタラクトン	45.4	54.6	(S)	9.2
γ-オクタラクトン	85.1	14.9	(R)	70.2
γ-デカラクトン	89.9	10.1	(R)	79.8
γ-ドデカラクトン	94.9	5.1	(R)	89.8
δ-デカラクトン	98.4	1.6	(R)	96.8

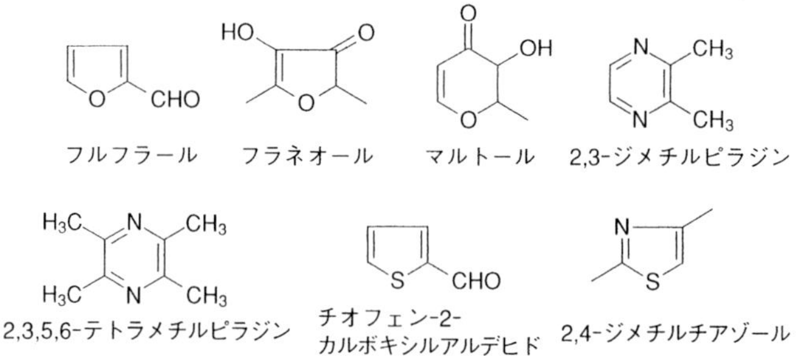

図1.10 加熱により生成する香気物質

ミノカルボニル反応やストレッカー反応が関与している．さらに二重結合を有する脂肪酸の自動酸化分解により，多数のアルデヒド類が生成するが，これらがアミノカルボニル反応と連動して，硫黄，窒素の含まれる複素環化合物の生成にかかわっているとされている．図1.10に加熱香気物質のいくつかを記載した．

d. フレーバー物質の抗菌作用

植物が生産する香気物質は2次代謝産物であり，糖質，脂質，蛋白質などの1次代謝産物に比べると，直接的に生命体の維持にかかわるものではないが，花の香りでは昆虫を呼び寄せ受粉を助けたり，果物では鳥，哺乳類を呼んで種子を運んでもらったりするほか，外敵からの防御物質，あるいは伝達物質として生命維持にかかわっていることなどが推測されている．実際に抗菌性をもつ物質は多いが，強い作用をもつものはアルデヒドとフェノール類に多い．いくつかを図1.11に示した．

e. 香料としてのフレーバー

香料としてのフレーバーは，基本的に伝統食品のフレーバーイメージを再現し，加工食品に特徴と美味しさを与えるために使われる．香料原料としては，これまで記してきた伝統食品のうち，香気含量の高いものからさまざまな手段で濃縮された天然香料原料と，伝統食品の香気成分を分析精査し，香気的に有用で法規制に合致した成分を合成した合成原料がある．これらの香料原料を用いて，最終加工食品に最もふさわしいフレーバーイメージと美味しさを与える

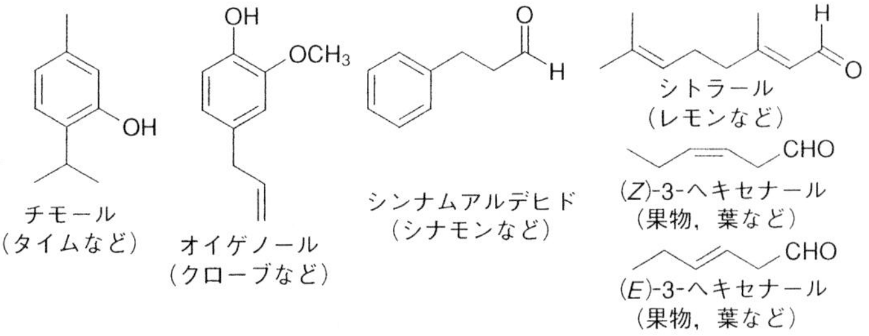
OH
OCH3
OH
O
H
H
O
チモール
（タイムなど）
オイゲノール
（クローブなど）
シンナムアルデヒド
（シナモンなど）
シトラール
（レモンなど）
CHO
(Z)-3-ヘキセナール
（果物，葉など）
CHO
(E)-3-ヘキセナール
（果物，葉など）

図 1.11 抗菌性を有する香気物質

香料が調合され，食品の形態に最も合致した形態（エッセンス，油性，エマルジョン，粉体）に加工されて利用されている．［蟹沢恒好］

文　献

1) 畑中顕和：香りの百科事典（谷田貝光克ほか編），p. 864，丸善，2005.
2) 南川隆郎：現代植物生理学 2　代謝（宮地重遠編），p. 172，朝倉書店，1992.
3) Haring, H.G. *et al.*：*J. Agic. Food Chem.*, **20**, 1018, 1972.
4) 所　一彦：最新香料の事典（荒井綜一ほか編），朝倉書店，p. 250，2000.

1.3 フェロモン

屋根裏にイタチ *Mustela itatsi* が住み着き，夜な夜な天井を走り回った．ある日，出入口と思える穴を塞いだところ，寝静まった夜更けに室内に現れ，目を覚ました家人と遭遇した．イタチは驚いて家中を走り回り，やがて開けた玄関から遁走したが，含硫化合物特有の悪臭“さいごっぺ”を家中に残していった．執拗に残留し，家人には甚だ不評だが，筆者にはスカンクの防御物質ブチルメルカプタンを想起する絶好の機会となった．加えて警報フェロモン機能の有無が気になった．

防御物質は一般に悪臭で，カメムシ類のアルデヒドも例外ではない．他方，水棲カメムシのタイワンタガメ *Lethocerus indicus* の雄は，香草類とともにタイ料理には欠かせない香料である．雌雄とも *Z*-3-ヘキセノールとその酢酸エステルを主成分とするが，微量成分として酪酸エステルが混じる．その含量は雌に多く，ために雌は香料ではなく唐揚げとなる．市販のエッセンスに酪酸エステルは入っておらず，その香りは嫌われるらしい．*Z*-3-ヘキセノールとそ

の酢酸エステルをタガメ雄の性フェロモンとした論文がある．フェロモン研究史上の初期の謎の1つである．雄だけを香料として使う事実が"一人歩き"したらしい．

a. フェロモンの種類

カイロモンや前述の防御物質（アロモン）は異なる生物種間の情報化学物質（semiochemicals）である．一方，同種生物個体間の情報化学物質をフェロモンという．生理的効果を引き起こすプライマー・フェロモン（primer pheromone）と特定の行動を引き起こすリリーザー・フェロモン（releaser pheromone）に大別され，セイヨウミツバチの女王物質（Queen's substance, 9-オキソ-E-2-デセン酸）は前者の代表例，働き蜂の卵巣成熟を抑制する．社会性昆虫以外では，バッタなどで相変異の発現に関与する．

後者のリリーザー・フェロモンには4種類がよく知られている[1]．
① 性フェロモン：雌雄の出会いや配偶行動に関与し，雄の分泌する雄性フェロモン（male sex pheromone）と，雌の分泌する雌性フェロモン（female sex pheromone）がある．雌性フェロモンは殺虫剤に代わる防除手段として農業害虫でその実用化が進んでいる（後述）．
② 警報フェロモン（alarm pheromone）：攻撃・動員および逃避サインの2機能がある．
③ 集合フェロモン（aggregation pheromone）：集合現象の鍵物質であり，性フェロモンに次いでモニター用および大量誘殺用としての実用化例が多い．
④ 道しるべフェロモン（trail marking pheromone）：アリやシロアリで行列を引き起こす．

その他，さまざまな機能のフェロモンが論文に見つかる．ここでは雌性フェロモンを中心に話題を進める．

b. 性フェロモンの分布

両性生殖の微生物から哺乳類まで，性フェロモンは生物界に広く分布する．ミズカビ *Allomyces* のシレニン（sirenin）は微生物での代表例であり，当初，ホルモンとされていた．哺乳類では，雄ブタの性フェロモン，アンドロスタ-

16-エン-3-α-オールとアンドロスタ-16-エン-3-オンがよく知られ,エアゾールとして雌にスプレーすると,発情雌であれば反射的な受け入れ姿勢を示すことから,繁殖に実用化されている[2]．昆虫ではカイコガでの雌性フェロモン,ボンビコール（Bombykol）の発見（1961年）以来今日までに,約700生物種で雌性フェロモンの化学構造がわかっている[1]．研究例の多い鱗翅目昆虫（ガ類）の雌性フェロモンだけのデータベースがインターネット Pherolist[3] あるいは LepiPheroList[4] で公開されている．またフェロモンその他の昆虫行動制御天然物質のデータベースもある[5]．また検索エンジン SciFinder が使えれば,フェロモンの化学・生化学的研究を網羅的に検索できる．

c. 性フェロモンの化学的特徴

水中伝搬性のフェロモンは水に可溶で,揮発性とは限らない．空気伝搬性のフェロモンの分子量はおおむね m/z 300 以下の香り物質（揮発性化合物）である．揮発性とはいえ,カイコガのボンビコールは炭素数16,分子量 m/z 238 で,人間には"ほとんど無臭～わずかに油臭い"程度である．一方,チャバネゴキブリやイエバエの雌性フェロモンは無臭の白色固体で,触って認識される不揮発性物質である．なお,チャバネゴキブリでは最近,揮発性の雌性フェロモン,ブラッテラキノン（blattellaquinone）が見つかった[6]．

揮発性の昆虫雌性フェロモンの化学構造には,分類学の"目"ごとに特徴がある．進化を反映してか,科あるいは亜科ごとに化合物が同じかあるいは類縁化合物で,多くは混合物として機能する[1,7]．雌1個体の含量は最大で数 μg（カイコガで 1～1.5 μg）,多くは ng レベル（スジマダラメイガで 100 ng,ジンサンシバンムシで 200 ng）である．フェロモンは求愛行動時に分泌組織表面から数 ng/h 発散され[1],特別の分泌腺はない．

鱗翅目昆虫の雌性フェロモンで一般的な構造は,炭素鎖数 10～18 の直鎖不飽和アルコールの酢酸エステルである．炭素-炭素二重結合が 1～3 個含まれ,幾何構造は Z（シス）あるいは E（トランス）,直鎖不飽和アルコールそのもの,あるいはそのアルデヒドが次に多い．少数例としてエポキシ化合物,ケトン,枝分かれメチル基をもつ飽和および不飽和炭化水素,酢酸以外の脂肪酸エステル,特殊例として硝酸エステルなどがある[7]．

鱗翅目以外では鞘翅目〈甲虫類〉,ゴキブリ目,双翅目,膜翅目などでわか

っており，テルペノイド，ラクトン，脂肪酸，エステル，ケトン，フェノール，炭化水素，アミノ酸誘導体など化学構造は多彩である[7]．

d． 生合成

代表的な鱗翅目昆虫の雌性フェロモンは直鎖不飽和の高級アルコールあるいはその酢酸エステルであり，アセチルCoA由来の脂肪酸を出発原料として，不飽和化，β-酸化，還元，アセチル化や酸化反応を経て生合成される[7]．しかし，かかわる各酵素の性状はわかっていない．鱗翅目昆虫では，脳ホルモン，フェロモン生合成活性化ペプチド（PBAN）が生合成や分泌を制御している[8]．

ワモンゴキブリの雌性フェロモン，ペリプラノンB（periplanone B）はゲルマクレン骨格のセスキテルペン化合物で，テルペン生合成系の産物と想像できる．ジンサンシバンムシのステゴビノン（stegobinone）およびタバコシバンムシのセルコルニン（serricornine）は，酢酸ではなくプロピオン酸が縮重合したポリケチドの産物と推測できる．ラクトン骨格をもつコガネムシ類の雌性フェロモンについても，一部その生合成経路が推測されている．なお，フェロモンは種固有の物質である必要性からか，一般的な脂肪酸生合成やテルペン生合成系だけでその生合成を完全に説明できない例もある．

e． 昆虫性フェロモンの利用法[1]

1） 発生予察

発生や侵入のモニターとしての利用．農林水産省は1941年以来，予察事業として主要病害虫の発生を監視している．害虫には誘蛾灯が使われていたが，性フェロモンを利用できると，①電源のない場所でもモニターの設置が可能，②狙った生物種だけを捕獲でき，集計に分類学の知識が不必要，③走光性のない害虫にも有効など，メリットが大きい．ただ大発生時に捕獲効率の低下する欠点がある．

2） 大量誘殺

雄をトラップで誘引捕殺し，子孫を残せないようにする．①雌が多回交尾する生物種では効果が低い，②一定面積に多数のトラップを設置した場合，中心のトラップ付近では交信攪乱が起こって誘殺効果があがらない，③トラップの

定期的な交換や清掃に手間がかかる，などの欠点がある．雌の出現（羽化）が雄より遅く，雄が雌の出現を待って交尾する昆虫にはきわめて有効である．リトルア剤（ハスモンヨトウ対象），フォールウェブルア剤（アメリカシロヒトリ対象），アリモドキコール剤（アリモドキゾウムシ対象），オキメラノコール剤（オキナワカンシャクシヒゲコメツキ対象），サキメラノコール剤（サキシマカンシャクシヒゲコメツキ対象）などが農薬登録されている．また国内の貯穀害虫 10 種およびコガネムシ 11 種の雌性フェロモンあるいは集合フェロモンとその他食餌誘引物質との組み合わせ，ホソヘリカメムシとクモヘリカメムシの集合フェロモンを誘引源とした各種トラップがモニター用および大量誘殺用に利用できる[9]．

3） 交信攪乱（交尾阻害）

雌の分泌量より多量のフェロモン蒸気で発生地域全体を覆えば，雄は雌にたどり着けない，したがって，子孫は残らないという発想の利用法．発生シーズンに一度，フェロモンを主体に製剤化された交信攪乱剤を散布あるいはその蒸散器（ディスペンサー）を設置する．風の強い場合や，山頂部分，海辺など，フェロモン蒸気の滞留が期待できない場所では，効果の低減が予想されるが，施用量を増やすことで対処できるとされる．広範囲での施用が有効である．天敵が保護され，IPM の実現に貢献する，地球に優しい防除法として普及が進みつつある．現在，国内で 12 種類の交信攪乱剤が果樹，蔬菜および芝を対象に市販されている．また外国で 21 製剤が果樹，綿，蔬菜，稲作害虫を対象に利用されている[1]．

またフェロモンと殺虫剤を組み合わせた誘引殺虫法があり，スウィートビルア・MEP 剤（対象：アリモドキゾウムシ，成分：Z-3-ドデセニル E-2-ブテノエート 0.001 ％とスミチオン 5 ％の混合剤）が農薬登録されている．

昆虫フェロモンは実用化の段階にあり，天然物化学の対象は，カイロモン研究や昆虫以外の生物種のフェロモン研究に移っている．しかし，実用場面で，交信攪乱法のメカニズムは未解明であり，類縁化合物が予期しない誘引阻害活性を発現するなど，不思議な現象は多い．生理学的な検討がまたれる．

［桑原保正］

文　献

1) 小川欽也ほか：フェロモン利用の害虫防除——基礎から失敗しない使い方まで，p.144，農山漁村文化協会，2005.
2) Müller-Schwarze, D.：Chemical Ecology of Vertebrates, p. 563, Cambridge University Press, 2006.
3) http://www-pherolist.slu.se/pherolist.php
4) http://www.tuat.ac.jp/~antetsu/LepiPheroList.htm
5) http://www.agri.tohoku.ac.jp/insect/ibrdb/index-j.html
6) Nojima, S. *et al.*：*Science*, **307**, 1104-1106, 2005.
7) 桑原保正：季刊化学総説 No. 40（日本化学会編），pp. 184-199，学会出版センター，1999.
8) 松本正吾，吉賀豊司：化学と生物，**39**，4，2001.
9) http://www.fjf.co.jp/ecomon/product/index.html

2. 嗅覚器の構造

2.1 嗅覚器の構造

a. 概 観

　肺呼吸を行う哺乳類，爬虫類，鳥類，そして両生類の多数の種の嗅覚器は，鼻腔の側壁にあたる鼻甲介と鼻腔の中隔である鼻中隔を被う粘膜の一部にあたり，嗅部粘膜あるいは嗅粘膜（olfactory mucosa）とよばれる．一方，魚類（硬骨および軟骨魚類）の嗅覚器は，鼻窩の中の嗅板（olfactory lamella）に存在する．一般的に，鋭敏な嗅覚をもつ種ほど広い嗅粘膜をもつ[1]．たとえばげっ歯類では，鼻甲介はさらに2つに分かれ，それぞれが嗅粘膜に覆われた複数のひだを形成する（図 2.1）．

　匂い受容を行う感覚細胞，嗅細胞は，嗅粘膜内の嗅上皮中に存在する．嗅細胞は1本の樹状突起と軸索を有す双極性ニューロンであるが，嗅上皮内で常に更新を続ける特殊な細胞である[1,2]．嗅上皮のほかの主要構成細胞として，支持細胞と基底細胞，さらに嗅上皮の付属腺であるボウマン腺の導管細胞が存在する．嗅上皮直下の固有層には，嗅細胞の軸索束や，ボウマン腺の導管および終末部がある（図 2.2）．

b. 哺乳類の嗅粘膜

　嗅粘膜の主要構成細胞の顕微鏡像を図 2.3 に示す．嗅上皮には常に成熟して匂い受容を果たしている嗅細胞と未成熟な嗅細胞が存在する（図 2.3 A, B）．基底細胞には，嗅細胞の前駆細胞である球状基底細胞（globose basal cell；GBC　図 2.3 C）と，基底膜に接する扁平な形態をとる水平基底細胞（horizontal basal cell；HBC　図 2.3 D）がある．水平基底細胞はサイトケラ

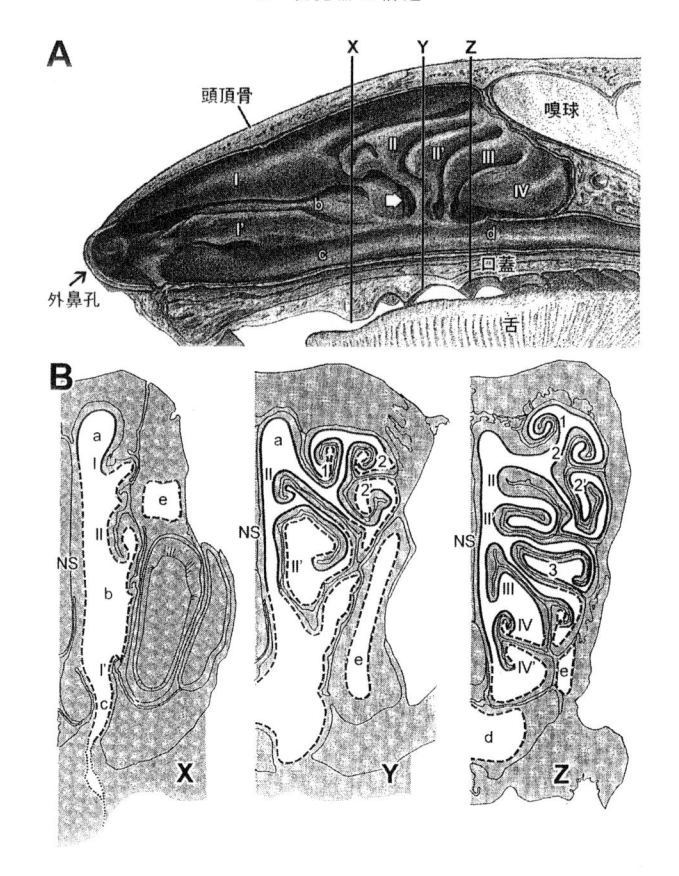

図 2.1 げっ歯類における嗅覚器の存在領域,成獣ラットを例として (von Liebich, H.-G.: *Anat. Anz. Bd*., **138**, 170-179, 1975 より改変)
点線:重層扁平上皮,破線:呼吸部粘膜,実線:嗅(部)粘膜.
I・II・II'・III・IV・IV':内鼻甲介,1・2・2'・3:外鼻甲介,NS:鼻中隔,a:背側鼻道,b:内側鼻道,c:腹側鼻道,d:鼻咽頭管,e:上顎洞.
(A) 鼻-頭部内部を外側からみた模式図.嗅粘膜が存在する内鼻甲介 I~IV がわかる.X~Z の断面図を(B)に示す.矢印は上顎洞の開口部を示す.その他の略語は (B) と共通である.
(B) (A)の X~Z のレベルでの前頭断での模式図.嗅(部)粘膜は鼻中隔 (NS) を被う粘膜の一部と,内・外鼻甲介を被うほとんどの粘膜に分布しており,その表面積は後部にいくほど増えている.

チン 5 および 14 を発現し[2],α-ガラクトースを終末残基としてもつ複合糖質[3]を産生する.嗅上皮の最表層に見える細胞核は,一般的には支持細胞 (sustentacular cell あるいは supporting cell) のものである (図 2.2,2.3 E).支

2.1 嗅覚器の構造

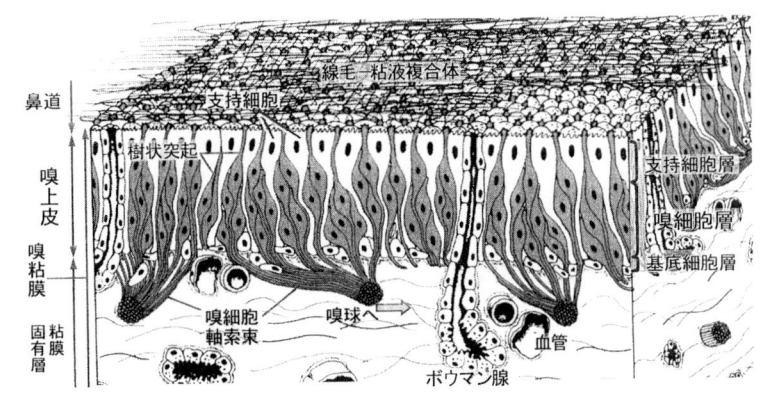

図 2.2 嗅粘膜の模式図，げっ歯類をモデルとして（文献 1）より改変）

匂い受容体表面には，嗅細胞の樹状突起から生える線毛と腺からの分泌物が，線毛-粘液複合体[3]を構成する．嗅上皮の表層から支持細胞層，嗅細胞層，さらに基底細胞層が示されている．嗅細胞の軸索は，上皮内を下降して基底膜を通り抜け，粘膜固有層において軸索束を形成する．ボウマン腺の終末部/分泌部も固有層に存在し，分泌物は嗅上皮内の導管を通って上皮表面まで運ばれる．

持細胞の頂部は微絨毛をもち，その核から上の細胞質は嗅細胞の樹状突起を1本ずつ隔てている．支持細胞の核下部の細胞質は細くなり，細胞質突起が基底膜まで達しているのを確認できる場合もある．支持細胞は複数のバイオトランスフォーメーション酵素を発現し，サイトケラチン8および18を含む上皮性細胞である．また，支持細胞は死んだ嗅細胞を貪食していることも証明されている[2]．

ボウマン腺（あるいは嗅腺）は，豊富な分泌顆粒をもつ腺細胞が形成する終末部を粘膜固有層にもち，単層立方上皮からなる導管が，嗅上皮を貫いてその表面に開口している．ボウマン腺細胞および導管細胞の細胞化学的性質は支持細胞と共通している部分が多い（図2.3 E, F）[2]．ボウマン腺の分泌物は，水溶性で蛋白質の豊富な成分[1]，N-アセチルグルコサミンを含む複合糖質[3]，またステロイドホルモンに類似する脂質を含む粘液性物質[4]などを含み，分泌物の特定がまたれる．ただし，ボウマン腺からの分泌物が，嗅上皮表面で線毛-粘液複合体（mucociliary complex）[3]を形成していることは明らかである（図2.2）．

隣接する嗅細胞の樹状突起（直径約 $1\sim2\,\mu m$）は接することなく嗅上皮表面に達しているが（図2.3 A, B），きわめて細い（直径約 $0.2\sim0.4\,\mu m$）嗅細

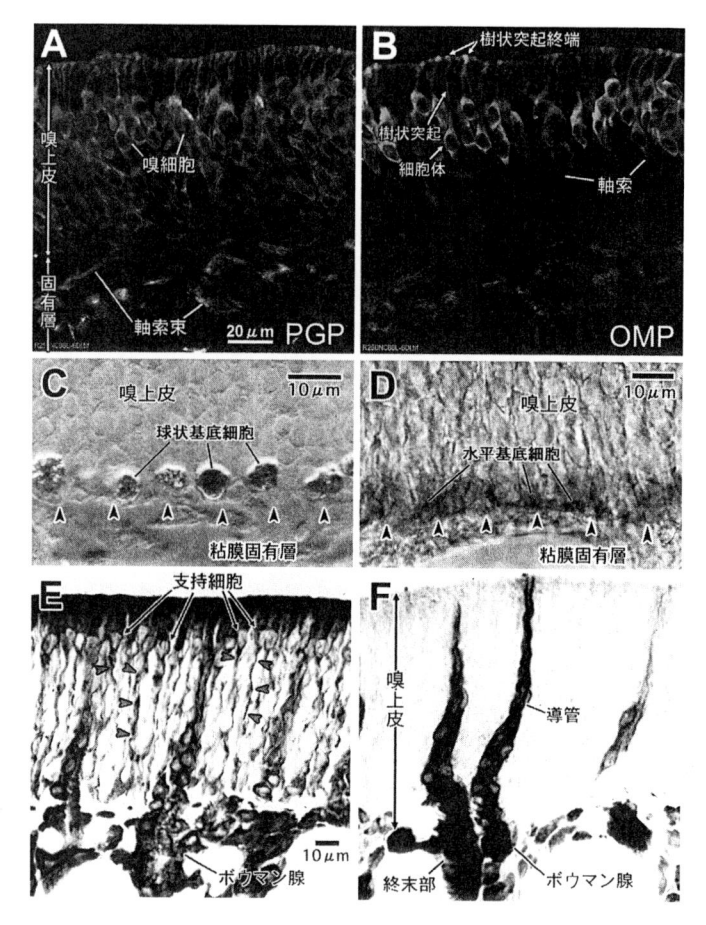

図 2.3 ラット嗅粘膜の主要構成細胞（1）

(A, B) 同一組織切片で未成熟および成熟嗅細胞の分布を共焦点レーザ走査蛍光顕微鏡にて示す．Protein gene product 9.5（PGP）をもつ未成熟嗅細胞の細胞体は，嗅上皮のほぼ全層にわたって重積している(A)が，olfactory marker protein（OMP）をもつ成熟嗅細胞は，嗅上皮上部約半分に限局する(B)．嗅細胞の細胞体から上方に樹状突起が伸び，上皮表面で終端を形成する．軸索が細胞体から下方に伸び，上皮下の粘膜固有層で軸索束を形成する．
(C) 球状基底細胞（GBC）の顕微鏡像．分裂能を有する GBC が臭化デオキシウリジン免疫陽性細胞として，基底膜（矢尻）の近傍にみられる．
(D) 水平基底細胞（HBC）の顕微鏡像．レクチン *Griffonia simplicifolia* isolectin I-B$_4$ isolectin（α-ガラクトースを終末糖残基としてもつ複合糖質と結合）を用いた組織化学染色による．染色されている HBC は基底膜（矢尻）に接する扁平の細胞で，GBC は染色されない．
(E) 支持細胞の SUS-4 抗体による免疫染色像．支持細胞の核上部の細胞質の断面像では，(A)や(B)で示されている嗅細胞の樹状突起よりも幅は広くなっているが，核下部からの細胞質（矢尻）は突起状に見えるものが多い．ボウマン腺も染色されている．
(F) ボウマン腺の GLA-13 抗体による免疫染色像．ボウマン腺の導管細胞および終末部の細胞に強い反応がみられる．

胞の軸索（図2.4 A）は，小束を形成して基底膜を通り抜け，粘膜固有層で軸索束を形成する（図2.3 A, B）．軸索束はニューログリアの一種，嗅鞘細胞（olfactory ensheathing cell）の細胞質突起に包まれる（図2.4 B）．

　嗅上皮表面から粘液を除くと，嗅細胞の線毛（嗅線毛，嗅繊毛とも）の叢が明らかになる（図2.5 A）．樹状突起終端は，嗅上皮表面にノブ状（olfactory knob）あるいは小胞状（嗅小胞，olfactory vesicle）に突出している（図2.5 B～D）．細胞膜に匂い受容体を組み込んだ線毛は，樹状突起終端から十数本，多方向に伸びる（図2.5 B～D）．その近位部分は太く（直径最大$0.3\,\mu m$），細くなった遠位部（図2.5 C，直径$0.05 \sim 0.1\,\mu m$）が上皮表面に対してほぼ平行に走り，線毛の叢（図2.5 A）を形成する．紙面の関係でここで述べられなかった詳細な解剖・細胞生物学的知見については，文献1)と4)を参照していただきたい．

c. 哺乳類以外の嗅粘膜

　鳥類および爬虫類では，哺乳類と同様の線毛型嗅細胞がみられる．両生類と硬骨魚類では線毛型と微絨毛型が，軟骨魚類では微絨毛型のみである．これらの動物の支持細胞は，分泌機能を有しているものもあり，また運動性のある線

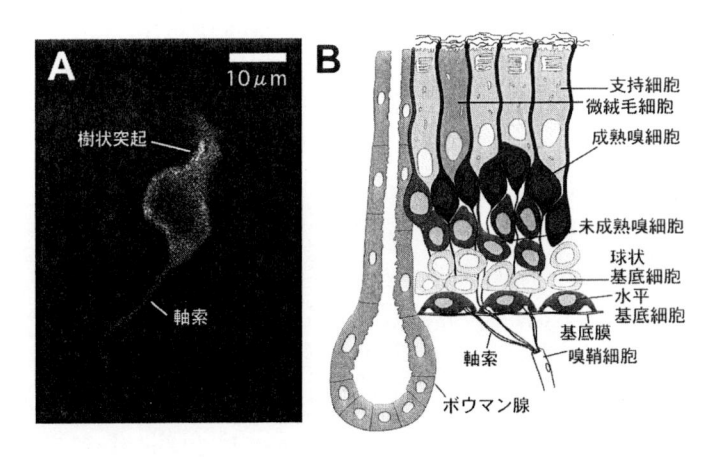

図2.4 ラット嗅粘膜の主要構成細胞 (2)
(A) 嗅上皮表層付近に存在するOMPを含む成熟嗅細胞（CLSMF像）．1本の樹状突起が表層に向かい，1本の軸索が上皮下方に向かって伸びているのがわかる．
(B) ラット嗅粘膜の主要構成細胞．図中の微絨毛細胞は，支持細胞のサブタイプ（詳細は文献1)と2)）として描かれている．

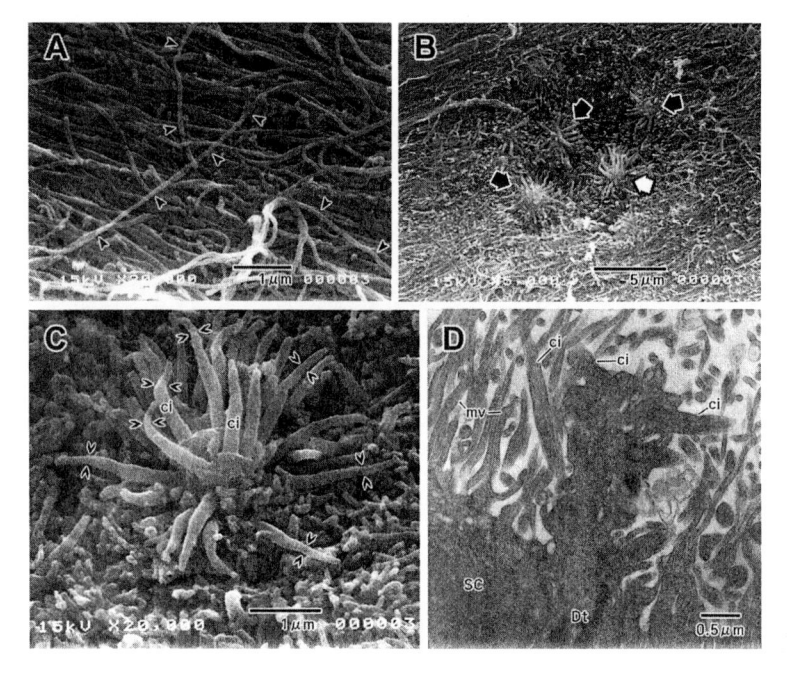

図 2.5 成獣ラット嗅上皮の電子顕微鏡像
(A) 嗅上皮表面にみられる線毛叢，走査電子顕微鏡像．嗅細胞線毛の遠位部（矢尻）が多方向に上皮表面に分布しており，嗅細胞樹状突起終端は見えない．
(B) 線毛の叢が部分的に失われ，姿を現している嗅細胞樹状突起終端（矢印），走査電子顕微鏡像．白矢印で指された終端の拡大を(C)で示す．
(C) 嗅細胞樹状突起終端とそこから生える嗅線毛 (ci)，走査電子顕微鏡像．線毛は太い近位部と細い遠位部（その移行部を矢尻で示す）からなる．
(D) 嗅細胞の頂部樹状突起 (Dt)，終端とそこから生える嗅線毛 (ci)，透過型電子顕微鏡像．樹状突起に隣接して，微絨毛 (mv) をもつ支持細胞 (SC) がみられる．

毛をもつものもある．ボウマン腺は魚類以外には存在する．詳細は文献 1)，5)，および 6) をご覧いただきたい．

　貴重な顕微鏡写真および模式図（図 2.3 の C, E, F；図 2.4 の B）をご提供くださった，Tufts 大学医学部の James Schwob 教授に深い謝意を表す．本稿は，文部科学省・平成 17 年度「教育・学習方法等の改善」助成金による援助を受けてまとめられた．　　　　　　　　　　　　　　　　　　　　　　　　　　　　　［高見　茂］

文　献

1) Farbman, A.I.：Cell Biology of Olfaction, Cambridge University Press, 1992.

2) Schwob, J.E.: *Anat. Rec.* (*New Anat.*), **269**, 33-49, 2002.
3) Takami, S. *et al.*: *Cell Tissue Res.*, **277**, 211-230, 1994.
4) 岡野正臣: においの受容 (渋谷達明, 外池光雄編), pp. 34-40, フレグランスジャーナル社, 2002.
5) 市川眞澄: においの受容 (渋谷達明, 外池光雄編), pp. 41-50, フレグランスジャーナル社, 2002.
6) Takami, S. *et al.*: *Anat. Embryol.*, **190**, 211-230, 1994.

2.2 嗅覚器の発生

a. 形態形成：分裂増殖とプログラム細胞死

　嗅上皮の原基である嗅板（鼻板）はヒトでは胎生4週後半，マウス，ラットでは胎生10日ころ，頭部前外側に1対の表皮の肥厚として生じる．嗅板は多列円柱上皮できわめて活発に細胞分裂を行っている．胎生5週には嗅板の周囲は隆起し，内側鼻突起と外側鼻突起となり，これらにより凹みが生じて鼻窩が形成される．やがて鼻窩は正中に移動し，左右の内側鼻突起が癒合して鼻中隔を形成し，前に膨らんで鼻背，鼻尖となる．外側鼻突起は鼻翼を形成する．胎生6週，鼻窩は後方に陥入し鼻腔を形成する．マウスでは胎生12日，鼻腔の形成にともなって鼻中隔より溝が発生し，閉鎖して管が分離し，鋤鼻器が形成される（図2.6 A）．鼻腔の前方は呼吸粘膜となり多列線毛上皮に分化し，後上方は嗅上皮となる．胎生15日以降，鼻甲介が発達し，嗅粘膜の表面積は急激に増加する．BrdU（ブロモデオキシウリジン）を投与し，その抗体を用いて嗅上皮の分裂細胞を検出すると，基底側と頂上部に局在する（図2.6 B）．この細胞分裂は嗅細胞や支持細胞をつくりだし，嗅粘膜の表面積を増加させる．一方，細胞死もみられる．胎生11～12日，鼻窩の陥入部や突起の融合部，鋤鼻器の分離した部分の上皮と間葉では多数の細胞が死んでいる．嗅覚器の形成過程に起こるプログラム細胞死のほとんどがアポトーシスである．形態的に特徴のあるアポトーシス小体（細胞が細胞膜に包まれながら断片化したもの）がみられ，DNAの断片化が組織学的に検出される（図2.6 C）．アポトーシスは胎生14日から後期にかけても顕著にみられる．嗅細胞はその軸索（線維）を終脳まで伸ばして，軸索が到達した部分に嗅球が発生する．軸索は伸張を開始してから2日後には嗅球予定域まで達するという．嗅神経線維は嗅球の僧帽細胞とシナプスを形成するが，過剰な接続や嗅球を越えて終脳まで伸びる線維

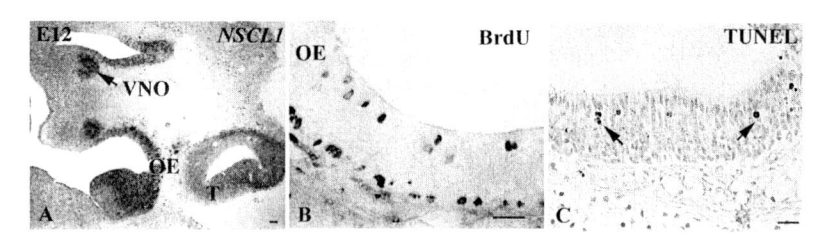

図 2.6 マウス嗅覚器の発生
(A) 胎生 12 日の嗅覚器．嗅上皮（OE），鋤鼻器（VNO）がみられる．転写因子 *NSCL 1* が発現している領域は嗅（感覚）細胞層である．鼻甲介は未発達である．嗅球は未分化で終脳（T）がみられる．
(B, C) 胎生 18 日の嗅上皮（OE）にみられる細胞分裂像（B）とアポトーシス像（C）．基底層と頂上部の 2 層に分裂が局在する（B）．DNA の断片化を証明する TUNEL 染色によりアポトーシスが検出される（C の矢印）．スケール 20 μm．

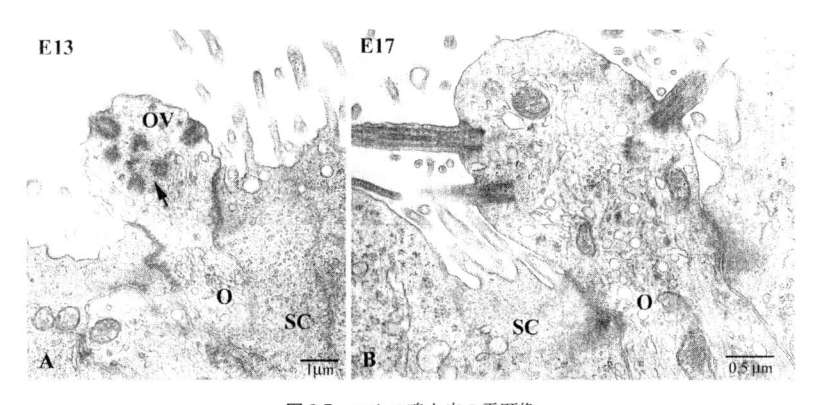

図 2.7 マウス嗅上皮の電顕像
(A) 胎生 13 日．嗅細胞（O）の嗅小胞（OV）には中心体（矢印）が多数みられる．
(B) 胎生 17 日．嗅細胞（O）では嗅線毛が多数伸びている．神経細管は豊富である．支持細胞（SC）．

は排除されるので，多数の嗅細胞がアポトーシスで死ぬことになる．

b. 微細構造

透過型電子顕微鏡による観察では，マウスの胎生 12～13 日，嗅細胞の樹状突起の先端が嗅小胞を形成し上皮表面より突出しているのが認められる（図 2.7 A）．それ以前，胎生 11 日には NCAM（神経細胞接着因子）に免疫反応を示す細胞が上皮にみられるので，嗅細胞の分化は始まっていると考えられる（図 2.8 A）．ヒトでは胎生 7 週目に相当する．嗅小胞には多くの中心体がみら

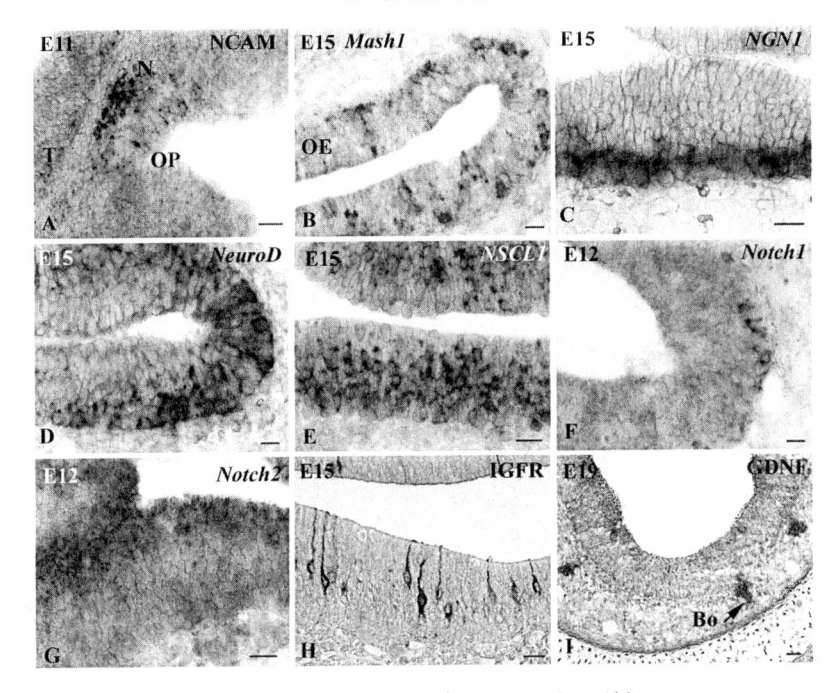

図 2.8 発生過程のマウス嗅上皮に発現する分子,遺伝子
A-G:*in situ* hybridization H, I:免疫組織化学による検出
A:胎生 11 日 B-E, H:胎生 15 日 F, G:胎生 12 日 I:胎生 19 日
(A) 嗅板(OP)では NCAM(神経細胞接着因子)がわずかに発現しており,嗅細胞が出現しているのがわかる.嗅板より出て移動する神経細胞群(N)がみられる.T:終脳.
(B) *Mash 1* は嗅上皮(OE)の基底側と頂上部に発現する.
(C) *NGN 1* は基底側に発現する.
(D) *NeuroD* は基底側と上部の層に発現する.
(E) *NSCL 1* は嗅細胞層に発現する.
(F) *Notch 1* は基底側の一部の細胞に発現する.
(G) *Notch 2* は頂上部に発現する.
(H) IGF 受容体は嗅細胞に陽性反応がみられる.
(I) GDNF はボウマン腺終末部(Bo)に陽性である.スケール 20 μm.

れ,ここから線毛が生じ伸びていく.胎生 15 日から 17 日にかけて線毛の発達が著しい(図 2.7 B).細胞質には粗面小胞体,神経細管,ミトコンドリア,小胞などがみられる.一方,嗅細胞を取り巻く周囲の細胞は支持細胞に分化する.支持細胞は頂上部に微絨毛をもち,細胞質にはトノフィラメントの細い束がみられる.成熟嗅上皮の支持細胞には滑面小胞体が発達しているが,胎生期では少なくリボソームが多くみられる(図 2.7 A, B).基底細胞は胎生期では

明らかではなく，トノフィラメントをもつ水平基底細胞と嗅細胞の前駆細胞である球状基底細胞が区別されるのは生後である．球状基底細胞は活発に分裂するが，水平基底細胞には分裂像はほとんどみられない．ボウマン腺はマウスでは胎生後期，ヒトでは胎生10週に発生する．終末部は上皮から基底膜下の結合組織に伸びだし（図2.8 I），導管は上皮表面に開口する．

　胎生期の嗅上皮と鋤鼻器から神経細胞が終脳へ移動して（図2.8 A），神経分泌（LHRH）細胞に分化する．また，げっ歯類では鼻中隔前方の呼吸上皮の中にマセラ器とよばれる嗅上皮の島が分化する．

c. 発生にかかわる分子，遺伝子

　嗅板の誘導と鼻腔の陥入には転写因子 Pax 6 が関与しており，ホモ変異マウスでは鼻と眼がまったく形成されない．レチノイン酸シグナルを枯渇させると顔面，頭蓋の低形成を引き起こし，嗅上皮も嗅球も形成されない．また線維芽細胞成長因子 FGF 8，ソニックヘッジホッグ Shh，骨形成蛋白質 BMP-4 などのシグナルを過剰に与えたり，阻害すると正常な嗅覚器は発生しない[1]．

　嗅上皮を構成する細胞の発生を制御するのは塩基性ヘリックス・ループ・ヘリックス型（bHLH）転写因子群である．*Mash 1* は胎生期の嗅上皮の基底側と頂上部に発現する（図2.8 B）．生後では球状基底細胞の一部に発現しており，この細胞は嗅細胞に分化する．*Mash 1* ノックアウトマウスでは，嗅細胞は著しく減少し，出生時に致死となる．このことから *Mash 1* が前駆細胞から嗅細胞への分化の決定因子であるとされた[2]．このマウスを詳しく解析すると，胎生14～17日の嗅上皮は野生型に比べ薄く，BrdU で標識される分裂細胞の数は多いが，その分布は野生型のものとは異なっていた．すなわち2層に分かれずに上皮全層にみられた．この細胞は支持細胞のマーカーと *Mash 1* の3′側非翻訳領域（ノックアウトでも発現するが機能をもたない）を共発現していた．つまり *Mash 1* のはたらきがないと，細胞は神経細胞と支持細胞の両方の性質をもつようになる．発達過程では幹細胞は支持細胞と嗅細胞に共通するものと推測される[1]．*Neurogenin*（*NGN*）*1* は上皮の基底側のみ発現し（図2.8 C），*Mash 1* ノックアウトマウスでその数は著しく減少するが，逆に *Mash 1* を発現する細胞は *NGN 1* ノックアウトで影響されない．しかしながら *Neuro D* をはじめとするいくつかの因子は発現しなくなるので，*NGN 1*

は *Mash 1* の下流ではたらくと推測される．*Mash 1* の下流では Lim ホメオボックス遺伝子 Lhx 2 もはたらき，それぞれ異なるサブセットの嗅細胞が分化すると考えられる[2]．*Neuro D* は前駆細胞の一部とその上部の細胞に発現し（図2.8 D），分化促進因子としてはたらく．*NSCL（Hen）1* は嗅細胞層に発現し（図2.8 E），嗅細胞の成熟，維持にはたらくと推測される．また Hes ファミリーのうち *Hes 1* は頂上部の前駆細胞を，*Hes 5* は基底側の前駆細胞を維持し，嗅細胞数を抑制的に調節すると考えられる．これらのノックアウトマウスでは嗅細胞が過剰につくられるからである．*Hes 1* は支持細胞となる細胞に発現しているという報告もある．*Hes 6* も神経細胞の分化促進にはたらくとされており，嗅上皮では基底側に発現する．一方，膜蛋白質 Notch はこれらの bHLH 型転写因子の機能発現を制御している．Notch はリガンドである Delta によって活性化されると，*Mash 1* や *NGN 1* などを抑制して神経分化を阻害する．こうして Notch は前駆細胞を維持する．嗅上皮では *Notch 1* は基底側に，*Notch 2* は頂上部に発現するので（図2.8 F, G），それぞれ嗅細胞，支持細胞の前駆細胞の維持に関与しているのかもしれない．

　前駆細胞の増殖，嗅細胞の分化，成熟にはさまざまな成長因子，神経栄養因子が関与している．IGF（insulin-like growth factor）はその受容体が嗅細胞にみられ（図2.8 H），嗅細胞の分化促進にはたらくと思われる．BDNF（brain-derived neurotrophic factor），NGF（nerve growth factor），TGF-β（transforming growth factor）[1]，GDNF（glial cell line-derived neurotrophic factor）などが報告されている．GDNF はボウマン腺の終末部に発現するので（図2.8 I），その発達に関与するのかもしれない． 　　　　　[鈴木裕子]

文　　献

1) Murray, R.C. *et al.*：*J. Neurosci.*, **23**, 1769-1780, 2003.
2) Cau, E. *et al.*：*Development*, **129**, 1871-1880, 2002.

2.3　鋤鼻器の構造

　鋤鼻器（vomeronasal organ）は系統発生学的に両生類で鼻腔の一憩室として初めて出現し，爬虫類では後方が盲端に終わる管状構造をとって口腔に直接

開口する[1]．鳥類には鋤鼻器は存在せず，哺乳類ではやはり後方が盲端に終わる管状構造をとって鼻腔または口腔に開口する．鼻腔に開口する場合は鋤鼻器の吻側端に小孔があって，これにより鋤鼻器の内腔が鼻腔と直接交通する[2]．口腔に開口する場合，鋤鼻器の吻側部は鋤鼻管（vomeronasal duct）とよばれる小管となり，これが切歯管（incisive duct）に会合する[3]．切歯管は原始鼻腔の遺残で鼻腔と口腔をつなぎ，上顎の切歯後方にある切歯乳頭（incisive papilla）の脇で口腔に開口する．本節では哺乳類の鋤鼻器について，その構造を概説する．

a. 鋤鼻器の組織学的特徴

鋤鼻器は，骨あるいは軟骨の被嚢に囲まれた管状構造として鼻中隔（nasal septum）の基部両側に存在する．管腔（lumen）は三日月型を呈し，管腔内側壁は感覚上皮（sensory epithelium），外側壁は非感覚上皮（non-sensory epithelium）である呼吸上皮（respiratory epithelium）によって占められる[2]．感覚上皮の下には鋤鼻神経（vomeronasal nerve），呼吸上皮の下には静脈洞（venous sinus）があり，付属腺としてのヤコブソン腺（Jacobson's gland）が呼吸上皮の周囲に存在する．これらを図2.9に模式的に示す．

1) 感覚上皮

感覚上皮は基本的には感覚細胞（sensory cell），支持細胞（supporting cell），基底細胞（basal cell）の3種類の細胞によって構成される．感覚上皮は鼻腔の嗅上皮と類似の細胞構成と配列を示すが，嗅上皮よりかなり背が高い．感覚細胞は典型的な双極性ニューロン（bipolar neuron）でその樹状突起（dendrite）を上皮遊離縁からわずかに突出させる．感覚細胞の細胞体（soma）は上皮のほぼ下半分に密在し，円核帯を形成する．核はほぼ円形を呈し，発達した核小体をもつ．細胞体の下方からは軸索（axon）が上皮基底方向に向かって伸び，基底膜を抜けて上皮下を中枢に向かう．支持細胞は背の高い細胞で基底膜から上方に伸び，その先端は上皮遊離縁に達している．また支持細胞の核は楕円形でユークロマチンに富み，上皮の上1/3辺りに並んで楕円核帯を形成する．一方，基底細胞は小型不整形の細胞で不規則な形の核を有し，上皮基底膜付近に存在する．しかしげっ歯類のような小型動物では，基底細胞は鋤鼻器の感覚上皮と呼吸上皮の移行部に存在し，そこから感覚上皮の基

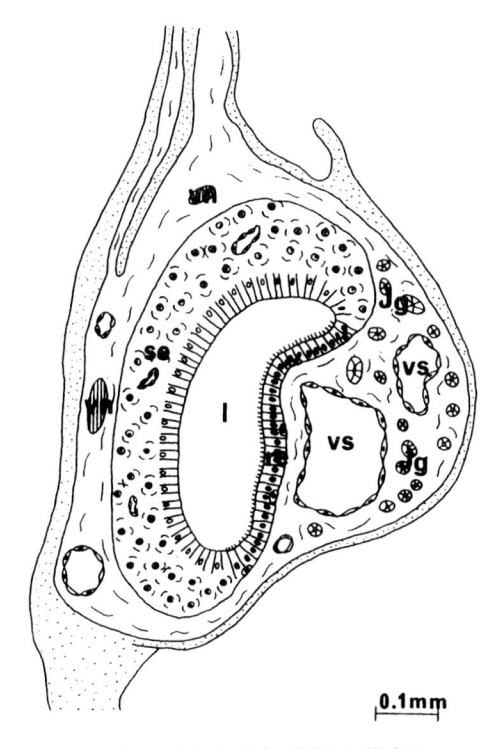

図 2.9 ハムスター鋤鼻器横断面の模式図
Jg:ヤコブソン腺, l:管腔, re:呼吸上皮, se:感覚上皮, vn:鋤鼻神経, vs:静脈洞.

底部に移動して細胞交代に関与する[4]．ウマの感覚上皮の組織構造を図 2.10 に示す．

2) 呼吸上皮 (非感覚上皮)

呼吸上皮は典型的な多列線毛上皮 (ciliated pseudostratified epithelium) である．線毛細胞 (ciliated cell) はユークロマチンに富む角張った楕円形の核を細胞体の中ほどからやや基底寄りに有し，不整形の基底細胞は基底膜付近に散在する．上皮を構成する細胞はげっ歯類では線毛細胞と基底細胞が主体であるが，ウサギ，食肉類，有蹄類などでは微絨毛 (microvilli) を備えた非線毛細胞も存在し，さらに食肉類，有蹄類では少数の杯細胞 (goblet cell) も加わる．しかし鼻腔に存在する呼吸上皮と異なり，鋤鼻器の呼吸上皮には一般に杯細胞があまり発達しない．

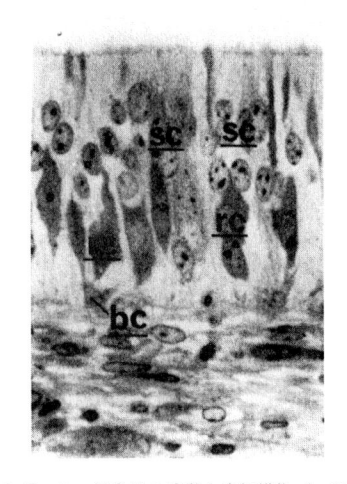

図 2.10 ウマ鋤鼻器の感覚上皮組織像（×300）[6]
bc：基底細胞，rc：感覚細胞，sc：支持細胞．

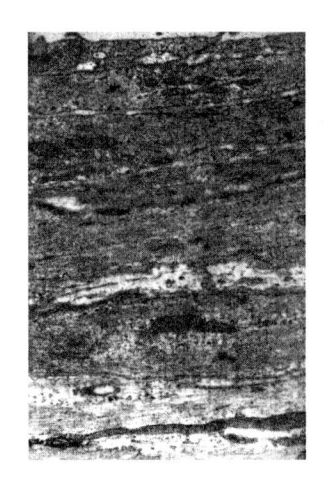

図 2.11 ラット静脈洞壁のよく発達した平滑筋層（×6500）

3） 静脈洞

げっ歯類などの小型動物では呼吸上皮の下にしばしば静脈洞が発達する．この静脈洞の壁はよく発達した平滑筋によって構成され（図 2.11），静脈洞の収縮と拡張による血液の退潮と充満が効率よく行えるようになっている．また呼吸上皮と静脈洞の間の粘膜下組織には弾性線維網が発達し，静脈洞の拡張と収縮にともなって呼吸上皮が管腔を縮小させたり拡大させたりする運動を可能にしている．この構造はしばしば鋤鼻ポンプ（vomeronasal pump）[1]とよばれる．しかしフレーメン（flehmen）[5]によって鋤鼻器が機能すると考えられている動物でも，ヤギでは呼吸上皮の下に静脈洞が発達する．一方，ウマやウシなどの大型動物では呼吸上皮の下に線維性結合組織が発達し，静脈洞は集合して1本の太い静脈になる[6]．

4） ヤコブソン腺

鋤鼻器のヤコブソン腺は分岐管状胞状腺（branched tubuloalveolar gland）に属する．この腺はげっ歯類では感覚上皮と呼吸上皮の移行部に，またそれより大型の動物では呼吸上皮を貫通して鋤鼻器管腔内に開口する．ヤコブソン腺はげっ歯類などでは鋤鼻器被嚢背側の裂隙から鋤鼻器外に出て，鼻腔の呼吸上皮下に分布し，その分泌物を鼻腔内にも分泌するため，鼻腺（nasal gland）

の一種としても機能している．

ヤコブソン腺は粘液腺（mucous gland）で終末部の腺細胞はほぼ台形を呈し，やや不明瞭ながら明調細胞と暗調細胞の区別がある．腺細胞には比較的大型の顆粒が充満し，PAS 染色ではこの顆粒は茶褐色に染まり強陽性を呈し，中性ムコ多糖類を含む．核は卵円形から紡錘形を呈し，細胞の基底部に位置する．核の辺縁部にはヘテロクロマチンの厚い沈着がみられる．

5） 鋤鼻神経

鋤鼻器感覚上皮の感覚細胞は上皮基底膜に向けてそれぞれ1本の軸索を出し，この軸索は何本か集まって無髄の神経束を形成する．神経束はまた感覚上皮粘膜下組織内でいくつかに集まり，最終的に数本の鋤鼻神経（vomeronasal nerve）として被嚢背側の裂隙から鋤鼻器を出て，鼻中隔の粘膜下組織内を背側方向に走り，篩骨（ethmoid bone）の篩板（cribriform plate）を抜けて頭蓋腔に至る．ここで鋤鼻神経は1本の神経束にまとまり，主嗅球（main olfactory bulb）後背側の小領域である副嗅球（accessory olfactory bulb）に終わる[1]．

b． 感覚上皮の微細構造

1） 感覚細胞

感覚細胞の遊離縁は鋤鼻器管腔に向かってわずかに隆起し，その表面は放射状に出る多数の微絨毛によって被われる．微絨毛の長さは普通 4 μm 前後であるが，スンクスでは 10～20 μm と著しく長い．微絨毛内部には微細線維（microfilament）が芯状の束を形成し，微絨毛内部を縦走する．遊離縁のすぐ下方にはしばしば数個の中心子（centriole）と中心子前駆体（precursor body）がみられる．この中心子は微小管（microtubule）の形成に参加しているものと推測される．各種動物の感覚細胞遊離縁付近の微細構造を図 2.12～13 に示す．この領域のさらに下方には多数のミトコンドリアが密集し，また微小管および微細線維が細胞の長軸に平行に縦走する．その後，細胞質は下方に向かうにつれて細くなり，核周囲細胞質に至る．

核周囲細胞質，すなわち細胞体では，そのやや下方寄りにほぼ円形の核が存在する．核にはしばしば核小体がよく発達する．細胞小器官としては粗面小胞体，ゴルジ装置，リボソーム，水解小体，ミトコンドリアなどが核周囲細胞質

に存在し，ニューロンとしての一般的な特徴を示すが，粗面小胞体の発達はあまりよくない．またしばしばここに滑面小胞体が著しく発達する．核周囲細胞質は核の下方で急に細くなり，そのまま軸索となって感覚上皮を去る．

2） 支持細胞

支持細胞は，上皮基底膜から遊離縁まで伸びる細長い円柱状の細胞である．その自由面は動物種により微絨毛あるいは線毛によって被われる．支持細胞の核辺縁部にはユークロマチンが散在するが，核小体は発達しない．細胞質の電

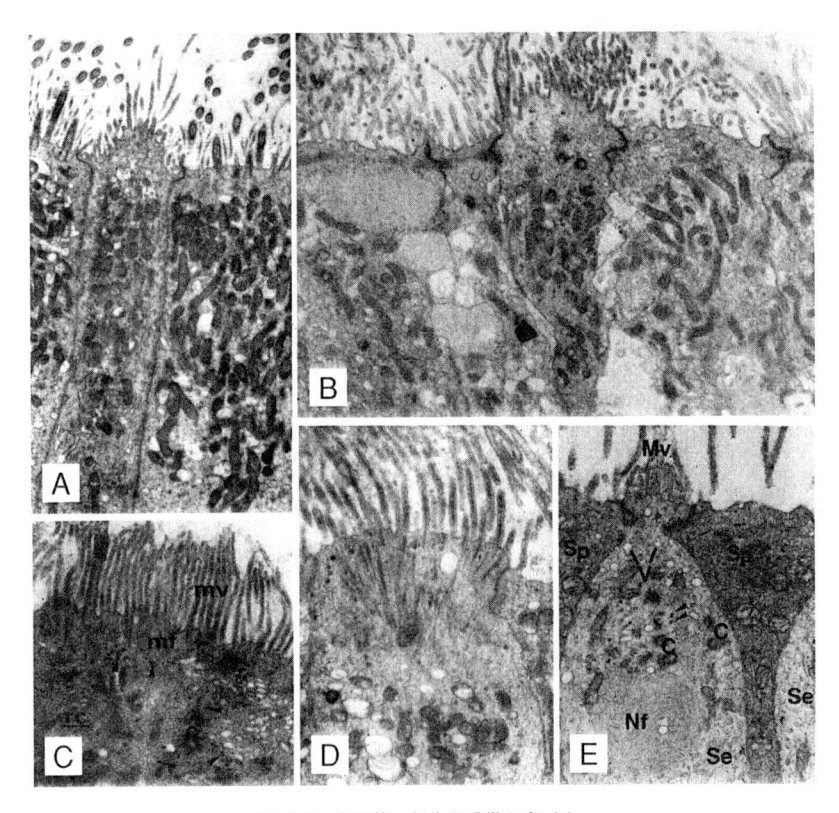

図2.12 各動物の鋤鼻器感覚上皮 (1)
(A) ヤギの鋤鼻器感覚上皮（×2400）．
(B) タヌキの鋤鼻器感覚上皮（×1800）．
(C) ウマの鋤鼻器感覚上皮（×9960）[6]．c：中心子，mf：微細線維，mv：微絨毛，rc：感覚細胞，矢頭：中心子前駆体．
(D) ネコの鋤鼻器感覚上皮．
(E) マーモセットの鋤鼻器感覚上皮（×8160）[7]．C：中心子，Mv：微絨毛，Nf：神経微細線維，Se：感覚細胞，Sp：支持細胞，V：小胞．

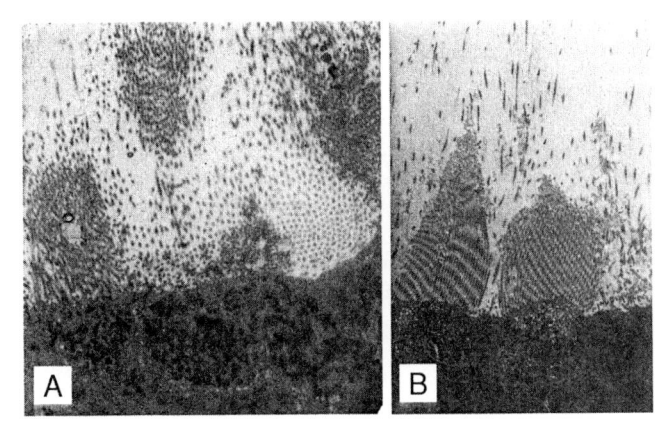

図 2.13 各動物の鋤鼻器感覚上皮（2）
(A) スンクスの鋤鼻器感覚上皮（×1800）．長い微絨毛をもつ．
(B) ウシの鋤鼻器感覚上皮．長い微絨毛が密集している．

子密度は感覚細胞に比べてやや高く，細胞質内にはミトコンドリア，粗面小胞体，ゴルジ装置，リボソームなどの細胞小器官が散在しているが，その発達はあまりよくない．また細胞小器官の部位的局在もみられない．

3）基底細胞

基底細胞は小型不整形の細胞で，核はゆがんだ円形を呈し，しばしば核膜の陥凹もみられる．核はヘテロクロマチンに富むが，核小体は発達しない．細胞質の電子密度は高く，細胞質内にはミトコンドリア，粗面小胞体，脂肪滴などが存在するが，その発達は悪い．また基底細胞は細胞質突起を出して，感覚細胞の軸索の束を抱くこともある．

図 2.14 にハムスターの感覚上皮の微細構造を嗅上皮との対比において模式的に示す．

4）感覚細胞遊離縁における変異

感覚細胞の遊離縁は一般にはほぼ放射状に伸びる微絨毛によって被われるが，ときに変異がみられる．ウシでは遊離縁の細胞質がドーム状に盛り上がり，その周囲を微絨毛が囲む場合がある（図 2.15 A）[6]．ヤギでは空胞を含む太い細胞質突起，あるいは線毛が微絨毛に混在する場合がある（図 2.15 B，C）．ウマでは先端が膨らんだ太い細胞質突起が微絨毛に混在する場合がある（図 2.15 D）[6]．イヌでは基底小体を備えた不完全な線毛が微絨毛に混在する場

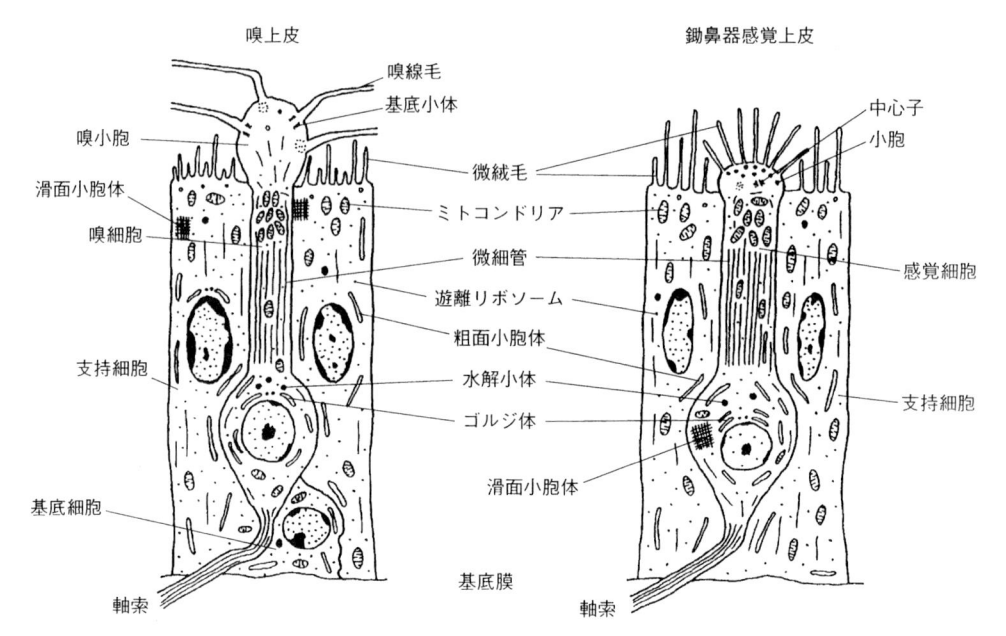

図2.14 ハムスターの嗅上皮および鋤鼻器感覚上皮の微細構造模式図

合がある．マーモセットでは感覚上皮遊離縁に線毛を備えた嗅上皮嗅小胞のような突起が出現する場合がある（図2.15 E）[7]．これらの変異は，鋤鼻器感覚上皮が発生学的には嗅上皮の原基と同一の原始嗅上皮の由来であることと関係すると思われる[8]．

（文，写真の一部は J. Vet. Med. Sci. に投稿中．）　　　　　　[谷口和之・谷口和美]

文　献

1) Halpern, M.：*Ann. Rev. Neurosci.*, **10**, 325-362, 1987.
2) Taniguchi, K. and Mochizuki, K.：*Jpn. J. Vet. Sci.*, **44**, 419-426, 1982.
3) Frewein, J.：*Zbl. Vet. Med.*, **C1**, 55-63, 1972.
4) Graziadei, P.P.C.：Chemical Signals in Vertebrates (Muller-Schwarze, D. and Mozelle, M.M. eds.), pp. 435-454, Plenum Press, 1977.
5) Estes, R.D.：*Mammalia*, **36**, 315-341, 1972.
6) Taniguchi, K. and Mikami, S.：*Cell Tissue Res.*, **240**, 41-48, 1985.
7) Taniguchi, K. *et al.*：*Folia Primatol.*, **59**, 169-176, 1992.
8) Taniguchi, K. *et al.*：*Jpn. J. Vet. Sci.*, **44**, 709-716, 1982.

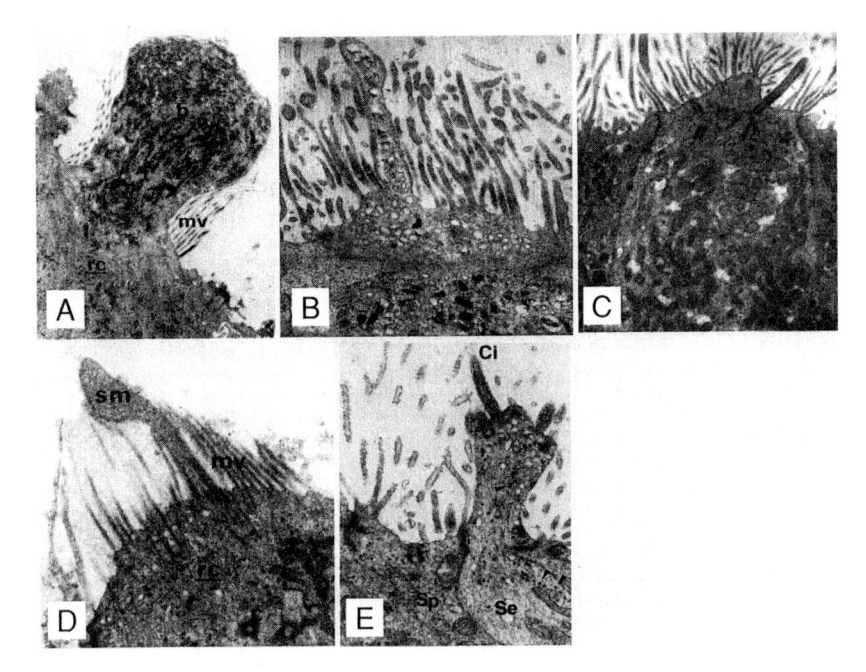

図 2.15 各動物の鋤鼻器感覚上皮 (3)
(A) 遊離縁がドーム状を呈するウシの鋤鼻感覚上皮 (×4500)[6]. b：ドーム状構造, mv：微絨毛, rc：感覚細胞.
(B) 空胞を含む太い細胞質突起をもつヤギの鋤鼻器感覚上皮 (×6000).
(C) 線毛をもつヤギの鋤鼻器感覚上皮 (×3000).
(D) 先端が膨らんだ太い細胞質突起(sm)をもつウマの鋤鼻器感覚上皮 (×9960)[6]. c：中心子, mv：微絨毛, rc：感覚細胞.
(E) 嗅細胞の嗅小胞様構造をもつマーモセットの鋤鼻器感覚上皮 (×8160)[7]. Ci：線毛, Se：感覚細胞, Sp：支持細胞, 矢頭：中心子前駆体.

3. 匂い受容体とメカニズム

3.1 匂い受容体の発見から機能解析まで

2004年のノーベル生理学・医学賞は，嗅覚系の分子生物学者 Richard Axel と Linda Buck に与えられた[1]．受賞理由は，匂い受容体（odorant receptor）の発見とそれにともなう嗅覚系（olfactory system）の仕組みの解明である．事実，彼らの研究により，最もわかりづらいといわれてきた嗅覚系の仕組みの全体像がわかってきた．ここでは，匂い受容体の発見およびその機能解析を取り巻く歴史的背景を中心に解説する．

a. 匂い受容体発見以前

莫大な数の匂い物質（odorant）を嗅覚系はどのようにして認識し，区別しているのだろうか．匂い受容体の発見以前は，他の系との類似点を考慮してさまざまな仮説が提出されていた．そのうちの1つが，それぞれの匂い物質を認識する蛋白質の存在を提唱する「受容体蛋白質説」である．しかし，最低でも1万種はあるといわれている匂い物質に対して遺伝子の数には限りがあるため，この説には受け入れがたい面もある．そこで，受容体蛋白質ではなく，細胞の脂質膜自体を使った匂い物質受容のメカニズムも提案されていた．

そうはいうものの，受容体蛋白質が存在するという状況証拠は，1980年代後半には生化学・電気生理学的な実験から徐々に蓄積されてきていた．単離された嗅繊毛からの調製物に cAMP（環状アデノシン一リン酸，cyclic AMP）というセカンドメッセンジャー（second messenger）を生産する酵素であるアデニル酸シクラーゼ（adenylate cyclase）が多く含まれていることが生化学的に判明し，適切な条件下において匂い物質に反応して cAMP が急速に上

昇することも示された．一方，電気生理学では，cAMPを嗅細胞の細胞膜の内側に与えると，匂い刺激後と同一の生理学的応答が記録できることが示された．これは，匂い物質を受容した後に起こる一連の過程においても，細胞内でcAMPを生産する段階が存在することを意味している．

このような実験結果を総合して考えると，匂い物質が認識された後，アデニル酸シクラーゼのはたらきによって細胞内にcAMPが発生することは疑いのないものとなってきた．そして，そのような経路を使用する受容体は，G蛋白質を介して細胞内にシグナルを送るG蛋白質共役受容体（G-protein-coupled-receptors; GPCR）に違いないと思われた．Reedのグループは，嗅覚系の細胞内シグナル伝達にかかわる分子の遺伝子を次々とクローニングした．その中には，G蛋白質（G-protein），アデニル酸シクラーゼおよびイオンチャネル（ion channel）が含まれていた．これらの分子はG蛋白質を介する細胞内情報伝達経路を構成していることが知られているため，匂い受容体がG蛋白質共役受容体であることに決定的な示唆を与えることとなった．しかし，肝心の受容体分子のクローニングは滞っていた．

b. 匂い受容体遺伝子のクローニングと嗅覚研究の新展開

1991年，BuckとAxelは当時開発されたばかりのPCR法を用いて，ラットの嗅上皮から匂い受容体遺伝子群を同定した[2]．そのとき，嗅覚生物学の新しい時代が始まった．この発見をきっかけとして，その後，分子生物学的方法によって嗅覚系の謎が次々に解かれていったのである．ノーベル賞受賞までの15年間はまさに「嗅覚生物学の黄金時代」であった．

BuckとAxelが同定した受容体分子は，予想どおり，細胞膜を7回貫通するG蛋白質共役受容体であった．驚くべきはその遺伝子の数である．サザン・ブロットの結果から，少なくとも100種類以上の遺伝子群がゲノム中に存在することが示された．実際には1000種類以上存在することがまもなく判明した．これは，多様な匂い物質に対して，少しずつ異なった匂い受容体遺伝子を数多く取り揃えることで対応しているためである．これらの受容体遺伝子群は，生物界において最大の遺伝子ファミリーを構成している．

その後も，彼らの研究から重要な概念が次々と生まれた．特定の受容体は嗅上皮において特定のゾーン（区域，zone）に発現していること，それぞれの

嗅細胞（olfactory sensory neuron）は1種類の匂い受容体のみを発現していること（1嗅細胞-1受容体ルール），特定の受容体を発現している嗅細胞は嗅球（olfactory bulb）の特定の場所に投射すること，匂い受容体そのものが投射先の決定に関与していることなどが判明した．つまり，嗅細胞に発現されている匂い受容体に匂い物質がとらえられてから嗅球に至るまでの匂い情報の流れが解明されたことになる．

匂いの識別の問題として，ある1つの嗅細胞が何種類の匂い受容体を発現しているかが重要となる．ある1つの嗅細胞が，ある1種類の受容体のみを発現していれば，匂いの識別は容易であろう．実際，哺乳類では，1つの嗅細胞は1種類の匂い受容体を発現していることがわかっている．さらに，対立遺伝子のうち片方からしか発現されていない．この発現の制限は少なくとも哺乳類の嗅覚系ではかなり厳しく行われているようである．

嗅上皮には多くの嗅細胞が存在するが，嗅上皮は匂い受容体の発現パターンによって歴史的に4つの別々のゾーンに分けられる．ある匂い受容体はゾーン1に，別の匂い受容体はゾーン2に，さらに別の匂い受容体はゾーン3に，そしてまたさらに別の匂い受容体はゾーン4にのみ発現している．そして，嗅上皮におけるゾーン別の発現パターンは，嗅球においても保存されていることが知られている．たとえば，ゾーン1に細胞体が存在する嗅細胞では，その軸索の先端は嗅球のゾーン1へと送り込まれている．嗅上皮のゾーン1に存在する嗅細胞が嗅球のゾーン1以外に投射することはない．このような投射パターンの保存性は，分子レベルの解析以前にわかっていたことだが，ゾーンの存在（というよりは，嗅上皮における特定の匂いに対する嗅細胞の偏り）は分子レベルの解析があって初めてわかったことである．

しかし，ゾーンという概念は限られた数の匂い受容体遺伝子を研究対象として樹立されたものである．より多くの匂い受容体を対象とした最近の実験によると，実はゾーンという概念があまり正確ではないことが判明してきた．4つのゾーンに分かれているのではなく，ある受容体を発現している細胞の組織表面上の境界は受容体によって異なっており，どちらかというと，発現細胞は重なり合った独自のゾーンあるいは勾配をつくっていると考えたほうがよい．また，半数近くの受容体はゾーン1と定義された場所に発現されており，4つのゾーンに均等に受容体が分けられて発現されているわけではないことが，

DNAマイクロアレイを使った研究で示されている．

c. 匂い受容体の機能解析

このような発見が相次ぐなか，BuckとAxelが同定した「匂い受容体」は，その後6年間も「推定上の匂い受容体」とよばれていた．つまり，それらが本当に匂い物質をとらえる受容体分子としてはたらいているという決定的な証拠がなかったのである．その決定的証拠は，筆者自身を含むFiresteinのグループによって得られた．BuckとAxelがクローニングしたI7（アイ・セブン）とよばれる「推定上の匂い受容体」が，オクチルアルデヒド（octyl aldehyde）またはオクタナール（octanal）とよばれる匂い物質をはじめとした特定のリガンドを受容することが示されたのである[3]．類似の実験は，東原のグループ[4]やBuckのグループ[5]などによっても行われ，「推定上の匂い受容体」が「本物の匂い受容体」であることは確実となった．

筆者らが行ったI7を対象とした実験の場合，受容体の発現系としてラットの嗅上皮そのものが使用された．ある1つの細胞が1種類の受容体のみを発現しているのであれば，嗅上皮全体で考えると，ある1つの受容体は平均的に1/1000の嗅細胞にしか発現されていないことになる．逆にいえば，999/1000の嗅細胞は他の受容体を発現しているのである．それらの細胞（つまり嗅上皮全体）に強制的にある1つの匂い受容体を発現させれば，強制発現させたその受容体の性質を知ることができるかもしれない．つまり，嗅上皮全体に特定の受容体を発現させることでリガンドのスクリーニングが可能なシステムをつくりあげようというアイディアである．この方法では，発現系として嗅細胞そのものを用いるため，培養細胞などの他の実験系でみられる強制的な発現と出力の検出にともなうさまざまな困難を避けることができ，信頼できるデータを得ることができる．

この方法を成功させるためには，嗅上皮の嗅細胞へと外部から遺伝子を導入する必要がある．つまり，外来遺伝子導入法（foreign gene transfer）が必要である．その目的で，筆者らはアデノウイルス・ベクター（adenovirus vector）を使用した．アデノウイルス・ベクターによってI7が導入されれば，その嗅上皮にさまざまな匂い物質を噴霧し，嗅上皮全体の反応を心電図ならぬ「嗅電図（electro-olfactogram；EOG）」で測定することができる．嗅

電図法はかなり古い技術ではあるが，嗅上皮全体の反応を調べるのには都合がよい．

74種類の匂い物質に対する反応を測定した結果，そのうちの1つ，オクチルアルデヒドとよばれる物質を噴霧したときに，対照と比較して非常に大きな反応が得られることがわかった．この結果は，単離細胞における電気生理学的測定でも確認された．1997年のことである．

オクチルアルデヒドは炭素原子を8個もつ直鎖状のアルデヒドである．炭素原子の長さを変えると反応が変わってくるだろうと想像されるが，実際そのとおりであった．炭素原子8個のアルデヒドが最も大きな反応を引き起こす．炭素原子の数は7個から10個の間なら反応を引き起こすが，6個や11個では反応を示さなくなる．I7の活性化にはアルデヒド基は必須で，炭素鎖の長さは同じでもアルコールや酸ではまったく活性化されない．この研究で初めて，これまでの「推定上の匂い受容体遺伝子」とされてきた遺伝子が，「本物の匂い受容体遺伝子」であることが明らかにされた．

その後の研究で，I7はさらに広範囲の匂い物質を受容できることが明確となった．また，アルデヒド基から遠い部分であれば多少の分子修飾も受け入れられること，分子の長さは8〜12オングストロームでなければならないこともわかった．

d. 匂い受容体の投射機能

BuckとAxelが発表した1991年の論文の最大の驚きは，匂い受容体遺伝子の数である．ラットやマウスでは約1000種類もゲノム中に存在する．これに対し，嗅細胞における軸索 (axon) の標的の数，つまり嗅球表面の糸球体 (glomerulus) の数は，マウスで約1800である．受容体の数の2倍程度の糸球体が存在することになる．各嗅細胞は1種類の受容体のみを発現していることを考慮すれば，ある受容体を発現している嗅細胞は2つの糸球体へと投射しているのではないかと予想できる．そして，そのとおりであることが実験的に示された[6,7]．

また，ある受容体を発現している嗅細胞の軸索の末端が形成する糸球体の位置は動物個体によって変わることはなく，いつも一定であることも判明した．これは当然のことのようではあるが，神経生物学および発生生物学において

は，非常に重要なことである．ある嗅細胞がある1つの匂い受容体遺伝子を発現した場合，結果として，2つのうちのいずれか1つの糸球体へと投射しなければならない運命にある．言い換えると，発現されるべき匂い受容体が決まれば，自ずと投射先も決まってしまうのである．

この現象はどのように説明されうるのだろうか．いかにも匂い受容体自体が投射先を「嗅ぎ分けて」いるように思われる．実際，ノックインマウスを使った実験では，発現される受容体のゲノム上の位置を入れ替えると投射先も影響を受けてしまう．つまり，匂い受容体Aを発現していると「思い込んで」実は匂い受容体Bを発現してしまった嗅細胞は，もともとの投射先Aにも投射先Bにも投射せず，別の投射先Cに糸球体を形成してしまう[6,7]．この結果から，匂い受容体自体が投射先の決定にかかわっていると結論せざるをえない．現在では，軸索の末端にも匂い受容体が存在することが判明しており，成長中の軸索末端（つまり成長円錐，growth cone）のナビゲーションや糸球体形成位置の最終決定に関与していると推測されている．ただし，匂い受容体以外の分子も投射先の決定に必要であることも確かである．

いずれにしても，匂い受容体は，匂いの受容の機能をもつことが第1であるが，軸索投射先の決定要因としての第2の機能ももつのである．これによって，糸球体における投射先の決定にさらに別の多様な決定因子を使用する必要はなくなるため，ゲノムの構成上，非常に経済的である．ただし，この第2の機能のメカニズムは依然として不明である．

e. 匂い受容体の発現フィードバック機能

これまでに，匂い受容体には匂い受容の機能のほかに投射先の決定にかかわる機能があることを紹介した．さらにもうひとつ，受容体には他の受容体の発現を抑える機能もある．前述のように，各嗅細胞においては，1種類の受容体のみが発現されている．ということは，その発現されている受容体は何らかの方法で他の受容体の発現を抑制しているのではないかと考えられる．実際にそれを示唆するデータが発表されている[8,9]．ただし，そのメカニズムは不明である．

嗅細胞は，発生および再生における終末分化の過程で特定の匂い受容体の発現を確立しなければならない．ゲノム中に散在する匂い受容体遺伝子から1種

類だけを選び他の発現を抑制する機構は，嗅覚系の生物学において現在最も重要な問題の1つである．オペロン説以来分子生物学が対象としてきた遺伝子発現調節の問題の最たるものであるといえよう．と同時に，発生生物学的視点からは，神経細胞の終末分化の問題としてとらえることもできる．

そのような視点から，筆者らはB細胞の終末分化に必須の転写因子BCL-6に着目して地道な研究を続けている．この転写因子は嗅上皮においてユニークな発現パターンを示すため，嗅細胞の終末分化，そして，少なくとも間接的に匂い受容体の発現選択にかかわっているのではないかと筆者らは推測している[10]．

f.「匂い受容体」の異所的発現

これまでに紹介してきたように，匂い受容体は匂いの受容以外にも機能をもつ多機能分子である．その意味では，「匂い受容体（odorant receptor）」という表現よりも「嗅覚受容体（olfactory receptor）」という表現が好ましい面もある．いずれにしても，この受容体分子はゲノムの4％ほどを占める大きな遺伝子群であり，嗅覚系において多彩な機能をもつため，他の細胞でも発現され，何らかの機能をもつ分子として使用されているとしても不思議ではない．

実際，さまざまな細胞・組織において「匂い受容体」が発現されていることが知られている．その中でも特に重要と思われるものが，精子での発現[11]および大脳での発現[12]であろう．前者では精子の走化性に，後者では神経細胞の発生段階に機能していると思われる．

おわりに

このような一連の研究により，匂い受容体の性質が浮き彫りにされてきた．少なくとも嗅上皮から嗅球までの匂い情報の流れが判明し，嗅覚系がどのようにして多様な匂い物質に対処しているのか，現在のわれわれには理解できるようになった．また，「匂い受容体」は匂いの受容だけでなく，他の機能ももつことがわかってきた．匂い受容体は嗅細胞の軸索投射先の決定にも関与しているし，受容体の発現調節そのものにも関与している．そればかりではなく，「匂い受容体」は嗅覚系以外でも広く使用されている可能性もある．

このような匂い受容体および嗅覚系に関する知識は，この15年間に急速に

蓄積されてきた．まだ多くの未解決の問題が残されてはいるが，この嗅覚生物学の進歩に大きく貢献したBuckとAxelの業績は大きい．ただし，彼らの華々しい研究も，他の多くの研究者の努力によって支えられてきたことも忘れてはならない．

[大瀧丈二]

文　献

1) Julius, D. and Katz, L.C.：*Cell*, **119**, 747-752, 2004.
2) Buck, L. and Axel, R.：*Cell*, **65**, 175-187, 1991.
3) Zhao, H. *et al.*：*Science*, **279**, 237-242, 1998.
4) Touhara, K. *et al.*：*Proc. Natl. Acad. Sci. USA*, **96**, 4040-4045, 1999.
5) Malnic, B. *et al.*：*Cell*, **96**, 713-723, 1999.
6) Mombaerts, P. *et al.*：*Cell*, **87**, 675-686, 1996.
7) Wang, F. *et al.*：*Cell*, **93**, 47-60, 1998.
8) Serizawa, S. *et al.*：*Science*, **302**, 2088-2094, 2003.
9) Lewcock, J.W. and Reed, R.R.：*Proc. Natl. Acad. Sci. USA*, **101**, 1069-1074, 2004.
10) Otaki, J.M. *et al.*：*Neuroscience Res.*, **53**, 189-200, 2005.
11) Parmentier, M. *et al.*：*Nature*, **355**, 453-455, 1992.
12) Otaki, J.M. *et al.*：*J. Neurobiol.*, **58**, 315-327, 2004.

3.2　嗅覚受容体の構造と機能

a.　嗅覚受容体遺伝子

　嗅覚受容体をコードする遺伝子は，ヒトなど哺乳類において約900〜1500個もあり，染色体上で転座や重複を繰り返してできた多重遺伝子ファミリーを形成している（表3.1）[1]．驚くべきことに，全遺伝子の数％をも占める．魚類も約90〜150個の嗅覚受容体をもち，動物が水中から陸に進出したときに嗅覚受容体遺伝子の爆発的増加があったと思われる．われわれヒトにも約60個の両生類タイプの嗅覚受容体が残っている．嗅覚受容体遺伝子の一部は機能をしなくなった偽遺伝子として存在し，魚類で約25〜60％，げっ歯類で約20〜25％，イヌで約20％，新世界ザルで約30〜35％，旧世界ザルで約30〜40％，そしてヒトでは約50％もが偽遺伝子となっている[2]．水棲哺乳類のクジラ類（イルカなど）では約60〜80％もの嗅覚受容体が偽遺伝子である（郷康広，私信）．つまり，進化史上で視覚と聴覚の進化にともなって，嗅覚受容体遺伝子の偽遺伝子化が急速に進んだと考えられる．一方，無脊椎動物の代表であるシ

3. 匂い受容体とメカニズム

表 3.1 ゲノム解析の終了した生物における受容体遺伝子数

生物種	嗅覚受容体
ヒト	388(802)
マウス	1037(1391)
ショウジョウバエ	62
ゼブラフィッシュ	98(133)
フグ	40(94)
線虫	～500(～800)

（ ）内は偽遺伝子を含めた数.

ョウジョウバエなどの昆虫は約60～80個の嗅覚受容体をもつが，偽遺伝子はなく，哺乳類嗅覚受容体との配列類似性もない[3]．線虫も約500個もの化学感覚受容体をもち，嗅覚受容体は進化史上で種を超えて保存されている多重遺伝子ファミリーである[1,2]．

注 嗅覚受容体（olfactory receptor）は，嗅覚系において匂いを認識するという匂い受容体（odorant receptor）の機能，フェロモンを認識するというフェロモン受容体（pheromone receptor）の機能，非嗅覚系においてさまざまな化学物質を認識するという化学感覚受容体（chemosensory receptor）の機能など，多重機能をもつ化学センサーであり，リガンドは必ずしも匂い分子ではない．そこで，本節ではより広義の意味で議論しているので，匂い受容体ではなく，嗅覚受容体という言葉を使用する．

b. 哺乳類の嗅覚受容体の機能解析

嗅覚受容体は鼻腔内嗅上皮の嗅細胞に発現しており，匂いを認識する匂い受容体としての機能をもつ[1,2]．嗅覚受容体の機能解析にはさまざまな手法が用いられる．アデノウイルスを用いて嗅細胞に外来嗅覚受容体を発現させることによって匂い応答の再構成をすることができる[4]．また，嗅覚受容体を培養細胞に発現させて，cAMPの上昇あるいは細胞内カルシウムイオン濃度の上昇を指標に匂い応答を測定できる[4,5]．たとえば，チョウジの匂い成分であるオイゲノールに応答する単一嗅細胞から単離したマウス嗅覚受容体 mOR-EG は，HEK 293 細胞で匂い応答の再構成が非常にうまくいき，リガンド構造活性相関が明らかになっている（図3.1）[5]．この発現系を用いて，嗅覚受容体の糖鎖修飾が膜移行に必須であること，カルボキシル末端配列が $G\alpha s$ との共役

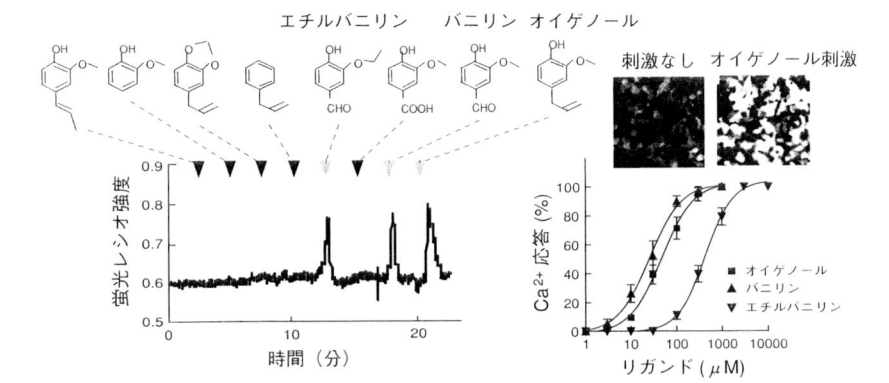

図 3.1 HEK293 細胞に発現させた mOR-EG 受容体の匂い応答
(左) 匂い物質の投与による細胞内カルシウムイオン濃度の上昇.
(右上) オイゲノールに応答してカルシウムイオン濃度が上昇した細胞が
白く表示されている.
(右下) 匂いリガンドの用量作用曲線.

に必要であることがわかっている[4]. 一方, ラットＩ7嗅覚受容体は, 嗅細胞レベルではオクタナールがリガンドであることがわかっているが, HEK 293細胞ではシャペロンを入れても応答が再構成できない. このように, 培養細胞で機能発現ができる嗅覚受容体とできない受容体がある. 現在, 機能解析の進んでいる嗅覚受容体は, マウス MOR 23, mOR-EG, mOR-EV, ラットＩ7受容体, ヒト OR 17-40 受容体など少数である[1,2,4,5].

c. 哺乳類嗅覚受容体の匂いリガンド特異性と結合様式

嗅覚受容体は7回膜貫通構造をもつＧ蛋白質共役受容体である. ひとつひとつの嗅覚受容体は, それぞれ特有の匂い分子結合部位をもっていて, そこにはまる匂い分子のレパートリーはそれぞれ異なる[5]. 一方, ひとつひとつの匂い分子は, 複数の嗅覚受容体によって認識される. すなわち, 数百種類の嗅覚受容体のどれと結合するかという組み合わせが, それぞれの匂い分子のアイデンティティを決定するコードとなっている (図 3.2 A)[1,2]. また, ある匂い分子を認識する複数の受容体は, それぞれの閾値が異なるので, 匂い物質の濃度が異なると活性化される受容体の組み合わせも変化し, 匂いの質も変化する. 一方, 匂い分子は嗅覚受容体を活性化するだけでなく, ブロックするアンタゴニストとして作用することもある. つまり, 嗅覚受容体レベルで, 匂いどうし

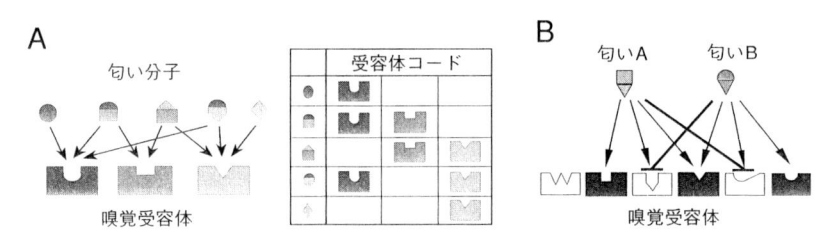

図 3.2 嗅覚受容体による匂いコードの形成と匂い識別
(A) 活性化される嗅覚受容体の組み合わせが匂いのコード．
(B) 受容体レベルでの匂いどうしのアンタゴニズム．

の阻害（アンタゴニズム）が起きることによって，匂い混合物の受容体コードがさらに複雑になる（図 3.2 B）[1,2]．

嗅覚受容体における匂い分子結合部位は，計算科学的手法と生化学的手法によって同定された[5]．その結果，膜貫通部位の 3，5，6 番目のヘリックスに位置するいくつかのアミノ酸残基が，匂い分子の結合にかかわっていることがわかった（図 3.3）．嗅覚受容体ファミリーで保存されていないアミノ酸は，膜貫通部分の 3 番目から 6 番目にかけて集中して分布しているので，進化の過程で，匂い結合部位の多様性が生まれることによって，多種多様な匂い物質に対応することができるようになったと考えられる．

匂い結合部位は，アドレナリンやドーパミンといった他の 7 回膜貫通型受容体での推定上のリガンド結合部位と位置的には類似している[5]．しかし，カテコールアミン系の受容体のリガンド結合部位では，極性アミノ酸残基によってリガンドとの水素結合ネットワークが形成され，高親和性となっているのに対し，嗅覚受容体のリガンド結合部位では，疎水性のアミノ酸が空間をつくっており，その空間に「ゆるく」匂い分子が結合している（図 3.3）．つまり，匂いと嗅覚受容体との結合は比較的低親和性であり，そのため，構造の類似した広範囲の匂い分子を認識できる能力があると思われる．

半世紀近くの間，議論されつづけてきた「匂いはどのようにして認識されるか」という疑問に対して，匂い分子の形や官能基が受容体によって認識されるという立体構造説が実証されたが，一方でそれでは説明できない匂い現象もあり，分子振動説などのメカニズムも提唱されている．

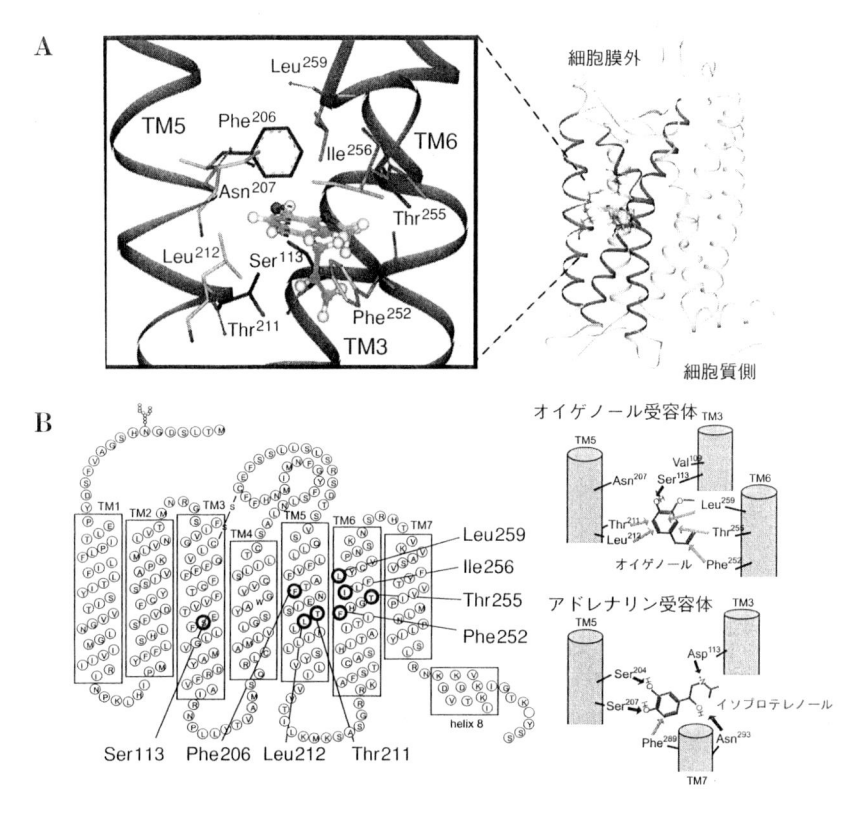

図3.3 嗅覚受容体 mOR-EG の匂い結合部位のモデル構造
(A) 3, 5, 6 番目の膜貫通部位に形成される空間に匂いが結合している様子.
(B) 匂い結合にかかわるアミノ酸の分布とアドレナリン受容体との比較.

d. 昆虫の嗅覚受容体

ショウジョウバエには約60個の嗅覚受容体遺伝子があり，遺伝子操作を駆使した解析により，これらの嗅覚受容体が幅広い匂いリガンドを選択的に認識し，哺乳類と同様に，活性化される嗅覚受容体の組み合わせの違いによって匂いが識別されていることがわかった[3]．また，原則的には，1神経には1種類の嗅覚受容体のみが発現しているが，嗅覚受容体ファミリーの1つであるOr 83 b は，ほとんどすべての神経で発現している[3]．Or 83 b を欠損したショウジョウバエはまったく匂いを感知できないので，Or 83 b は匂い受容体という機能をもたず，共発現している嗅覚受容体の機能発現に必須であることが示

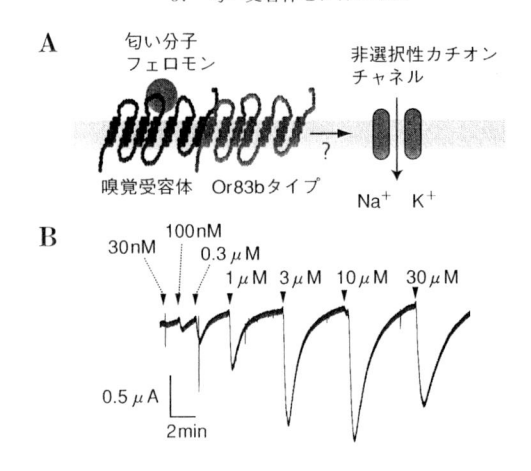

図3.4 昆虫における匂い・フェロモン受容機構
(A) 嗅覚受容体とOr83bのヘテロダイマーが匂いやフェロモンに応答すると、非選択性カチオンチャネルの開口がみられる。
(B) アフリカツメガエル卵母細胞に発現させたカイコガBmOR1受容体の、ボンビコールに対する用量依存的応答。

唆される。つまり、哺乳類と違って、各々の昆虫嗅細胞には、匂いを認識する嗅覚受容体とOr83bがセットとなって発現している[3]。興味深いことに、昆虫嗅覚受容体とOr83bはN末端が細胞質側に位置する7回膜貫通構造をとってヘテロダイマーを形成していることが示されている（図3.4A）。匂いを受容した昆虫嗅細胞では、哺乳類の嗅細胞とは違う非選択性カチオンチャネルの開口がみられるが、情報伝達メカニズムの詳細はわかっていない。

e. フェロモン現象にかかわる嗅覚受容体

哺乳類では、雄マウスの尿に含まれるmethylthio-methanethiolという匂いが雌を誘引するフェロモン候補として単離されたが、主嗅球で応答がみられるので、嗅上皮の嗅覚受容体によって感知されていると考えられている[6]。また、レトロウイルスやレクチントレーサーを用いて、マウス高次脳における嗅覚神経ネットワークの可視化がされ、内分泌ホルモン系を制御する視床下部や下垂体領域には、匂いの主嗅覚経路の信号が入力していることがわかった[7]。つまり、マウスでは、鋤鼻器を介した鋤鼻系（V1RとV2R型受容体、3.5節参照）と匂いの主嗅覚経路（嗅覚受容体）の両者がフェロモン現象にかかわっ

ている.また,鋤鼻器が退化した高等哺乳類においては,嗅覚受容体を介した信号のみが行動や生理現象を制御していることが示唆されている.

魚類では,嗅覚受容体を発現する神経とV2Rタイプの受容体を発現する神経が嗅上皮に混在して分布しているが,それぞれの神経は,嗅球の独立した領域に投射している.嗅覚受容体は胆汁酸やプロスタグランジンなど魚類のフェロモン候補物質を認識すると考えられていて,さらに,投射領域もフェロモン行動との関連が示唆されていることからも,魚類の場合は,嗅覚受容体経路がフェロモン情報を,V2R受容体経路がアミノ酸など魚類にとっての匂い情報を処理していると思われる[2].

ショウジョウバエやガなどでは,触角の感覚毛の嗅細胞で匂いやフェロモンが感知される.カイコガの嗅覚受容体BmOR1は雄の触角でのみ発現しており,雌が発する性フェロモンであるボンビコールを認識する(図3.4B)[8].BmOR1を発現する神経からのフェロモン信号は,匂い受容神経の投射先とは違う大糸球体という脳領域に入力され,行動が引き起こされる.嗅覚受容体が匂いだけでなくフェロモン認識にもかかわり,その情報が伝えられる神経投射先が1次中枢レベルで明確に分かれているという特徴は,上記の魚類の場合と共通している.

f. 細胞動態にかかわる嗅覚受容体

嗅覚受容体は,嗅上皮だけではなく,脳や脾臓,精巣といった他の組織においても発現している[9].精巣に発現する嗅覚受容体は,精子の鞭毛の運動性に関与する可能性が示唆されている(図3.5A).匂いリガンドを精子に投与すると,精子内Ca^{2+}濃度の上昇および精子の走化性が引き起こされる.精子嗅覚受容体は,卵などから分泌される誘引因子を受容し,卵への移動に関与している可能性が考えられるが,内在性因子はまだ同定されていない.いずれにしても,嗅覚受容体は,鼻で匂いを感知するだけでなく,生体内部で化学センサーとして機能していると思われる.

嗅細胞の軸索の収束と投射位置の決定には嗅覚受容体が関与していることが示されている(3.4節参照,図3.5B).特定の嗅覚受容体の遺伝子座に他の嗅覚受容体遺伝子を組み込むと,投射する糸球体の位置が変化する.興味深いことに,嗅覚受容体の遺伝子座から他の7回膜貫通型受容体である$\beta 2$-アドレ

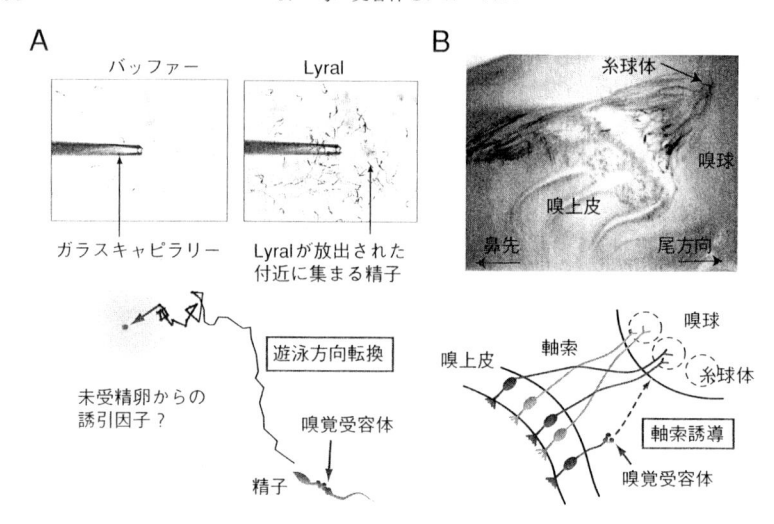

図3.5 嗅覚受容体の匂い認識以外の機能
(A) 精子嗅覚受容体の匂いリガンドに向かって遊泳していく精子の様子.
(B) 同じ嗅覚受容体を発現する嗅細胞が糸球体へ軸索を収束させている様子.

ナリン受容体を発現させても,嗅細胞の軸索投射が正常に起こる.嗅覚受容体の軸索投射における役割が,Gαsと共役する7回膜貫通型受容体に共通する機能である可能性もある[10].

鼻腔内の嗅覚受容体を介した匂いコミュニケーションによって,個体と個体の出会いが演出される.一方,嗅覚受容体の存在によって,嗅細胞と嗅細胞が出会い,神経収束が可能になる.精子の嗅覚受容体は鞭毛の運動性の変化を引き起こし,その結果,卵と精子の出会いが生まれる.細胞どうしの情報交換による「寄り添い」も,個体間や異性間の「寄り添い」も,嗅覚受容体と匂いという2つのキーワードのもと,「出会いのアナロジー」でとらえることができるのは興味深い.

[東原和成]

文献

1) Mombaerts, P.: *Nature Neurosci. Rev.*, **5**, 263-278, 2004.
2) 東原和成:実験医学増刊号, **24**, 117-123, 2006.
3) Hallem, E.A. *et al.*: *Annu. Rev. Entomol.*, **51**, 113-135, 2006.
4) Touhara, K. *et al.*: G protein-coupled receptors: structure, function, and ligand screening (Haga, T. ed.), pp.85-109, CRC Press, 2006.

5) Katada, S. et al.: *J. Neurosci.*, **25**, 1806-1815, 2005.
6) Lin, D.Y. et al.: *Nature*, **434**, 470-477, 2005.
7) Yoon, H. et al.: *Cell*, **123**, 669-682, 2005.
8) 仲川喬雄ほか：蛋白質 核酸 酵素, **50**, 1563-1570, 2005.
9) 福田七穂, 東原和成：生化学, **76**, 1462-1466, 2004.
10) 福田七穂ほか：細胞工学, **24**, 492-493, 2005.

3.3 嗅覚受容体遺伝子の発現制御

ケモセンシング，すなわち，匂いや味，フェロモンなど化学情報の受容は，餌となる物質への誘引，危害を及ぼす物質からの忌避，異性や個体の識別など，動物の生存にとってきわめて重要な役割を担う[1]．これを反映してケモセンサリーレセプターの遺伝子は，マウスの場合，全遺伝子の数%を占め，免疫系の抗原受容体遺伝子をしのぐ最大の多重遺伝子ファミリーを形成している[2]．一方，基質についてもその種類は多様で，特に嗅覚系の場合，匂い分子の構造決定基は数万種類あるとされ，個々の匂いが複数の匂い分子の組み合わせおよび量比によって規定されていることを勘案すると，匂いの種類はほぼ無限といってよい．したがってせいぜい1000種類前後の嗅覚受容体（odorant receptor；OR）を用いて，いかにして多種多様な匂いを識別できるのかが，嗅覚研究における課題の1つであった．

ヒトやマウスの嗅覚系では，鼻腔内の嗅上皮（olfactory epithelium）に約1000万個存在する嗅細胞（olfactory sensory neuron）のそれぞれが，1種類のOR遺伝子を相互排他的に発現しており，抗原受容体遺伝子にみられるような対立形質排除が認められる[3]．また，同じ種類の受容体を発現している嗅細胞の軸索は，互いに収斂しながら嗅球（olfactory bulb）へと伸長し，OR分子の種類に対応した特定の糸球（糸球体，glomerulus）へと投射する（図3.6）．したがって，嗅上皮で受容された匂い情報は，嗅球表面では1000個の糸球を素子とする電光掲示板のように，濃淡を含む発火のパターンとして2次元画像に変換され，その違いによって脳は微妙な匂いの識別を行っていると考えられる（図3.6）[4]．この匂い情報の画像変換というプロセスの基礎をなすのが，個々の嗅細胞あたり1種類のOR分子が発現されるという1嗅細胞-1受容体（one neuron-one receptor）ルールと，ORの種類に対応して投射先で

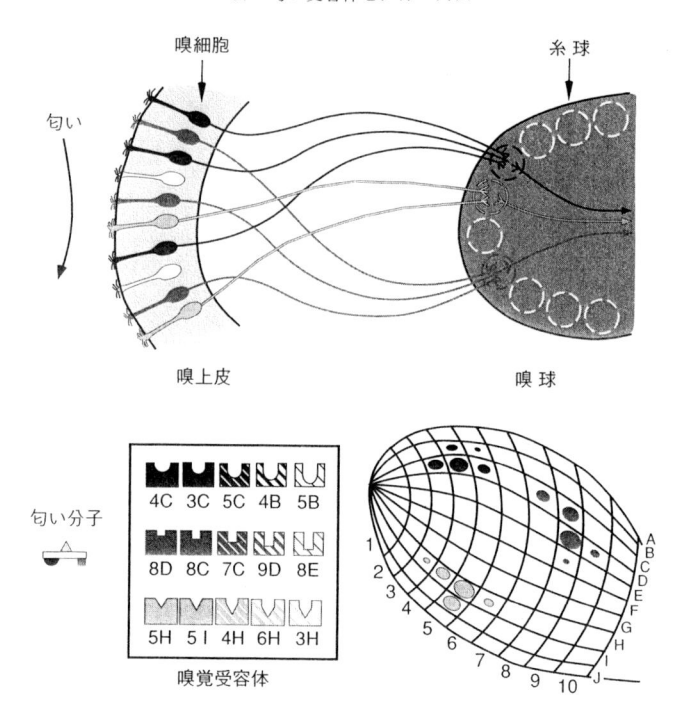

図3.6 匂い情報の受容と嗅球における 2 次元変換
嗅上皮において同じ種類の OR を発現する嗅細胞(同色で示す)は,その軸索を互いに収斂させ,嗅球において同一の糸球に投射する.したがって,嗅上皮で受容された匂い情報は,嗅球表面では,活性化された糸球という位置情報に変換される.匂い分子は複数種類の OR に対しさまざまな親和性をもつので,嗅上皮で受容された匂い情報は,嗅球上であたかも電光掲示板に映し出される画像のように,複数の糸球の発火パターンとして表示されることになる.

ある糸球が決まるという 1 糸球-1 受容体 (one glomerulus-one receptor) ルールである.この節では,OR 遺伝子発現制御を中心に,これらのルールの分子基盤について最近の進歩を紹介する.

a. 嗅覚受容体遺伝子の構成と嗅上皮における発現

OR 遺伝子は最初ラットで同定され,げっ歯類では 1400 種類に及ぶ巨大な多重遺伝子ファミリーを形成している[2].マウスでは約 2 割の偽遺伝子を含むこれら多数の OR 遺伝子が,約 50 のクラスターをなして,ほぼすべての染色体に散在している(図 3.7)[5].各クラスターに含まれる遺伝子の数はさまざま

3.3 嗅覚受容体遺伝子の発現制御

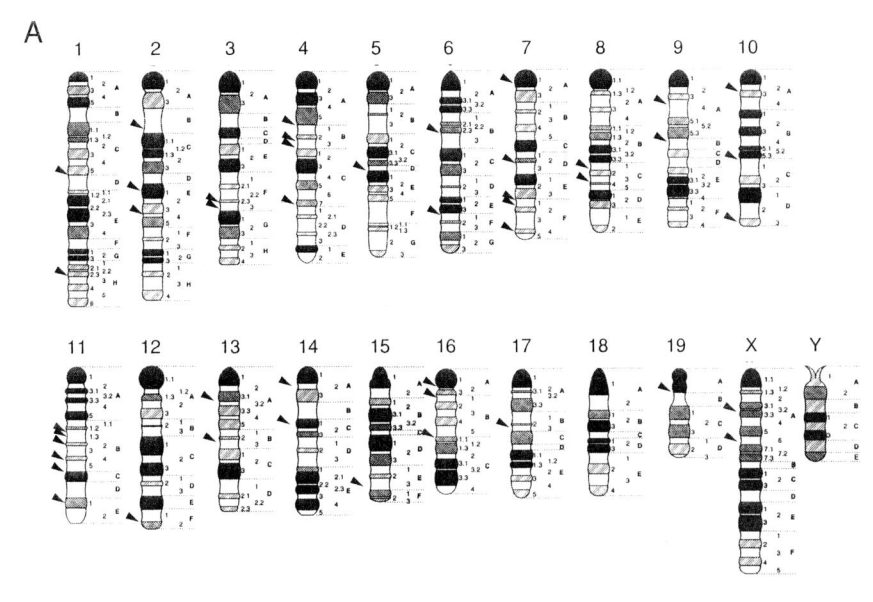

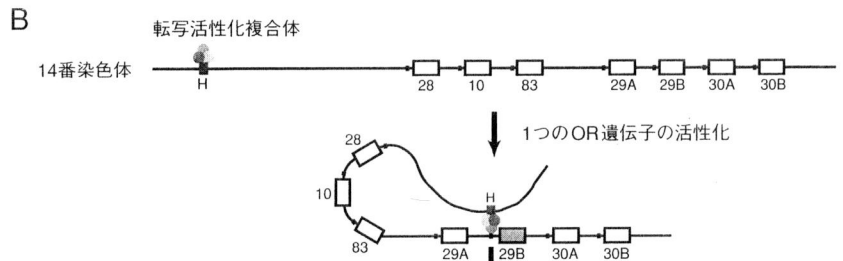

図3.7 マウス嗅覚受容体多重遺伝子の構成

(A) マウス嗅覚受容体遺伝子の染色体上での分布．マウスOR遺伝子は多くの場合クラスターを形成し，18番とY染色体以外の染色体に見いだされる．矢頭はORクラスターを示す．

(B) マウス嗅覚受容体遺伝子 *MOR28* クラスター．このクラスターは14番染色体に存在し，7個のOR遺伝子を含んでいる．*MOR28* 遺伝子の約75 kb上流に，ヒトとマウスの間で相同性の高い"H"とよばれるシス領域（■）が同定されている．このH領域には転写活性化複合体が形成され，これがクラスター内にある7個のOR遺伝子プロモーター（●）の1つと会合して，1つの遺伝子を活性化すると考えられている．

で，100個以上の巨大クラスターがある一方，単独で存在するOR遺伝子も見受けられる．脊椎動物のORは分子系統樹において2つのクラス，IとIIに分類される．1つは水溶性のリガンドを受容する魚類のORと相同性を示すクラ

スⅠ受容体で,もう1つは,揮発性のリガンドを認識するといわれる陸生動物に固有なクラスⅡ受容体である.

OR遺伝子の嗅上皮における発現に関しては,これまでさまざまなOR遺伝子のプローブを用いた in situ ハイブリダイゼーションによって詳細に解析されてきた.当初,BuckやAxelのグループにより,嗅上皮はOR遺伝子の発現パターンによって4つのゾーンに分けられ,OR遺伝子はこれら4つのゾーンのうちの1つに限局して,その中では一様に分散して発現すると報告されていた[6,7].しかし最近,上述した in situ ハイブリダイゼーション実験が体系的に行われ,クラスⅠOR遺伝子は最も背内側部のゾーン1内で一様に発現するものの,クラスⅡOR遺伝子については,4つのゾーンのいずれか1つに限局して発現するのではなく,それぞれのORに固有な発現領域をもつことが明らかになった[8,9].すなわち,嗅上皮には個々のOR遺伝子に対応した発現ゾーンがあり,それらは背内側の領域を中心とした同心円状のひだ構造上を,腹外側の領域に向かって連続的にかつ重なり合いながら分布しているのである.

これらORの嗅上皮における発現領域とそこに分布する嗅細胞の嗅球における軸索投射先を調べるため,DiIを用いた嗅細胞軸索の逆行性トレース実験が行われた[9].その結果,嗅球上での糸球の配置とそこに投射してくる嗅細胞の嗅上皮における位置との間には,嗅球の背腹軸に沿った強い相関のあることが示された.すなわち,嗅細胞の嗅上皮における位置情報は,その軸索の嗅球上での投射位置を,背側から腹側の方向に規定するパラメータになっているようである.ただし,嗅細胞の嗅上皮における位置情報がOR遺伝子の選択にどうはたらいているのか,また嗅球における軸索の投射位置の決定にどう反映されているのか,などについては不明な点が多い.上に述べた知見は,個々のOR遺伝子にそれぞれ固有な発現領域のあることのみならず,嗅細胞におけるOR遺伝子の選択が,これまで考えられていたほどランダムに起こるものではなく,嗅細胞の嗅上皮での位置にかなり強く拘束される可能性をも示唆している.

b. 嗅覚受容体遺伝子の単一発現制御

個々の嗅細胞は分化の過程で,OR多重遺伝子群から1種類のOR遺伝子を相互排他的に発現している.この際,父方と母方,2つのアレル (allele) の

間においては抗原受容体遺伝子にみられたような対立形質排除が認められ、さらに、同一のOR遺伝子を複数個トランスジーンとして導入した場合にも、厳密に1つのアレルからのみ（monoallelic）発現することが知られている[10]。類似遺伝子が多数含まれる多重遺伝子ファミリーの中から1つのメンバーを選んでmonoallelicに活性化する発現制御は、DNA組換えをともなう抗原受容体遺伝子、遺伝子変換をともなうトリパノソーマの表面糖蛋白質遺伝子などでよく調べられている[3]。DNAの不可逆的変化をともなう単一遺伝子の発現制御は、OR遺伝子の発見以来、終始この分野の研究者の関心を集めてきたが、嗅細胞の核からつくられたクローンマウスの解析により、その可能性は完全に排除された[11,12]。それではヒトやマウスの嗅覚系は数多くのOR遺伝子の中からどのようにして1種類のみを活性化し、残りの遺伝子の発現を抑制しているのであろうか？

クラスターをなす関連遺伝子群の相互排他的な発現を制御する機構としては、グロビン遺伝子の系で解析の進んでいるlocus control region（LCR）による制御がある[13]。OR遺伝子系におけるLCRの最初の例としては、マウス14番染色体に存在する*MOR28*を含むOR遺伝子クラスターにおいて、ヒトとマウスの間で相同性の高い"H"とよばれるシス領域が報告された（図3.7）[14]。グロビン遺伝子のLCRと同様、H領域に形成される転写活性化複合体がその支配下にある複数のプロモーターの1つと相互作用することにより、そのクラスターにおけるOR遺伝子の単一活性化が保障されると考えられている（図3.8）。同様なLCRを介した相互排他的発現制御の例は、ヒトのX染色体に位置する赤と緑の光受容体遺伝子について報告されている[15]。

ただしOR遺伝子系の場合、大部分のクラスターは常染色体上にあって対立形質をもち、また競合するクラスターも数多くあるので、早晩、別のクラスターのLCRが活性化され、その支配下にあるOR遺伝子が新たに共発現するようになると考えられる。したがって、最初にORの偽遺伝子が選択された場合は別であるが、機能的なOR遺伝子が選択された場合には、他のクラスターの活性化の試みには直ちに中止されなければならない。そこで、OR分子それ自体が、他のOR遺伝子の活性化を阻止するインヒビターとしてはたらくというフィードバック制御の考え方が必要となってくる（図3.8）。事実、コーディング領域を欠失させたOR遺伝子や、フレームシフト型の偽遺伝子を選択した

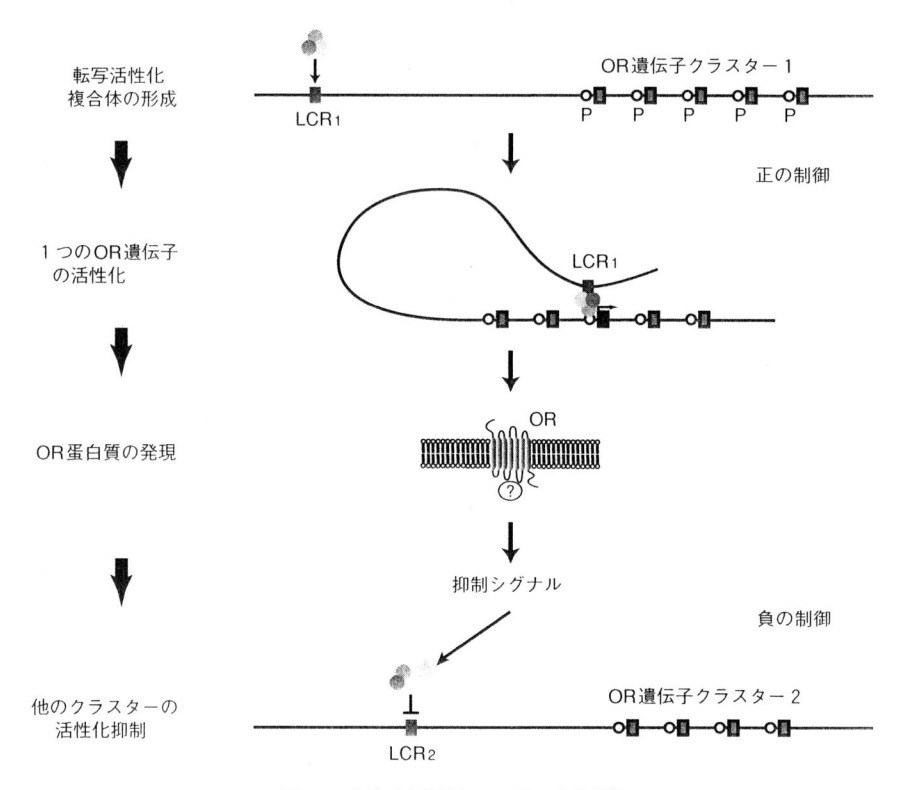

図 3.8　嗅覚受容体遺伝子の単一発現制御
LCRの領域に形成される転写活性化複合体がクラスター内のOR遺伝子プロモーター(P)の1つとランダムに相互作用して，1つの遺伝子を発現させると考えられる(正の制御)．ただし，OR遺伝子クラスターは複数存在するので，ひとたびORが機能的に発現した場合，直ちに他のクラスターのLCRの活性化を阻止する必要がある．発現されたOR分子が何らかの抑制シグナルを発するという，負のフィードバック制御が想定されている(負の制御)．

嗅細胞では，別のOR遺伝子の共発現が許容されており，OR分子によるフィードバック制御の考え方が実験的に支持されている[14,16]．それではこの負の制御の実態はどのようなものであろうか？　抗体重鎖遺伝子の対立形質排除の場合，プレB細胞でμ鎖が発現するとSykファミリーのチロシンキナーゼがリクルートされ，それによってリン酸化された蛋白質が重鎖遺伝子座のクロマチン構造を閉じる方向にはたらくと考えられている[17]．嗅覚系においても，機能的なORの発現がLCRの活性化にかかわる因子を不活化する，もしくは嗅細胞の分化段階を先に進めて新たなLCRの活性化を起こらなくするなどの可能

性が考えられる．このようにOR遺伝子の単一発現は，LCRによる正の制御とOR分子による負の制御の連携によって維持されていることが明らかになってきた（図3.8）．今後は，LCRの領域に形成されると考えられる転写活性化複合体の実体や，フィードバックシグナルのターゲットとなる制御因子の同定など，正および負の制御に関する分子レベルでの実態の解明が期待される．

c. 嗅覚受容体遺伝子の発現制御にかかわる因子

OR遺伝子の相互排他的単一発現は，どのようなシス配列とトランス因子によって制御されているのであろうか？ これまで，完全長cDNA配列や5'-RACE (rapid analysis of cDNA ends) 解析によって，同一クラスターに属するOR遺伝子の転写開始点上流の配列が比較検討されたが，共通の配列は見いだされていない．最近，マウスにおけるORミニジーンの発現系を用いて，複数のOR遺伝子の転写開始点近傍に，ホメオドメインとOlf-1/EBF（O/E）の結合配列が同定された[18]．ホメオドメイン配列にはLIM-ホメオドメイン蛋白質であるLhx2が，O/E配列にはhelix-loop-helix転写因子であるO/Eファミリーが結合することが知られている[19,20]．ホメオドメインとO/E配列の両者に変異を導入すると，ORミニジーンの発現が失われるので，これらの配列が嗅上皮におけるOR遺伝子の活性化に関与していると考えられている[21]．

最近，未熟なヘルパーT（Th）細胞において，11番染色体上のIL-4遺伝子座と10番染色体上のγ-インターフェロン遺伝子座が，IL-4遺伝子座のLCRを介して，競合的かつ相互排他的に活性化されていることが報告された[22]．このようなLCRを介した染色体間の相互作用は，Th細胞に限らず，嗅細胞のOR遺伝子系にも適用される可能性が示唆されている[23]．もし，OR遺伝子のLCRが別の染色体に位置するOR遺伝子座と相互作用できるとすれば，クラスターごとにLCRを想定する必要性はなくなり，したがってLCRの総数を極力抑えることによって，複数のクラスターが同時に活性化されるリスクを下げることができると考えられる．

おわりに

OR多重遺伝子系の発現制御を考えるうえで最も重要なのは，個々の嗅細胞

がどのようにして1種類のOR遺伝子を選び,しかも2つある対立形質の中の一方のみを発現させるのかという1嗅細胞-1受容体ルールの分子基盤を理解することである.もしOR遺伝子系でこのルールが厳密に保障されなければ,嗅細胞の軸索の収斂や投射,さらには匂い情報の処理に混乱をきたす可能性が出てくる.このような相互排他的かつmonoallelicな発現制御は,これまで免疫系などで知られているだけできわめて例外的である[3].OR遺伝子の発見以来,抗原受容体遺伝子とのアナロジーから,発現カセットへの遺伝子変換やDNA組換えによるエンハンサーの転座などが期待されたが,これら不可逆的なDNA変化をともなう遺伝子活性化の可能性は,最近のクローンマウスの実験によって排除された[11,12].一方,マウスOR遺伝子 *MOR28* を含むクラスターにおいて,嗅覚系では最初のLCR様のシス領域が同定された[14].この"H"とよばれる制御領域には転写活性化複合体が形成され,これがクラスター内にある複数のプロモーターの1つと会合して,1つのOR遺伝子を発現させると考えられている.ただし,OR遺伝子クラスターは複数存在するので,ひとたび機能的なORが発現した場合には,直ちに他のLCRの活性化を阻止する必要があり,そのために,OR分子を介した負のフィードバック制御の考え方が提出された[14].このように,嗅細胞の個性(neuronal identity)を決定するのみならず,ORに依存した軸索投射(OR-instructed axonal projection)の基礎[24,25]としても重要な1嗅細胞-1受容体ルールは,LCRによる正の制御とOR分子による負のフィードバック制御によって保障されると考えられている.

[坪井昭夫・坂野 仁]

文　献

1) Axel, R.：*Sci. Am.*, **273**, 154-159, 1995.
2) Buck, L. and Axel, R.：*Cell*, **65**, 175-187, 1991.
3) Serizawa, S. *et al.*：*Trends Genet.*, **20**, 648-653, 2004.
4) Mori, K. *et al.*：*Science*, **286**, 711-715, 1999.
5) Zhang, X. and Firestein, S.：*Nat. Neurosci.*, **5**, 124-133, 2002.
6) Ressler, K.J. *et al.*：*Cell*, **73**, 597-609, 1993.
7) Vassar, R. *et al.*：*Cell*, **74**, 309-318, 1993.
8) Tsuboi, A. *et al.*：*Eur. J. Neurosci.*, **23**, 1436-1444, 2006.
9) Miyamichi, K. *et al.*：*J. Neurosci.*, **25**, 3586-3592, 2005.
10) Serizawa, S. *et al.*：*Nat. Neurosci.*, **3**, 687-693, 2000.
11) Eggan, K. *et al.*：*Nature*, **428**, 44-49, 2004.

12) Li, J. et al.: Nature, **428**, 393-399, 2004.
13) Li, Q. et al.: Trends Genet., **15**, 403-408, 1999.
14) Serizawa, S. et al.: Science, **302**, 2088-2094, 2003.
15) Smallwood, P.M. et al.: Proc. Natl. Acad. Sci. USA, **99**, 1008-1011, 2002.
16) Lewcock, J.W. and Reed, R.R.: Proc. Natl. Acad. Sci. USA, **101**, 1069-1074, 2004.
17) Chowdhury, D. and Sen, R.: Curr. Opin. Immunol., **16**, 235-240, 2004.
18) Vassalli, A. et al.: Neuron, **35**, 681-696, 2002.
19) Hirota, J. and Mombaerts, P.: Proc. Natl. Acad. Sci. USA, **101**, 8751-8755, 2004.
20) Wang, S.S. et al.: Development, **131**, 1377-1388, 2004.
21) Rothman, A. et al.: Mol. Cell. Neurosci., **28**, 535-546, 2005.
22) Spilianakis, C.G. et al.: Nature, **435**, 637-645, 2005.
23) Lomvardas, S. et al.: Cell, **126**, 403-413, 2006.
24) Imai, T. et al.: Science, **314**, 657-661, 2006.
25) Serizawa, S. et al.: Cell, **127**, 1057-1069, 2006.

3.4 嗅細胞の匂い分子識別

　動物の鼻が匂いを識別する能力は，匂い物質と直接相互作用する嗅細胞での識別能力と嗅覚中枢での匂い情報処理機能に依存する．前節までに述べられたように，各嗅細胞には1種類のみの匂い受容体が発現しており，受容体の種類数と同じ数の異なる応答タイプの嗅細胞が存在することになる（1嗅細胞-1受容体ルール）．同じタイプの受容体をもつ嗅細胞からの出力信号は，1次嗅覚中枢部位（嗅球）でまとめられて1つの匂い情報ユニットを構成し，後段の情報処理システムに送られる．したがって，匂い受容体を介した嗅細胞での匂い識別能力が嗅覚システム全体の識別の基礎となる．マウスで約1000種類，ヒトでは約350種の匂い受容体が存在すること，また匂い分子が数十万種にも及ぶことから，それぞれの嗅細胞の匂い応答特性を完全に調べることは容易ではなく，まだ部分的なデータしか得られていない[1-12]．しかし，体系的な実験により得られるデータから嗅覚システムの基本的な応答特性を垣間見ることができる．以下では，分子構造類似シリーズの匂い分子に対するマウス単離嗅細胞の応答感受性に基づき，嗅覚での匂い分子識別の仕組みについて述べる．

a. 嗅細胞での匂い受容体の匂い分子長識別能

　分子長が炭素数1ずつ異なる直鎖脂肪族匂い分子シリーズに対する応答感受性を調べることにより，匂い受容体が炭素1個程度の分子長の違いを識別でき

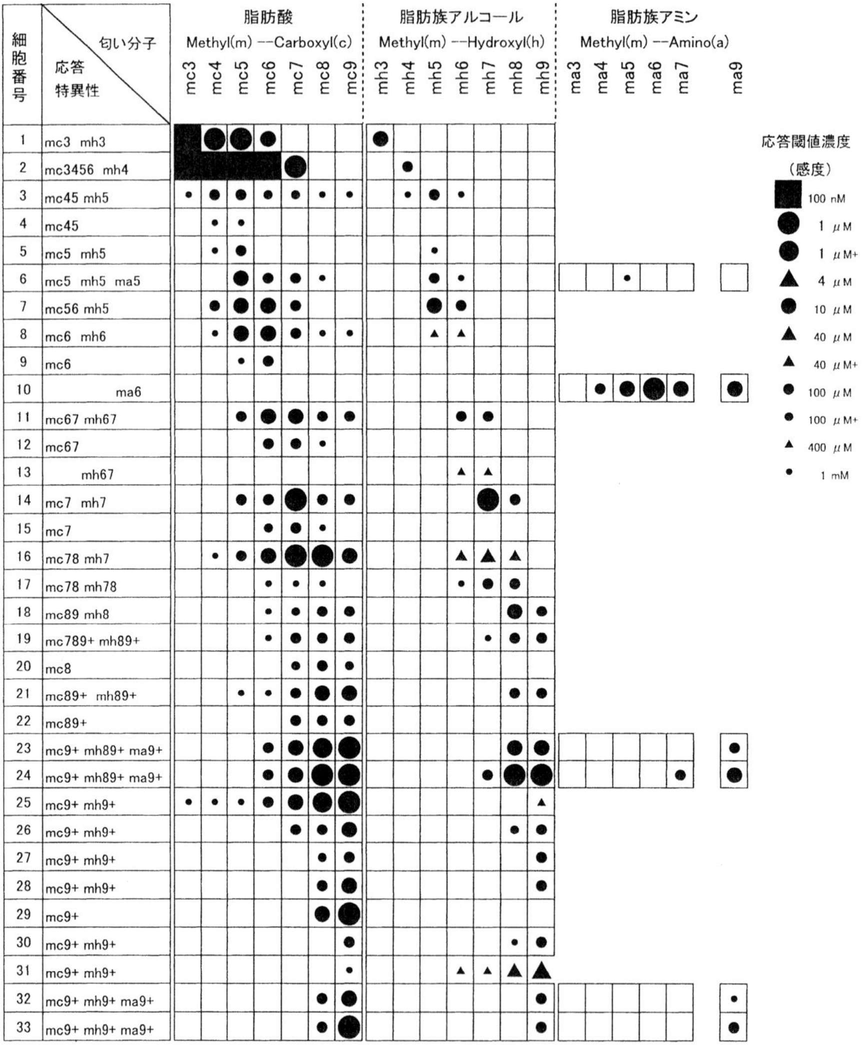

図3.9 嗅細胞における匂い分子応答特異性

細胞番号	応答特異性	脂肪酸 Methyl(m)--Carboxyl(c) mc3 mc4 mc5 mc6 mc7 mc8 mc9	脂肪族アルコール Methyl(m)--Hydroxyl(h) mh3 mh4 mh5 mh6 mh7 mh8 mh9	脂肪族アミン Methyl(m)--Amino(a) ma3 ma4 ma5 ma6 ma7 ma9
1	mc3 mh3	■ ● ● ●	●	
2	mc3456 mh4	■ ■ ■ ●	●	
3	mc45 mh5	· ● ● ● · ·	· ● ●	
4	mc45	· ·		
5	mc5 mh5	· ●	·	
6	mc5 mh5 ma5	● ● · ·	· ● ·	□ · □ □
7	mc56 mh5	· ● ● ·	· ● ●	
8	mc6 mh6	· ● ● · · ·	▲ ▲	
9	mc6	· ●		
10	ma6			· ● ● ● ·
11	mc67 mh67	● ● · ·	· ●	
12	mc67	· ● ·		
13	mh67		▲ ▲	
14	mc7 mh7	· ● ● ·	●	
15	mc7	· ● ·		
16	mc78 mh7	· ● ● ● ●	▲ ▲ ▲	
17	mc78 mh78	· · ·	· ● ●	
18	mc89 mh8	· · · ·	● ●	
19	mc789+ mh89+	· · ·	· ● ●	
20	mc8	· ● ·		
21	mc89+ mh89+	· · ● ·	· ● ●	
22	mc89+	· ● ·		
23	mc9+ mh89+ ma9+	· ●	● ●	□ □ □ □ ●
24	mc9+ mh89+ ma9+	· ● ●	· ● ●	□ · □ ●
25	mc9+ mh9+	· · · ● ●	▲	
26	mc9+ mh9+	· ●	· ●	
27	mc9+ mh9+	· ●	●	
28	mc9+ mh9+	· ●	●	
29	mc9+	· ●		
30	mc9+ mh9+	●	· ●	
31	mc9+ mh9+	·	▲ ▲ ▲ ▲	
32	mc9+ mh9+ ma9+	· ●	●	·
33	mc9+ mh9+ ma9+	● ■	●	●

応答閾値濃度(感度): ■ 100 nM / ● 1 μM / ● 1 μM+ / ▲ 4 μM / ● 10 μM / ▲ 40 μM / ▲ 40 μM+ / ● 100 μM / ● 100 μM+ / ▲ 400 μM / · 1 mM

図3.9 嗅細胞における匂い分子応答特異性(文献1, 5, 8, 9, 12)より改変) 33個の嗅細胞に対する応答特性が各行に示される.略号で示した匂い分子種(上段)に対する応答閾値を対応するマークで表す.嗅細胞が最高感度で応答する最適刺激種(シリーズ別)を応答特異性として左列に示した.2種以上の異なる炭素鎖長に高感度を示す場合はその数字を羅列して表し,炭素数10以上の分子長に応答する可能性が考えられる場合は+記号をつけた.

ることがわかる．10倍希釈段階の溶液刺激を用いて得られた各嗅細胞/受容体の応答感受性を，応答閾値濃度として表にまとめたものが図3.9である[1,5,8,9,12]．調べた3シリーズの匂い分子群は，直鎖状の炭化水素鎖の両端に官能基がついたもので，その一端は共通してメチル基（Methyl；m）で，他端はカルボキシル基（Carboxyl；c），水酸基（Hydroxyl；h），アミノ基（Amino；a）のいずれかである．図中の匂い分子の名前は，分子構造の比較が容易となるように両端にある官能基の略号と分子長を表す炭素鎖の炭素数との3文字で表した．図3.9では，高感度ほど大きなサイズの記号で示してあるので，各嗅細胞が最高感度で応答する最適刺激は，記号サイズが最大となる匂い分子として見つけられる．3種の匂い分子シリーズごとの最適刺激を略号で列記したものを，匂い分子構造応答特異性として左の欄に示した．2種以上の異なる炭素鎖長に高感度を示す場合はその数字を羅列して表した．

匂い分子応答性の特徴をみると，各嗅細胞/受容体は，複数種の匂い分子に応答できることがわかる．また，匂い分子の分子長を濃度依存的に識別でき，その最適刺激分子構造範囲は炭素数で1～2の分子長幅となっている．最高感度となる分子長は受容体ごとに異なる連続した1～2種となることが多く，同一受容体では各匂い分子シリーズに対し，官能基は異なってもほぼ同じ分子長に対して最高感度を示している．さらに，最高感度付近では分子長が炭素数1個分だけ変化すると，各嗅細胞の応答閾値濃度は1桁程度増減している．No.29の嗅細胞（mc 9+）は分子長を最もシャープに識別する例で，mc 9とmc 7の違いを刺激強度1000倍差で，mc 8とmc 7の炭素数1の違いを刺激強度100倍差でも識別している．このような嗅細胞/匂い受容体の分子長識別能は，匂い受容体が活性化されるために必要な分子間相互作用サイトの中に，少なくとも匂い分子の両端付近2か所が含まれることを示唆している．

次に，感度差からみて，官能基の相違を識別するタイプと識別しないタイプの両者が認められる．識別タイプの例では，No.10の嗅細胞（ma 6）は，アミノ基に対しては濃度1μMから応答する高感度性を示すが，カルボキシル基や水酸基に対しては1mMでもまったく応答を示さない．また，カルボキシル基あるいは水酸基に最も感度が高くなる嗅細胞も認められ，これらは特定の種類の官能基を区別して匂い分子を検出している．

一方，カルボキシル基，水酸基，アミノ基の3種の官能基すべてに応答する

場合は，感受性がカルボキシル基＞水酸基＞アミノ基の順番に高くなった．この感度順は，官能基の電気陰性度の順番，O＝＞O-＞N-に一致している．電気陰性度の大きさに依存して強くなる分子間相互作用には水素結合があり，これらの嗅細胞がもつ匂い受容体の受容サイトでは水素結合による分子間相互作用が支配的であると推定される．さらに，応答後の嗅細胞を採取し，単一細胞RT-PCR法により匂い受容体のアミノ酸配列を同定した結果，カルボキシル基を有す匂い分子群に高感度に応答する匂い受容体は，膜貫通ドメインIVとVに正負の電荷を有すアミノ酸を保存したクラスI受容体に分類されることが明らかになった[2,12]．

b. 濃度依存的受容体コードに基づく匂い識別

図3.9の応答特性表は受容器の一部，すなわちゾーン1嗅上皮の嗅細胞のみを対象にしたものであるが，縦方向に眺めると，それぞれの匂い分子が応答を引き起こす嗅細胞/受容体の特徴的な組み合わせパターンが見えてくる．このパターンを受容体コードとよぶ．嗅覚システムは受容体コードの違いを識別することにより匂い刺激の識別を行っていると考えられる．

各々の匂い分子に対する受容体コードは，刺激濃度依存性をもつ．脂肪酸mc7に対する受容体コードの例を図3.10に示す．1μM刺激では3個の受容体が応答し，濃度が10倍ずつ上昇するにつれて7個，16個，20個と受容体コードに寄与する受容体数が増加する．実験でのサンプリング数は全受容体種数より少ないため，これらの受容体で同一種が重複している確率は低いと予想される．視覚では色の違いを識別するために3種の受容体を利用するが，広い刺激強度範囲で3受容体のすべてが応答し，色味は相対的信号強度比で識別されていると考えられる．これに対して嗅覚では受容体コードの組み合わせそのものが刺激強度に依存して変化するという違いがある．

匂い分子の刺激強度と知覚する匂いの質の関係は一様ではない．たとえばインドールは，高濃度では不快な糞臭であるが希釈すると花の香りを与え香水の成分としても利用される．これは，刺激強度によって大きく匂い質が異なる場合であったが，多数の匂い分子では，適当な濃度範囲では匂い質の主要部分は維持されると思われる．刺激強度によって受容体コードが変化するにもかかわらず匂い質の恒常性を与えるメカニズムは何であろうか．

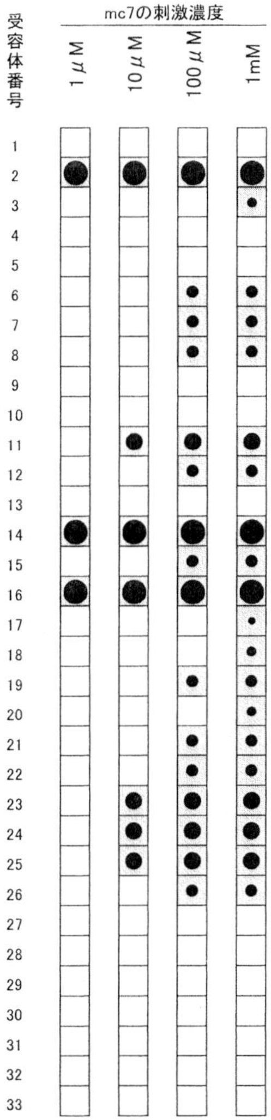

3.4 嗅細胞の匂い分子識別　　　69

図 3.10　匂い分子 mc7 の受容体コード
図 3.9 より mc7 に応答する受容体の組み合わせコード（灰色）を刺激強度別に示す．

　mc 7 の場合，3 種の受容体 No.2, 14, 16 が全濃度範囲で応答している（図 3.10）．刺激分子に最高感度をもつこれらの受容体からの信号が，匂い質を表現する信号に最も大きく寄与するとすれば，濃度に対する不変性を説明できる．実際，高濃度刺激で他の受容体からの寄与が加わってコードが変化して

も，3種の高感度受容体の信号が最初に嗅覚中枢に入力されることには変わりないはずである．さらに，嗅覚中枢では異なる受容体からの信号経路間で相互に神経活動を抑制する回路が存在する．高感度受容体の信号から遅れて中枢に到達する他種の低感度受容体からの信号を抑制して，受容体コードを高感度受容体を中心とするコードに近づけるという信号処理が可能である．すなわち受容体コードは，高感度ほど受容体信号の重要度・寄与が大きくなる階層性に従い，ある刺激強度範囲で，最高感度の受容体群の信号を強調する階層的符号化により匂いの質に変換されていると推定される．

c. 全ゾーンの嗅細胞/受容体群による匂い識別

次に，ゾーン1～4の嗅上皮上の嗅細胞を対象に，受容体コードの実態を明らかにするため，カルボン（carvone）光学異性体と関連匂い分子（図3.11）に応答する受容体を網羅的に検索した[7]．カルボンはR体（R-Ca）とS体（S-Ca）が存在し，それぞれの構成原子の種類，数，基本骨格はまったく同一で物理化学的性質も同じであるが，分子の折れ曲がり方向が異なるため光学的旋光性のみ異なる性質をもつ．このような双子の関係にありながらR-Caはスペアミント臭，S-Caはキャラウェイ臭と互いに主要な匂い質は異なっている．マウスでも行動実験の結果から両者をはっきり区別することがわかっている[7]．わずかな分子構造の違いしかないR/S体を異なる匂いとして識別できる嗅覚の匂い情報符号化を考えてみたい[7-9,12]．

鼻中隔嗅上皮の全ゾーンからランダムに採取した2740個の嗅細胞/受容体を調べると，263個（9.6％）が少なくとも一方のカルボンに応答を示す．応答細胞/被験細胞の比率は，ゾーン1で7％以下，ゾーン2～4で10～12％となり，陸棲化して発達したと考えられている後者ゾーンの受容体の寄与が少なくない．これらには，カルボン以外に8種以上の匂い分子にオーバーラップして応答するものもあり，多様なタイプが存在する．各応答細胞の最低閾値濃度は，100 μMであるものが57％，10 μMが37％，1 μMが5％であった．また，受容体を匂い分子種に対する相対感度により分類すると，R高感度型が19％，S高感度型が22％，R/S同等高感度型が38％，他種匂い分子高感度型が21％を占めた．この分類においては，各嗅細胞/受容体において，応答閾値濃度が最低となる匂い分子が1種の場合，その匂い分子に高感度と判断し，

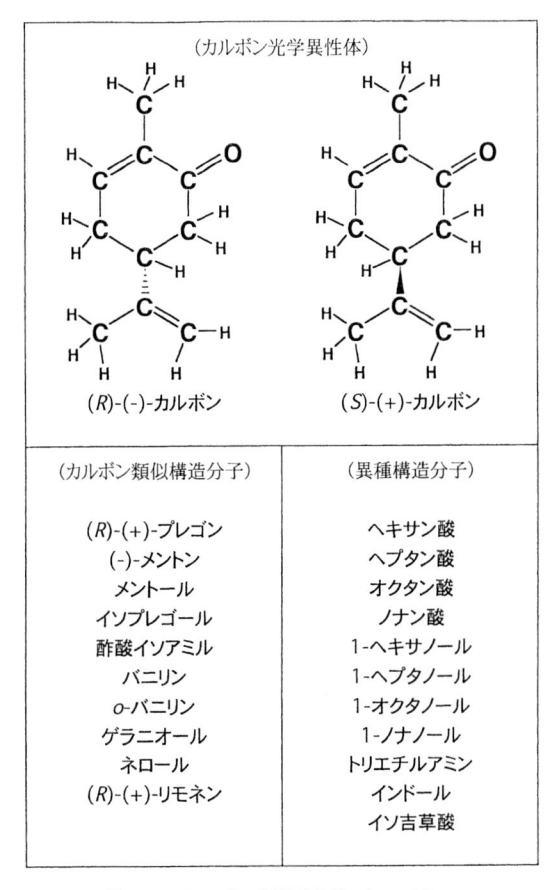

(カルボン光学異性体)	
(R)-(-)-カルボン	(S)-(+)-カルボン

(カルボン類似構造分子)	(異種構造分子)
(R)-(+)-プレゴン	ヘキサン酸
(-)-メントン	ヘプタン酸
メントール	オクタン酸
イソプレゴール	ノナン酸
酢酸イソアミル	1-ヘキサノール
バニリン	1-ヘプタノール
o-バニリン	1-オクタノール
ゲラニオール	1-ノナノール
ネロール	トリエチルアミン
(R)-(+)-リモネン	インドール
	イソ吉草酸

図 3.11 カルボン応答測定用の匂いパネル

カルボン ($C_{10}H_{14}O$) の環状構造からその下部への炭素間結合がそれぞれ奥側 (R),手前側 (S) に折れ曲がる.カルボン類似構造分子は環状構造などの類似性をもち,異種構造分子は直鎖状などで大きく異なる.

　最低応答閾値濃度で複数種の匂い分子が応答する場合,応答信号のピーク値が最大のものの 60 % 以上あれば同程度に高感度,60 % 未満であれば相対的に低感度と判断した.

　上記のとおり,すべてのカルボン応答嗅細胞/受容体では,識別に主要な役割を果たすと考えられる R 高感度型あるいは S 高感度型が少数派となった.しかしながら,刺激濃度別に応答する受容体を比較すると新たな状況が見えてくる.まず応答閾値に近い 1 μM の刺激では,R-Ca に応答する受容体 11 個

のうち，R高感度型が4個と最大多数派を形成し，残りはR/S同等高感度型2個，5種の他種匂い分子高感度型が各1個と少数派であった．また，S-Caの場合，応答した8個の受容体で最大多数派は，S高感度型とR/S同等感度型で各2個ずつであった．R高感度型も2個であったが応答振幅は前述2タイプの約半分であったので，識別信号への寄与率は低いと考え準多数派とした．いずれの場合も刺激匂い分子高感度型が多数派となり，これらの受容体の信号が識別に最も貢献していると推測される．ところが，刺激濃度が10倍の$10\mu M$に上昇すると，R-Ca応答受容体では，R/S同等高感度型がR高感度型の2倍以上の39個に増加し，85個に増えた応答受容体中で最大多数派応答型となった．S-Ca応答受容体でも同様に，最大多数派は刺激を識別できないR/S同等高感度型となった．この変化にもかかわらず，両カルボンの識別を可能とし続けるためには，前節で述べた階層的符号化メカニズムがやはり有効であろう．R/S同等感度型受容体からの信号はカルボン異性体間に共通する匂い要素信号に寄与していると推測される．

　嗅細胞群の匂い分子識別についてまとめると次のようになる．①1種類の嗅細胞（受容体）は複数種の匂い分子に応答する，②1種類の匂い分子は複数種の匂い受容体を応答させる，③異なる匂い分子種は一部のオーバーラップを許し，異なる組み合わせの受容体を活性化する（受容体コード），④受容体コードは刺激強度に依存して変化するが，特徴的な高感度受容体の信号が中枢に最初に入力される濃度範囲では，最初の入力信号で匂い要素情報が強調される階層的符号化により，匂い質の恒常性と識別の促進が行われていると予想される．

[廣野順三・佐藤孝明]

文　献

1) Sato, T. et al.: *J. Neurophysiol.*, **72**, 2980-2989, 1994.
2) Malnic, B. et al.: *Cell*, **96**, 713-723, 1999.
3) Kaluza, J.F. and Breer, H.: *J. Exp. Biol.*, **203**, 927-933, 2000.
4) Araneda, R.C. et al.: *Nat. Neurosci.*, **3**, 1248-1255, 2000.
5) 佐藤孝明ほか：においの受容（渋谷達明，外池光雄編），pp.183-194，フレグランスジャーナル社，2002.
6) 廣野順三ほか：においの受容（渋谷達明，外池光雄編），pp.195-200，フレグランスジャーナル社，2002.
7) Hamana, H. et al.: *Chem. Senses*, **28**, 87-104, 2003.
8) 佐藤孝明ほか：*Aroma Res.*, **4**, 306-317, 2003.

9) 佐藤孝明ほか：材料, **52**, 1399-1404, 2003.
10) Araneda, R.C. *et al.*：*J. Physiol.*, **555**, 743-756, 2004.
11) Bieri, S. *et al.*：*Chem. Senses*, **29**, 483-487, 2004.
12) 佐藤孝明：香料, No.225, 81-95, 2005.

3.5 フェロモン受容体

a. 1型鋤鼻受容体（V1R）遺伝子の発見とその特徴

　脊椎動物のフェロモンは主に鋤鼻器で認識される．1991年に匂い受容体（OR）が発見されるやいなや，鋤鼻器に発現する未知のフェロモン受容体の探索が始まった．DulacとAxelは，フェロモン受容体と匂い受容体が共通の祖先から進化してきたという仮説のもと，匂い受容体とホモロジーをもつ遺伝子を検索したが不成功に終わった．そこで，彼らは遺伝子の構造に関しては何の仮説も立てず，①フェロモン受容体は鋤鼻器特異的に発現しており，②鋤鼻細胞（鋤鼻器の感覚細胞）は各々別々のフェロモン受容体を発現している，という前提を立て，個々の鋤鼻細胞から作成したcDNAライブラリーどうしを比較し，細胞間で発現の異なる遺伝子をスクリーニングすることによって，鋤鼻器特異的に発現する新規の7回膜貫通型鋤鼻受容体（V1R）遺伝子を同定した[1]．

　V1RはN端の細胞外ドメインが短い受容体で，匂い受容体とアミノ酸のホモロジーはない．V1R遺伝子は匂い受容体遺伝子と同様，多重遺伝子ファミリーを形成している．ただしゲノムに存在するV1R遺伝子の数は種によってさまざまで，インタクトなopen reading frame（ORF）をもつV1R遺伝子はマウスで187，ウシで32，イヌで8，ヒトに至っては4つしかなく，偽遺伝子の数も種によって大きく異なる．また，種特異的なサブファミリーも存在する．すなわちV1R遺伝子のレパートリーは哺乳類の種間で大きな差があり，V1R遺伝子は哺乳類の進化の過程で，急速に多様化したのだと考えられる．そのような多様化にともない繁殖行動にかかわるフェロモンの認識に違いが生じたことが，種の分岐の一因となっているのかもしれない．

　最近，魚類でV1Rのプロトタイプと考えられる遺伝子が見つかった．このV1R遺伝子は単一の遺伝子としてゲノムに存在し，魚類の嗅上皮に発現している．おそらく化学受容に関連した機能をもっていると想像される．この遺伝

子がどのような進化過程を経て多重遺伝子化しフェロモン受容体として機能するようになったのか，興味がもたれる．

b. 2型鋤鼻受容体（V2R）遺伝子の発見とその特徴

げっ歯類のV1Rは鋤鼻上皮上層部に偏って発現していた．そこで，鋤鼻上皮下層に特異的に発現する受容体の検索が行われ，ほぼ同時に3つのグループが新たな7回膜貫通型の受容体（V2R）を発見した[2,3,4]．げっ歯類V2R遺伝子はおよそ数十のインタクトなORFをもつ多重遺伝子ファミリーを形成している．V2RはN端に長い細胞外ドメインをもち，このドメインでリガンドと結合すると考えられている．またV2Rは代謝型グルタミン酸受容体およびカルシウムセンシング受容体とアミノ酸シークエンスのホモロジーがあるが，V1Rや匂い受容体とはホモロジーをもたない．V1R，V2R，匂い受容体は匂いの受容という機能は似ているものの，それぞれ独立に進化してきたと考えられる．V2Rは魚類，両生類，哺乳類などの脊椎動物に広く分布している．

c. フェロモン受容体発現細胞と投射

嗅細胞と同様，1つの鋤鼻細胞では1つまたはごく少数のフェロモン受容体しか発現しておらず，個々のV1R，V2R受容体は鋤鼻上皮にランダムに発現している．ただし，げっ歯類の場合，鋤鼻腔に接する上層にはV1R，下層にはV2Rを発現する細胞がはっきりと分かれて分布しており，V1R発現領域にはG蛋白質の一種Gi2，V2R発現領域にはGoが発現している（図3.12）．これらG蛋白質はフェロモン情報の細胞内伝達に重要な機能を果たしていると考えられている．さらに，V1Rを発現する鋤鼻細胞は副嗅球の前方，V2Rを発現する細胞は副嗅球の後方と2領域に分かれて投射している．これら2群のフェロモン受容体によって受容される化学刺激の種類や引き起こされる行動にも違いがあるらしい．

次に個々のフェロモン受容体によって受容された情報が副嗅球でどのように処理されるのかを調べる目的で，特定のV1R遺伝子のすぐ下流にtau-LacZ遺伝子を組み込んだマウスが作成された．このマウスでは特定のV1Rを発現する細胞の軸索がX-Gal染色により青く染まるため，副嗅球における軸索の投射場所が容易に判定できる．それらマウスを解析した結果，ある1種類の

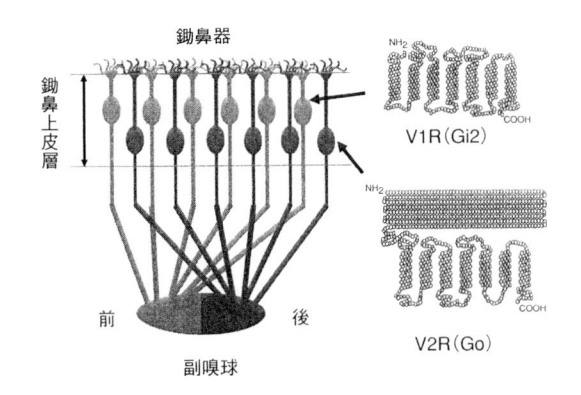

図 3.12 げっ歯類鋤鼻器におけるフェロモン受容体の発現
げっ歯類鋤鼻器の鋤鼻上皮層では，V1R および Gi2 を発現する鋤鼻細胞が上層部，また V2R および Go を発現する鋤鼻細胞が基底部に，2 層に分かれて分布している．V1R を発現する細胞は副嗅球前方へ，また V2R を発現する細胞は副嗅球後方へ投射する．

V1R を発現する細胞は副嗅球前半分に投射するものの，十数個から 30 個という多数の糸球体に分散して投射していることが明らかとなった．V2R の場合も副嗅球後ろ半分に投射するものの，数個から 10 個の糸球体に分散して投射する．すなわち 1 種類のフェロモン受容体によって得られた情報は多くの糸球体に分散する．副嗅球におけるこのような情報処理システムは，1 種類の匂い情報が特定の糸球体に収束する主嗅覚系のシステムとかなり異なっている．

さらに糸球体から 2 次ニューロンへの情報伝達様式も主嗅覚系と異なっている．副嗅球の 2 次ニューロンは複数の糸球体に樹状突起を伸ばしている．Mombaerts らのグループは，「1 つの 2 次ニューロンが結合する糸球体には，同一のフェロモン受容体を発現する細胞が投射している」という観察結果から，「1 種類のフェロモン受容体によって得られた情報は多くの糸球体に分散するものの，2 次ニューロンのレベルで再び収束する」という説を発表した[5]．しかし Dulac らのグループは，「1 つの 2 次ニューロンが結合する個々の糸球体には，近縁ではあるが異なるフェロモン受容体を発現する細胞がそれぞれ投射している（図 3.13 右）」という結果を発表し，「フェロモン受容体で受容された情報は，副嗅球において（ある程度）混じり合い，統合される」というモデルを提唱している[6]．

鋤鼻細胞の場合，基本的に 1 鋤鼻細胞-1 受容体ルールは守られていると考

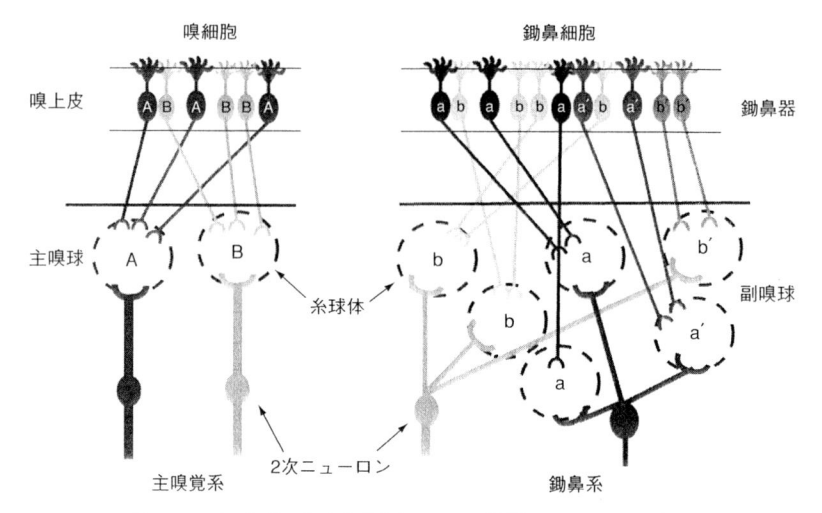

図3.13 げっ歯類の主嗅球副嗅球における情報処理システムの違い
主嗅覚系（左）：同じ匂い受容体を発現する細胞の軸索は主嗅球の特定の糸球体に収束し，その匂い情報は2次ニューロンに伝達される．
鋤鼻系（右）：あるフェロモン受容体を発現する細胞の軸索は，副嗅球の多くの糸球体に分散して投射する．1つの2次ニューロンが結合する個々の糸球体には，近縁ではあるが異なるフェロモン受容体を発現する細胞がそれぞれ投射している．鋤鼻系のモデルは Dulac らの論文[6]にもとづく．
A, B：嗅覚受容体．a と a'，b と b' はそれぞれ近縁の鋤鼻受容体．

えられているが，げっ歯類V2Rの一種，V2R2とよばれる遺伝子は例外で，鋤鼻上皮下層のほぼすべての神経細胞に発現している．げっ歯類のV2Rはファミリー A, B とファミリー C という大きく2つのカテゴリーに分けられ，V2R2 はファミリー C に属する．ファミリー C は魚類から四足動物への分岐以前にファミリー A, B と分かれ別個に進化してきたと考えられ，V2R ファミリー A, B よりもむしろカルシウムセンシング受容体と近い．また V2R2 はファミリー A, B と異なり膜表面への発現に MHC class 1b 分子を必要としない（MHC class 1b 分子については後述）．これらのことを考え合わせると V2R2 を含むファミリー C は他の V2R と異なる機能をもつ可能性がある．

d. V1R の機能

V1R が本当にフェロモンを認識するのかどうか V1R 遺伝子の発見直後には証明できず，V1R は何年もの間,「推定上のフェロモン受容体」とよばれてい

た.しかし,Leinders-Zufallらはカルシウムイメージングを用い,マウス鋤鼻上皮の上層に存在する細胞―すなわちV1Rを発現する細胞―がいくつかの揮発性フェロモンにより活性化されることを見いだした.また16個のV1R遺伝子をノックアウトしたマウスではいくつかの揮発性フェロモンに対する鋤鼻器の応答が消失するばかりでなく,雄の雌に対する性行動や母性的攻撃行動といったフェロモン行動が低下していた.さらに,V1Rの1つV1Rb2を発現する細胞がマウス鋤鼻器において,揮発性のマウスフェロモン,2-ヘプタノンと特異的に反応することが明らかになった[7].これらの研究などから,V1Rが実際にフェロモンを受容していることが確実になった.

また特定のV1R遺伝子を欠損させると,欠損したV1Rを発現するべき鋤鼻細胞の数が著しく減少し,さらに副嗅球への投射も異常になる.これらの結果はV1Rが軸索の投射や鋤鼻細胞の生存に重要な役割を果たしていることを示唆する.

e. V2Rの機能

V2Rは魚類の嗅上皮にも発現している.魚類は鋤鼻器をもたず,一般的な匂いもフェロモンも嗅上皮で受容することがわかっている.魚類の嗅上皮にはそれぞれ匂い受容体またはV2Rを発現する2種類の神経細胞が混在している.そのため,V2Rを発現する細胞がフェロモンを認識するのではないかと考えられたが,培養細胞系を用いたV2Rのリガンド検索の結果や,さまざまな匂い物質に対する嗅上皮の細胞の応答の解析などから,V2Rはフェロモンというよりむしろアミノ酸を認識することがわかってきた.魚類においてアミノ酸は匂い物質であるため,V2Rは魚類の匂い受容体として機能していることになる.

哺乳類におけるV2Rの機能はいまだ解明されていない.しかし,最近東原らのグループは,マウスV2Rのリガンドとして分子量7キロダルトンの蛋白質を同定した[8].exocrine gland-secreting peptide 1 (ESP1) と名づけられたこの蛋白質は,雄の涙腺から分泌され雌の鋤鼻器に作用する.ESP1をコードする遺伝子も多重遺伝子ファミリーを構成しており,ESP1のファミリー蛋白質が他のV2Rのリガンドになっている可能性もある.ESP1がフェロモン活性をもっているのかどうか興味深い.

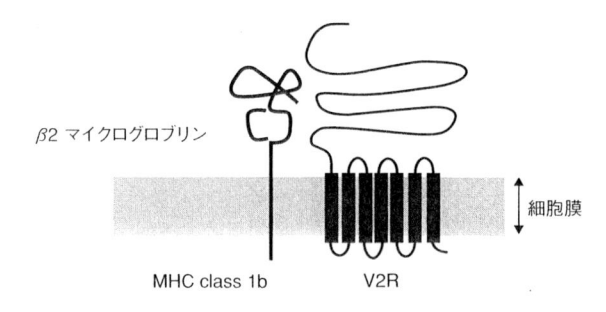

図 3.14 V2R は MHC class 1 分子と複合体を形成している
V2R は MHC class 1b および β2 マイクログロブリン分子と複合体を形成し鋤鼻細胞の樹状突起の膜表面に発現している.

f. V2R と MHC (major histocompatibility complex)

　Dulac らおよび Mombaerts ら 2 つのグループは, MHC class 1b 分子ファミリーと β2 マイクログロブリン分子が鋤鼻細胞で V2R と複合体を形成し, 鋤鼻細胞の樹状突起の膜表面に発現していることを見いだした (図 3.14)[9]. MHC class 1b 分子は V2R を膜表面に発現させる役目をもっている. MHC class 1b 分子ファミリーと V2R の組み合わせにはある程度の規則性がある. また, MHC class 1 分子のリガンドペプチドは V2R を発現する鋤鼻細胞を活性化し, フェロモン作用として有名なマウスの妊娠阻止反応 (ブルース効果) を引き起こしうる. MHC class 1b 分子がフェロモンの認識に関与する可能性は非常に高い. ただし, 鋤鼻細胞で発現する MHC class 1b 分子は特異的なペプチドシークエンスを認識できないと考えられているので, MHC class 1b 分子はそれ自身がフェロモンを認識するというよりも, むしろ V2R がフェロモンを認識をするための補助的な役割を果たしていると考えられる.

g. さまざまな脊椎動物におけるフェロモン受容体と 2 つの嗅覚系

　進化的にみて, 鋤鼻器は両生類で初めて出現する. 両生類は基本的に哺乳類と類似した主嗅覚系および鋤鼻系をもつ. 両生類のアフリカツメガエルでは鋤鼻上皮層一面に V2R が発現している. 面白いことに V2R はアフリカツメガエルの鋤鼻器ばかりでなく嗅上皮にもわずかに発現しており, 脊椎動物が進化して陸棲化するにともない, V2R が嗅上皮から鋤鼻器で発現機能するようになった過程を暗示している[10].

一方，シバヤギ，ウシ，イヌなどの哺乳類の場合，V2R は偽遺伝子となっていて機能せず，主に V1R が鋤鼻器で機能していると考えられる．また，シバヤギ（偶蹄目），ウマ（奇蹄目），スンクス（食虫目），イヌ（食肉目），マーモセット（霊長目）など，げっ歯類以外の解析されている限りの哺乳類において，Gi2 を発現する鋤鼻細胞は存在するが Go を発現する鋤鼻細胞は同定されていない．これらの結果などを考え合わせると，哺乳類の V2R-Go を介したフェロモン受容系はげっ歯類や有袋類などごく限定された動物で機能しているだけなのかもしれない．

面白いことに，シバヤギでは V1R が鋤鼻器のみならず嗅上皮でも発現している．また機能的な鋤鼻器の存在しないヒトの嗅上皮でも V1R が発現している．これらの事実は，フェロモン受容体を介した情報伝達系がさまざまな哺乳類の主嗅覚系で機能している可能性を示している．ヤギやヒツジでは雄のフェロモンによって雌の発情が引き起こされる雄効果（male effect）とよばれるフェロモン効果が知られているが，その効果は鋤鼻器よりもむしろ嗅上皮を介して引き起こされる[11]．また仔ウサギの吸飲行動やブタの発情行動などのフェロモン効果も嗅上皮を介して引き起こされることがわかっている．嗅上皮における V1R の発現は，これらのフェロモン効果の発現に関与しているのかもしれない．

おわりに

フェロモン受容体遺伝子の発見により，フェロモン受容の分子的なメカニズムを解明する糸口が示された．しかし，V1R，V2R のレパートリーや発現器官は種により大きく異なる．げっ歯類での研究結果がすべての動物に当てはまると考えるのは危険である．将来的にフェロモンによるヒトの生殖関連疾患の治療や家畜・愛玩動物の繁殖コントロールといった応用研究の基盤を築くためには，多様な動物種を用いた多角的な研究が必要とされている． ［山岸公子］

文　献

1) Dulac, L. and Axel, R.：*Cell*, **83**, 195-206, 1995.
2) Herrada, G. and Dulac, C.：*Cell*, **90**, 763-773, 1997.
3) Matsunami, J. and Buck, L.B.：*Cell*, **90**, 775-784, 1997.
4) Ryba, N.J. and Tirindelli, R.：*Neuron*, **19**, 371-379, 1997.
5) Del Punta, K. *et al*.：*Neuron*, **35**, 1057-1066, 2002.
6) Wagner, S. *et al*. ：*Neuron*, **50**, 697-709, 2006.
7) Boschat, C. *et al*.：*Nat. Neurosci.*, **5**, 1261-1262, 2002.
8) Kimoto, H. *et al*.：*Nature*, **437**, 898-901, 2005.
9) Hegde, A.N.：*Trend Neurosci.*, **26**, 646-650, 2003.
10) 山岸公子：日本味と匂学会誌, **12**, 5-12, 2005.
11) Gelez, H. and Fabre-Nys, C.：*Hormones and Behavior*, **46**, 257-271, 2004.

4. 嗅細胞の情報伝達

4.1 嗅細胞の情報伝達

　嗅細胞は，外気とともに吸い込まれた，あるいは口腔内の食べ物から発散・逆行してきた鼻腔内の匂い刺激を神経信号に変換し，匂いを知覚するための中枢神経情報処理を開始させる嗅覚情報を脳に入力する匂い分子センサーである．ここでは，哺乳類を中心にして，嗅細胞での信号変換と信号伝達，および嗅細胞で生成される嗅覚情報の嗅覚情報処理における位置づけについて述べたい．

a. 匂い分子は小さく，とらえがたい

　匂い分子と結合し，その分子構造の違いを識別しているのは匂い受容体である．匂い受容体は，7回膜貫通型の蛋白質であり，マウスで約1000種，ヒトでは約350種が嗅上皮に発現している[1-3]．匂い受容体の膜貫通ドメイン群のアミノ酸は匂い受容体間で多様性が高く，多様な匂い分子の構造に合わせた結合サイトがこの膜貫通ドメイン群の会合部の内部領域に形成されると推定されている[1,4]．陸棲の哺乳類の主嗅覚系で検出対象となる匂い分子は，分子量17から300強の揮発性物質である．匂い受容体は約300個のアミノ酸から構成されているのに対し，匂い分子はアミノ酸の1残基程度であり，相対的に非常に小さい．その分子量比を体重比に置き換えて匂い分子と匂い受容体の相互作用を考えれば，分子量150の匂い分子を演じる65 kgの大人が背中合わせに立ち上がった7頭の2.5 t級の若象の背中の間に入り込んで，特定の1頭の象の膝を突き出させるようなものである．小さな分子サイズに加えて，匂い分子の多くは比較的強い分子間相互作用サイトを1か所程度しかもっていない．この結

果，受容体のコンフォメーション変化を引き起こす匂い分子と受容サイトの結合特異性は類似構造を許容する冗長度の高いものとなり，1種類の匂い分子が複数種の匂い受容体により検出されると考えられる[5-7]．

b. 匂い分子は嗅繊毛で膜電位を発生させる

嗅細胞は，鼻の奥の嗅上皮に密集する上皮性の神経細胞である．図4.1に嗅細胞の模式図を示す[8]．左図の右半分に細胞外形を，左半分に説明の都合で変形させた細胞断面が示してある．細胞体から嗅粘液で覆われた上皮表面に向かっては樹状突起が伸び，その先端は少し膨らんで嗅小胞を形成している．哺乳類では，嗅小胞には数十 μm 長の嗅繊毛が十数本生えている．匂い受容体は，この嗅繊毛の細胞膜に高密度に存在し，膜電位発生過程を開始させる．嗅繊毛の構造は機能面から特殊化したものと考えられる．その直径は約 $0.2\,\mu$m と細いが，1つの細胞に生える嗅繊毛の総表面積は樹状突起あるいは細胞体の表面積にほぼ匹敵するほど広い．また，繊維状構造であることが，センシング領域を嗅小胞から半径数十 μm の範囲に拡大させている．これらは，匂い分子と匂い受容体の遭遇確率を高める特殊化といえる．同時に，細い中空繊維であることは，細胞内容積を低減させ，化学的信号増幅系の動作を高速化できる．

c. 匂い分子を検出する分子機構

匂い分子が検出され神経信号に変換されるプロセスを図4.1の右図と嗅細胞の左半分に示す．匂い受容体は，嗅細胞それぞれに1種類ずつ発現している[9]．鍵と鍵穴の関係のように，匂い分子が特定の匂い受容体の受容サイトに分子間相互作用を介してはまり込む(①)と，匂い受容体の立体構造が変化すると考えられている．この変化がG蛋白質との相互作用を可能にし，匂い受容体→G蛋白質(②)→アデニレートシクラーゼ(③)と活性化が順次伝えられるプロセスが開始する．この結果，環状アデノシン $3',5'$ 一リン酸（cAMP）が細胞内で大量産生され(④)，濃度上昇した cAMP の結合(⑤)により，cAMP 依存性チャネルが開口しナトリウムイオンとカルシウムイオン（Ca）が主なキャリアとなる内向き電流が発生し(⑥)，嗅繊毛膜には脱分極性の膜電位変化が生じる[10-15]．匂い分子で生じる内向き電流は，刺激された嗅繊毛の長さに比例して増大し，樹状突起では生じないことから，これらの機能分子は嗅繊毛

4.1 嗅細胞の情報伝達

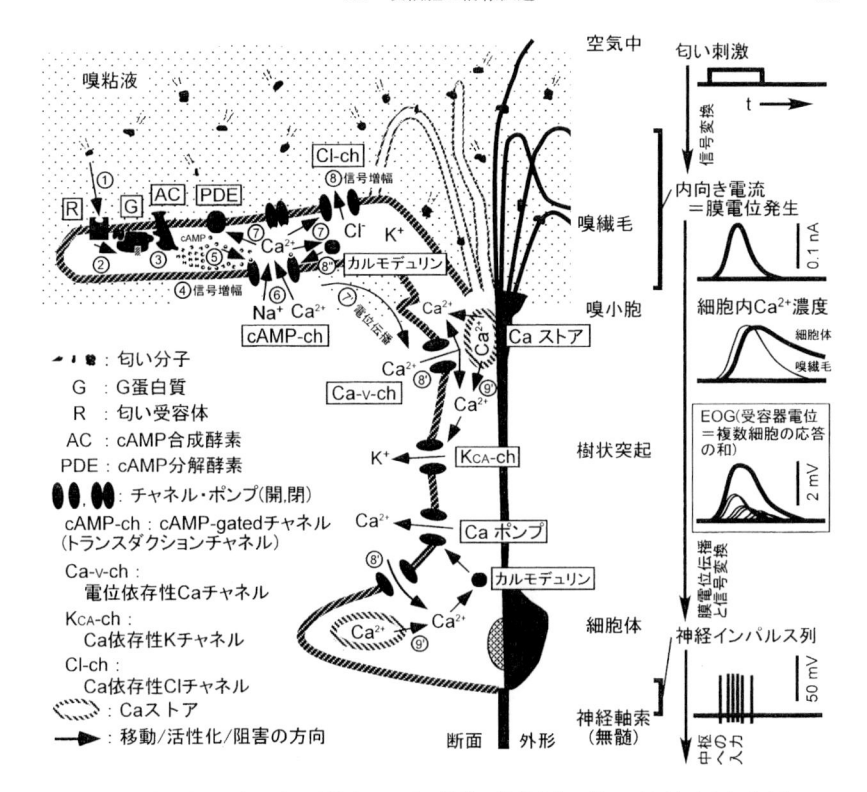

図4.1 嗅細胞での匂い分子を検出する分子機構と情報変換の流れ（文献8)より改変）
匂い分子はその分子構造に基づいて嗅繊毛膜に存在する匂い受容体により受容され，嗅繊毛内部での化学的信号増幅系を介して薄い細胞膜をわずかに開口させ，嗅繊毛に膜電位変化を発生させる．この膜電位変化は軸索基部に伝播し，神経インパルス列に変換され，嗅覚中枢情報処理を開始・修飾する入力信号となる．

膜にのみ均等に分布していると考えられている[16]．

　さらに，嗅繊毛にはCaをメッセンジャーとする第2の信号増幅系が存在している．cAMP依存性チャネルから流入したCaはCa依存性Clチャネルを開口させ（右⑦上矢印），外向きのCl電流を発生させ（⑧），膜電位の脱分極を非線形的に増大させる[17-20]．イモリ嗅細胞での細胞内塩素イオン濃度の測定結果もチャネルの開口による信号増幅を支持している[21]．嗅繊毛で発生した脱分極性膜電位が神経軸索基部に到達すると（⑦），膜電位依存的に神経インパルス列が発生し，これらは神経軸索経由で嗅覚中枢に入力される．

　また，Caは，応答回復プロセスも開始させる．嗅繊毛内では，濃度上昇し

たCaがカルモジュリンを介して(右⑦下矢印),cAMP依存性チャネルを閉じさせる(⑧)[22]. これと並行して,Caはホスホジエステラーゼを活性化し(左⑦),cAMPを分解して嗅繊毛内のcAMP濃度を静止状態に向かい回復させる. 嗅小胞から細胞体にかけては,嗅繊毛で発生した脱分極膜電位の伝播により(⑦),電位依存性Caチャネルが開口し(⑧),Caが流入するとともに,細胞内Caストアからのリアノジンレセプターを介したCa誘起Ca放出も加わり,細胞内Ca濃度上昇が生じる(⑨)[8,20,23,24]. このCaはCa依存性Kチャネルを開口させ,カリウムイオンによる外向き電流を発生させ,嗅細胞を再分極させる[16]. 細胞内濃度が増加したCaは,カルモジュリンを介したCaポンプの活性化などにより数十秒の時間を要して細胞外に排出され,嗅細胞の各種機能分子は徐々に静止状態に回復していく[25]. 図4.1の右図には,嗅細胞での細胞内Ca濃度変化も示してある. 嗅繊毛内のCa濃度の変化速度は,細胞体のそれよりも高速で内向き電流の変化に近い.

このシステムのすばらしい点は,分子量比1/100以下の匂い分子が引き起こす匂い受容体のわずかな構造変化が,cAMP合成系を介して増幅され,7〜10 nm厚の薄い絶縁性の細胞膜を貫通する電流という明確な信号に変換される点にある. また,この信号増幅/変換の仕組みが,匂い分子が匂い受容体の受容サイト以外に非特異的に結合しても応答を生じにくくさせ,中枢に入力される匂い受容体信号の応答特異性を高める結果になっていると考えられる. ほとんどの匂い分子がこのcAMP信号増幅系を介して電気信号に変換されることは,嗅細胞特異的なG蛋白質G_{olf}を欠損させたノックアウトマウスで受容器電位が消失する結果を見れば明らかである[26]. 一方,cAMP依存性チャネルのA2サブユニットを欠損させたノックアウトマウスでは,2種の匂い物質で応答振幅は野生型の1/5〜1/4になりながらも刺激濃度依存的なEOG応答がみられる[27]. 応答振幅値の低下は,応答細胞数の減少によると推定されるが,この応答発生機構は不明である. 少なくともcAMP信号増幅系が十分に機能しない状態では,特殊な例を除き,多様な匂い分子を区別して検出することは困難であると解釈される.

d. 嗅細胞で検出された嗅覚情報の中枢における冗長度低減

色覚では,黄色と赤を混合した色刺激は,混合比率の違いにより,黄色みあ

るいは赤みがかったオレンジとして認識される．嗅覚と色覚の情報処理の基本原理が共通しているとすれば，匂いは複数の匂い要素情報をさまざまな相対強度で組み合わせた信号として嗅覚中枢で認識されると予想される．中枢では，異なる匂い分子に共通して応答する匂い受容体群の信号が加算されて共通する匂い要素情報が抽出され，高感度で選択的な匂い受容体群の信号が加算されて，その匂い分子にユニークな匂い要素情報が形成されると予想される[6]．この受容体の応答特異性に従った加算により嗅細胞が検出した嗅覚情報は，冗長度が低減され，特異性の共通な部分が抽出される．さらに，非常に似た分子構造の異なる匂い分子種の匂いを識別しやすくするために，少数派の特異的な匂い受容体群の信号を強調する処理系が必要と考えられる．感度依存的階層的情報符号化説は，中枢への信号入力順と強度に従い，特異性の高い高感度の受容体群の信号経路から特異性の低い信号経路により強い抑制信号を送り，自動的に刺激依存的な特徴強調が行われるとする仮説である[6]．この結果，刺激を同定しうるまでに冗長度が低減された匂い情報が形成されると推定される．

受容器での刺激濃度は，刺激開始後にゼロから投与された濃度に向かって上昇するため，高感度の匂い受容体を発現した嗅細胞では迅速で大きな振幅の応答が生じ，感度が低いと遅れて小さな振幅の応答が生じる．図 4.1 の右側中央よりやや下の図は，EOG（受容器電位）が受容体の感度順に開始する複数の嗅細胞応答の和となる推測を示した概念図である．この結果，最高感度の受容体群の信号は最初に中枢へ入力され，中枢の各領野で最初に抑制系回路を起動する．この抑制系により遅れて入力される低感度の，刺激特異性の低い受容体群の信号が選択的に低減され，最高感度の受容体群の要素情報が相対的に強調された信号群が自動的に形成される（図 4.2）．

2 次嗅覚中枢の一部である前梨状皮質には，約 18 万個の主要な神経細胞があり，そのうちで同一種の受容体の信号を受け取る神経細胞は 4000〜7000 個と報告されている[28]．一方，単一成分の匂いに曝露したマウスでは，8〜22 個の糸球体で c-Fos が発現しており，少なくとも 10 種前後の受容体からの応答信号が前梨状皮質に送られていると推定される状態で，前梨状皮質で c-Fos を発現した神経細胞は，約 300〜800 個であった[29]．c-Fos の発現には強い神経興奮が必要であるとしても，前梨状皮質で 1 種類の受容体の信号を受ける神経細胞の 1/10 程度しか c-Fos 陽性細胞がないことは，2 次嗅覚中枢では異な

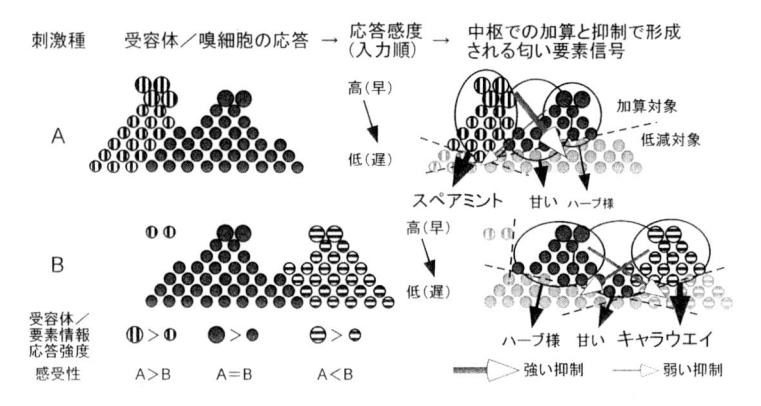

図4.2 冗長度を低下させ自動的に特徴を強調する感度依存的階層的符号化
嗅細胞の応答，中枢への信号入力，中枢での異なる要素情報伝達経路間の相互抑制は，受容体の感度順に開始すると考えられる．この順番を利用した階層的な抑制系により，自動的に刺激特異的な要素情報が強調された匂い表現が中枢で形成されると推定される．

る受容体間での信号の加算と抑制が神経細胞の応答の有無を大きく支配していることを示唆している[30]．

［佐藤孝明・廣野順三］

文　献

1) Buck, L. and Axel, R.：*Cell*, **65**, 175-187, 1991.
2) Zosulya, S. *et al.*：*Genome Biol.*, **2**, 0018.1-0018.12, 2001.
3) Zhang, X. and Firestein, S.：*Nat. Neurosci.*, **5**, 124-133, 2002.
4) Nagarajan, V. *et al.*：*Proc. Natl. Acad. Sci. USA*, **99**, 12622-12627, 2002.
5) Malnic, B. *et al.*：*Cell*, **96**, 713-723, 1999.
6) Hamana, H. *et al.*：*Chem. Senses*, **28**, 87-104, 2003.
7) Takahashi, Y.K. *et al.*：*J. Neurophysiol.*, **92**, 2413-2427, 2004.
8) 佐藤孝明：日本味と匂学会誌, **1**, 63-72, 1994．
9) Serizawa, S. *et al.*：*Science*, **302**, 2088-2094, 2003.
10) Lancet, D.T.：*Annu. Rev. Neurosci.*, **9**, 329-355, 1986.
11) Gold, G.H.：*Annu. Rev. Physiol.*, **61**, 857-871, 1999.
12) Jones, D.T. and Reed, R.R.：*Science*, **244**, 790-795, 1989.
13) Bakalyar, H.A. and Reed, R.R.：*Science*, **250**, 1403-1406, 1990.
14) Nakamura, T. and Gold, G.H.：*Nature*, **325**, 442-444, 1987.
15) Kurahashi, T.：*J. Physiol.*, **419**, 177-192, 1989.
16) Lowe, G. and Gold, G.H.：*J. Physiol.*, **442**, 147-168, 1991.
17) Kleene, S.J.：*Neuron*, **11**, 123-132, 1993.
18) Kurahashi, T. and Yau, K.W.：*Nature*, **363**, 71-74, 1993.
19) Lowe, G. and Gold, G.H.：*Nature*, **366**, 283-286, 1993.
20) L.-Zufall, T. *et al.*：*J. Neurosci.*, **18**, 5630-5639, 1998.
21) Nakamura, T. *et al.*：*Neurosci. Lett.*, **237**, 5-8, 1997.

22) Kurahashi, T. and Menini, A.: *Nature*, **385**, 725-729, 1997.
23) Sato, T. *et al.*: *Neuroreport*, **2**, 229-232, 1991.
24) Zufall, F. *et al.*: *J. Neurophysiol.*, **83**, 501-512, 2000.
25) Sato, T. *et al.*: *Sens. Materials*, **4**, 11-20, 1992.
26) Belluscio, L. *et al.*: *Neuron*, **20**, 69-81, 1998.
27) Lin, W. *et al.*: *J. Neurosci.*, **24**, 3703-3710, 2004.
28) Zou, Z. *et al.*: *Nature*, **414**, 173-179, 2001.
29) Zou, Z. *et al.*: *Proc. Natl. Acad. Sci. USA*, **102**, 7724-7729, 2005.
30) Ishikawa, T. *et al.*: *J. Neurophysiol.*, **97**, 670-679, 2007.

4.2 嗅細胞のイオンチャネル特性

　嗅覚の初段には受容蛋白質があり，第3章に示しているように匂い分子を受容している．しかし，嗅細胞は，受容体のみではまったく活動を起こすことができず，その後に多くの情報変換蛋白質による修飾作用を受け，巧妙で精巧な化学連鎖反応によって情報変換を果たし，その過程で嗅覚の特性を発現するに至る．たとえば，1匂い分子認識，信号増幅，ダイナミックレンジ決定，順応，匂い感覚経過時間，興奮-抑制スイッチ，体調による嗅感覚の変化などである．これらの詳細は倉橋[1]やKurahashi[2]などを参照されたい．本節では，匂い情報変換過程のうち，最終的に化学情報を電気信号に変換するエネルギー変換素子として重要なキー蛋白質である「イオンチャネル」の概略を紹介する．嗅細胞には大きく分けると，「受容器電位を発生させるイオンチャネル」と「活動電位を発生させるイオンチャネル」が発現している．嗅細胞に存在するイオンチャネルの由来や構造，特に電気生理学的特性と，嗅感覚との関連に焦点を当てる．

a. 受容器電位 (receptor potential) を発生させるイオンチャネル

　匂い物質が飛来し，嗅細胞に受容されるとき，嗅覚知覚の第1段階として，匂い物質のもつ化学情報が生体内の情報単位である電気信号へと変換される．その最初のステップが嗅繊毛（シリア，cilia）上に強く限局して発現している2種類のチャネルによって引き起こされ，受容器電位が発生する．この電位は緩電位ともよばれ，刺激（匂い）の強度に依存する．ここで得られる情報はいわばアナログ信号といえよう．

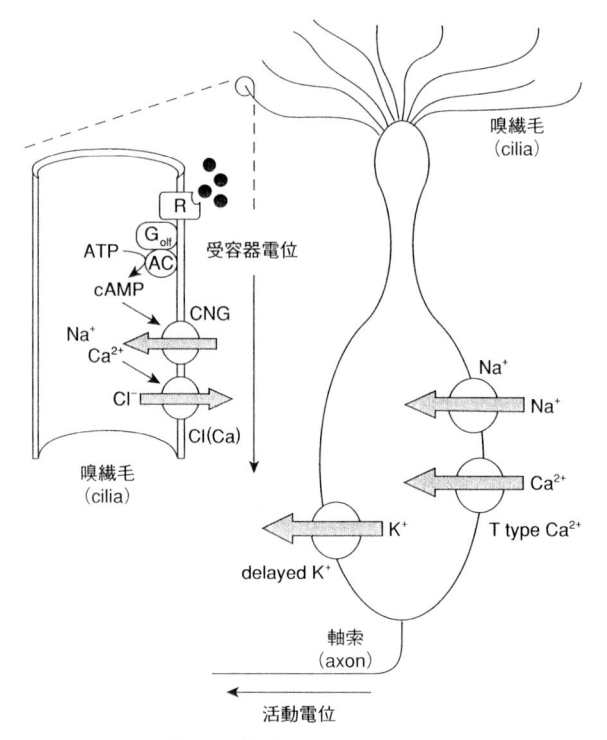

図 4.3 嗅細胞のイオンチャネル
R：レセプター蛋白質，G_{olf}：嗅覚特異性 G 蛋白質，AC：アデニル酸シクラーゼ，ATP：アデノシン三リン酸，cAMP：サイクリック AMP，CNG：サイクリックヌクレオチド感受性チャネル，Cl(Ca)：カルシウム依存性クロライドチャネル，Na^+：電位依存性ナトリウムチャネル，T type Ca^{2+}：T 型カルシウムチャネル，delayed K^+：遅延整流性カリウムチャネル．

1）サイクリック・ヌクレオチド感受性イオンチャネル（CNG チャネル, cyclic nucleotide-gated non-selective cation channel）

嗅繊毛上にこのチャネルがあることは，1987 年，中村と Gold によって発見された[3]．彼らはパッチクランプ法を用いて，嗅繊毛にインサイドアウト（inside-out）モードを適用し，細胞膜の内側から cAMP を投与したときに，膜コンダクタンスが上昇することで，その存在を確かめることができた．また分子生物学的手法を用いた研究から，すでにチャネルを構成している蛋白質のアミノ酸配列も解読されている．その結果，このチャネルは電位依存性チャネルである Shaker K^+ チャネルと類似した構造をもち，6 回膜貫通型のチャネ

ルで，3種類のサブユニット（CNG A2, A4, B1）をもつ4量体の蛋白質であること，さらには，1つの CNG チャネルの孔が開口するためには，4分子の cAMP の結合が必要であることがすでに明らかとなっている[4]．

また，このチャネルの電気生理学的特性として，電流-電圧特性（IV-relation）はやや外向き整流性をもち，正常リンガー溶液中での逆転電位（reversal potential）は 0 mV 付近であることが知られている．単位電流として，単一チャネルを観察すると，単位コンダクタンスは約 28 pS である[5]．

嗅細胞の特異的な構造として，嗅繊毛を粘液上に伸ばしていることが知られている．これは，外界から飛来した匂い物質がまず粘液の中に溶け込んで，その後，嗅繊毛に発現する受容体蛋白質と結合するからである．この嗅繊毛を境にして，細胞体側と嗅繊毛側とでは，嗅細胞内でもチャネル発現に大きく差が出ている．匂いを受容する嗅繊毛上には，この CNG チャネルが高密度に発現していることが知られており，ノイズ解析法を用いた実験で，嗅繊毛では 1 μm^2 あたり 2400 個の CNG チャネルが存在しているのに対し，細胞体では 1 μm^2 あたり 6 個であるため，約 400 倍もの違いがあることが判明した[5]．嗅繊毛 1 本あたりには，約 1 万個もの CNG チャネルが発現していることになり，つまり，匂い情報変換が嗅繊毛に限局して行われていることを示している．しかし，嗅覚情報変換は 1 種類のチャネルで行われているのではなく，異なる 2 種類のチャネルがはたらくことで，信号増幅が行われている．

2） カルシウム依存性陰イオンチャネル（Ca^{2+}-activated Cl^- channel）

匂いを感じるメカニズムの中の重要なチャネルとして，カルシウム依存性クロライドチャネル（Cl(Ca) チャネル，Ca^{2+}-activated Cl^- channel）があげられる．嗅覚の研究が盛んになりはじめた 1990 年代前半，嗅覚の情報伝達には CNG チャネルしか使われていないと思われていたが，Kleene と Gesteland によって，嗅繊毛に Cl(Ca) チャネルが存在することが示された[6]．彼らは嗅繊毛 1 本を電極内に吸い込み，嗅繊毛の根元でギガシールを達成し，インサイド-アウト膜を形成するという，改良型のパッチクランプ法を用いた．このことにより，嗅繊毛内部の溶液を自由にコントロールすることが可能となり，嗅繊毛からのチャネル電流を得ることができた．その結果，細胞内側にカルシウムイオンを与えたときに，カルシウムイオン濃度にともなって開口する Cl^- チャネルが嗅繊毛に存在していることが示された．さらに，ノイズ解析に

より，0.8 pS の単位コンダクタンスをもち，$1\mu m^2$ あたり 78 個のチャネル密度をもち，1 本の嗅繊毛では，約 2650 個のチャネルがあることが報告されている[7]。

さらに，倉橋と Yau による実験により，匂い情報変換に Cl(Ca) チャネルが関与すること，さらに，匂い刺激によって得られた電流の半分が CNG チャネルを通る電流，もう半分が Cl(Ca) チャネルを通る電流であることが示された[8]。嗅細胞において，このチャネルは cAMP によって開く CNG チャネルを通り，細胞内に流入した陽イオン成分の中のカルシウムイオンによって，開口することが知られている．一般的に知られている Cl チャネルは細胞外からの Cl イオン流入による抑制性のものが多いが，嗅細胞においては，細胞内外の Cl 濃度がほぼ等しいため，発現しているチャネルでは，Cl イオンは細胞内から細胞外に流出することで興奮性にはたらき，CNG チャネルで引き起こされた電流が，さらに増大する．単一チャネル電流において得られた濃度-電流関係を協同性を示すヒルの式でフィットすることが可能だが，そのヒル係数は 2.0 となり[6]，信号増幅はみられない．しかし，CNG チャネルとともに Cl(Ca) チャネルが開口することで，そのヒル係数は 5 となり[9]，非常に高い協同性を呈する．その結果，CNG チャネルと Cl(Ca) チャネルが嗅細胞における信号増幅に大きく貢献していることが明らかとなった．つまり，匂い物質が嗅繊毛に到達し，受容体蛋白質と結合した後，G 蛋白質，アデニル酸シクラーゼと順に活性化させるという一連の酵素カスケードではほとんど信号増幅は認められず，その後，2 種類のチャネルが引き続いて開口することで，爆発的な信号増幅が引き起こされ，その後の情報伝達過程へと引き継がれる[10]。

3) カルシウム依存性カリウムチャネル (Ca^{2+}-dependent K^+ channel)

カルシウム依存性カリウムチャネルは，嗅細胞の細胞体に分布していることで，嗅覚の情報変換には携わっていないと考えられていた．しかし，最近の研究では，嗅繊毛にもこのチャネルが存在していることが明らかとなった[11]。一部の匂い刺激によって，抑制を受けるという可能性が示唆されている．さらなる研究に期待が寄せられる分野である．

b. 活動電位 (action potential) を発生させるイオンチャネル

嗅細胞は神経細胞でもあるため，軸索 (axon) をもち，嗅球 (olfactory

bulb）で2次ニューロンに乗り換える．そこから脳へと情報が投射されていくことが知られているが，高次中枢における嗅覚知覚の詳細ついては他の節を参照していただきたい．この節では，嗅細胞細胞体（somaまたはcell body：ただし，デンドライトにも存在するとする説もある）に発現している嗅覚情報伝達に大きく関与するイオンチャネルについて重きを置いて説明したい．基本的に嗅細胞はアナログ情報を信号劣化のないデジタル情報へと変換し，高次中枢へと情報を伝達するためのA/Dコンバーターとしてのはたらきを有するが，動物種によって，有するイオンチャネルの種類はバラエティーに富んでいる．

嗅繊毛にて発生した受容器電位により，細胞膜電位が変化することで電位依存性チャネルが開口し，活動電位が引き起こされる．活動電位は生体内でのデジタル信号となり，そのスパイク列は脳での情報処理における単位となる．嗅細胞にはさまざまなホルモンが影響し，嗅細胞レベルでも匂いの感じ方が一部決定されていることがすでに明らかとなっている．また，一般的に活動電位を発生させるといわれているチャネルは嗅細胞にも同様に存在していることはよく知られている．

1） 電位依存性ナトリウムチャネル（voltage-gated Na^+ channel）

嗅細胞にかかわらず，活動電位を発生させる第1のイオンチャネルは電位依存性ナトリウムチャネルであることはよく知られている．嗅覚における情報伝達で活動電位は非常に重要な役割を担っている．電位依存性ナトリウムチャネルは魚類・両生類・哺乳類問わず，すべての動物種における嗅細胞上に発現していることは数々の実験結果より示されている．しかしその電気生理学的特性には種差が生じている．たとえば，サラマンダーやイモリなどでは，フグ毒でもあるTTX（tetrodotoxin：電位依存性ナトリウムチャネルの代表的な阻害剤）によって電流はブロックされないのに対し，ナマズ・キンギョ・カエルなどは電流抑制がみられる．

嗅細胞に発現している電位依存性ナトリウムチャネルは，ホルモンによる影響を受けることも明らかとなっている．「fight or flight」を引き起こすアドレナリンが分泌される神経終末の一部が嗅細胞の細胞体に隣接しているという結果より，嗅細胞にアドレナリンを投与する実験を行った結果，活動電位の発生頻度が変化したことから「強い匂いはより強く，弱い匂いはより弱く」感じる

ための修飾が行われていることが明らかとなった[12]．他にも，ドーパミンやLHRHなどのホルモン物質が単離嗅細胞レベルでの電流応答を修飾していることが研究報告されている．

2） 電位依存性T型カルシウムチャネル（low-voltage-activated (LVA) T-type Ca^{2+} channel)

電位依存性カルシウムチャネルは大別すると，2種類に分けることができる．1つは大きな脱分極に反応して活性化する高電位型カルシウムチャネル (high-voltage activated (HVA) Ca^{2+} channel)，もう一方は比較的小さな脱分極で活性化する低電位活性型カルシウムチャネル（low-voltage-activated (LVA) Ca^{2+} channel）である．HVA Ca^{2+} チャネルはL型，N型に分類され，L型 Ca^{2+} チャネルはさまざまな動物種の嗅細胞（ナマズ・サラマンダー・イモリ・カエル・マウス・ラットなど）で発見されている．一方，LVA Ca^{2+} チャネルでは，嗅覚の活動電位発生に関与するT型が知られている．

このT型カルシウムチャネルは，電位依存性ナトリウムチャネルよりも約 10 mV 低い -80 mV 付近で活性化し，ゆっくりした立ち上がりの後，一過性の内向きカルシウム電流を生じる．嗅細胞が活動電位を発生する際に，いち早く細胞膜の電位変化を感知し，電位依存性ナトリウムチャネルの活性化へ導く．これも，アドレナリンによる修飾を受ける．

3） 遅延整流性カリウムチャネル（delayed rectifier K^+ channel)

遅延整流性カリウムチャネルはほとんどの動物種で発現しているチャネルであり，活動電位発生にも非常に重要な役割を担っている．一般に，カリウムチャネルは数種類もの存在が確認されているが，ここでは，筆者らが研究で用いているイモリの嗅細胞上のカリウムチャネルを紹介する．

このチャネルは電位依存性ナトリウムチャネルと同様に情報変換に関して重要な役割を担っているチャネルである．電位依存性ナトリウムチャネル・電位依存性T型カルシウムチャネルによって引き起こされた脱分極の後に活性化するが，これらのチャネルよりも活性化・不活性化に時間がかかるため，時間差が生じ，これが活動電位の下降相をつくりあげている．

嗅細胞上に発現しているイオンチャネルは，その機能として，匂い物質のもつ化学情報を電気信号へと変換する電子素子としてのはたらきをもつ．感覚細

胞の1つである視細胞では酵素カスケードが行っている信号増幅も，嗅細胞では2種類のイオンチャネルが高い協同性をもつことで，信号増幅や細胞外環境変化にも対応できる特性を兼ね備えている．このように，嗅細胞は他の感覚細胞とは異なるイオン特性をもち，効率よく情報を脳へと伝えるシステムをつくりあげている．日常，特別に嗅覚を意識していなくとも，嗅細胞は常にその環境変化に対応するべく準備している． [竹内裕子]

文献

1) 倉橋 隆：嗅覚生理学，フレグランスジャーナル社，2004.
2) Takeuchi, H. and Kurahashi, T.：Handbook of the Senses (Hoy, R.R. *et al*. eds.), Elsevier, in press.
3) Nakamura, T. and Gold, G.H.：*Nature*, **325**, 442-444, 1987.
4) Zagotta, W.N. and Siegelbaum, S.A.：*Annual Reviews of Neuroscience*, **19**, 235-263, 1996.
5) Kurahashi, T. and Kaneko, A.：*Journal of Physiology*, **466**, 287-302, 1993.
6) Kleene, S.J. and Gesteland, R.C.：*Journal of Neuroscience*, **11**, 3624-3629, 1991.
7) Larsson, H.P. *et al*.：*Biophysical Journal*, **72**, 1193-1203, 1997.
8) Kurahashi, T. and Yau, K.W.：*Nature*, **363**, 71-74, 1993.
9) Takeuchi, H. and Kurahshi, T.：*Journal of Physiology*, **541**, 353-359, 2002.
10) Takeuchi, H. and Kurahashi, T.：*Journal of Neuroscience*, **25**, 11084-11091, 2006.
11) Delgado, R. *et al*.：*Journal of Neurophysiology*, **90**, 2022-2028, 2003.
12) Kawai, F. *et al*.：*Nature Neuroscience*, **2**, 133-138, 1999.

4.3 鋤鼻細胞のフェロモン受容と情報伝達

鋤鼻細胞が果たす生理的な意義は，フェロモン分子が有する化学的な情報を脳で処理することが可能な電気的な情報に変換することにある．フェロモン分子は，鋤鼻細胞の微絨毛に存在する受容体に結合して，細胞電位を変化させる．細胞の電位変化はインパルス信号に変換され，鋤鼻神経を介してフェロモン情報が脳に送られる．本節では，鋤鼻細胞におけるフェロモンの受容・識別機構について解説する．

a. 爬虫類における cAMP と IP_3 の関与

脊椎動物におけるフェロモン受容の仕組みは，まず，爬虫類で解明された．餌から分泌されるガーターヘビの誘引物質 ES 20 は，ヘビ鋤鼻器感覚上皮膜

標品のイノシトールトリスリン酸（IP$_3$）濃度を増加させ，環状アデノシン一リン酸（cAMP）濃度を減少させた[1]．また，カメ鋤鼻細胞内にcAMPをパッチ電極から投与すると，cAMPは嗅細胞と同様の濃度依存性を有する興奮性の応答を鋤鼻細胞に引き起こした．IP$_3$も，カメやガーターヘビの鋤鼻細胞に興奮性の電流応答を生じさせた[2]．これらの結果から，カメやヘビのフェロモンに対する応答は，cAMPやIP$_3$を介して発現している可能性が考えられた．しかしながら，谷口らはガーターヘビの鋤鼻細胞に高濃度のcAMPを投与したが，興奮性の応答はみられなかった．この結果から，cAMPはすべての爬虫類のフェロモン受容に必ずしも必要ではないことが示唆された．

b． 哺乳類のフェロモン受容で重要なホスファチジルイノシトール系

　嗅細胞には，cAMP作動性チャネルのタイプIサブユニットとタイプIIサブユニットが存在している．このため，嗅細胞にcAMPを投与すると興奮性の応答が生ずる．しかしながら，マウスの鋤鼻細胞には，タイプIIサブユニットしか存在しない．一般に，タイプIIのみでは機能的なチャネルを構成しないといわれている．事実，ラットの鋤鼻細胞に嗅細胞では最大レベルの応答を引き起こす1 mMという高濃度のcAMPを注入しても，応答はみられない[3]．

　同じ種類の動物で用いられているフェロモンは，1種類ではない．たとえば，雄ラットの尿の中には，排卵周期の復活を引き起こすフェロモンが存在する．また，雌ラットを高密度で飼育すると発情が停止してしまうが，これは雌ラット尿中には発情を停止させるフェロモンが存在しているためである．このように，尿中にはさまざまな作用を有するフェロモンが含まれているので，フェロモンの作用を調べる際によく用いられている．後に述べるように電気生理学的な測定ではウィスター（Wis）系雄，Wis系雌およびドンリュー（Don）系雄ラット由来の尿はWis系雌ラットの鋤鼻細胞に興奮性の応答を引き起こす．しかしながら，Wis系雌ラットの鋤鼻感覚上皮の膜標品にこれらのラット由来の尿で刺激しても，cAMPの産生はみられない[3]．これらの結果は，cAMPはセカンドメッセンジャーとしてフェロモン受容に関与していないことを強く示唆する．

　以上のように嗅細胞と鋤鼻細胞はともに体外の化学物質を受容する機能を有

している神経細胞であるが，ほとんどの動物の鋤鼻細胞は cAMP をセカンドメッセンジャーとして用いないという点で，揮発性の匂い物質を受容する嗅細胞とは性質が大きく異なっている．

哺乳類の場合は，ホスファチジルイノシトール（PI）系を用いてフェロモン情報を電気的な情報へ変換している．Wis 系雄ラットの尿を Wis 系雌ラット鋤鼻器感覚上皮の膜標品に与えると，濃度依存的な IP_3 の産生がみられる（図 4.4）[3]．Wis 系雌の尿および Don 系雄の尿も，IP_3 の産生を引き起こす．また，ハムスターでは膣分泌液から精製されたフェロモン（アホロディシン）が，ブタでは精液中のフェロモンが，鋤鼻器感覚上皮の膜標品の IP_3 産生を促進させることが報告されている．PI がホスホリパーゼ C により分解されると IP_3 とともにジアシルグリセロール（DAG）も同時に産生される．このため，IP_3 の産生を測定することは間接的に DAG の産生をみていることになる．

ラット鋤鼻器感覚上皮をあらかじめ百日咳毒素で処理することにより，Gi および Go を ADP リボシル化してこれらの GTP 結合蛋白質が機能できない状態にする．この条件下で尿フェロモンで刺激すると，尿フェロモンによる IP_3 の産生が抑制された（図 4.4）[3]．この結果は，フェロモンによる IP_3 およ

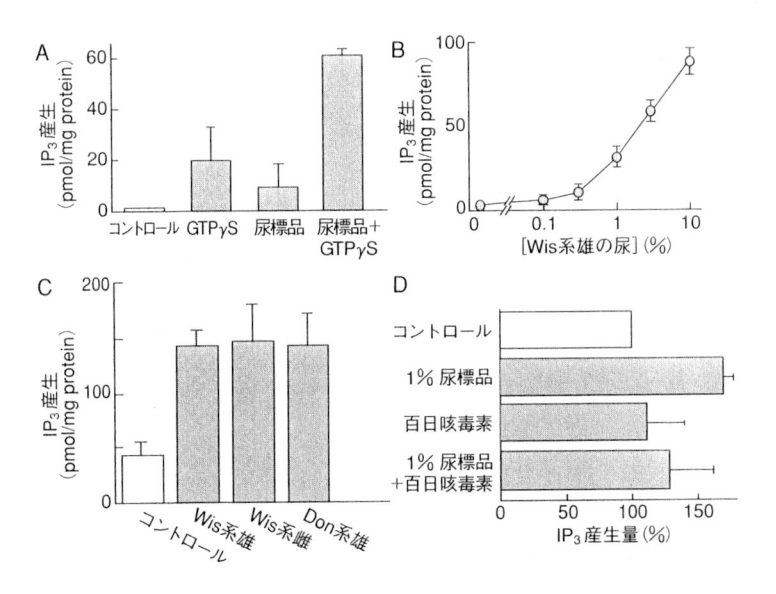

図 4.4 Wis 系雌ラット鋤鼻感覚上皮でみられる尿フェロモンによる IP_3 の産生

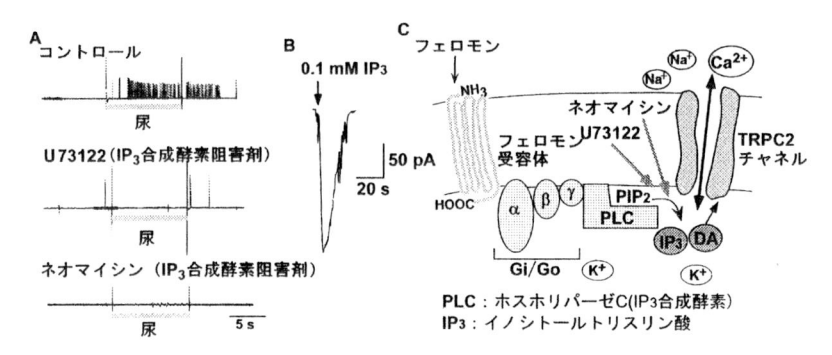

図 4.5 Wis 系雌ラット鋤鼻細胞の尿フェロモンに対する応答の PLC 阻害酵素による抑制と IP$_3$ に対する応答

びDAGの産生がGiあるいはGoを介して行われることを示唆した．尿フェロモンを鋤鼻細胞に与えると，鋤鼻神経にインパルスが発生する．ホスホリパーゼCの阻害剤であるU73122やネオマイシンは，尿フェロモンが引き起こす神経インパルスの発生をラット鋤鼻細胞で阻害した（図4.5）[4]．マウスでも同様の結果が得られている[5]．

最近，TRPチャネルがさまざまな感覚系で注目されている．鋤鼻細胞では，DAGで開口するTRPC2が存在することが報告された[5]．TRPC2チャネルを欠損した雄マウスでは，自分のテリトリーに進入してきた他の雄マウスを攻撃して追い払う行動がみられなくなることや，雄に対しても雌に対して示すような性行動を示すことから，雄と雌の識別が不能になることが示されている[7]．TRPC2が開口した際の逆転電位は，ラットの鋤鼻細胞の尿フェロモンに対する応答の逆転電位[6]と類似していた．また，TRPC2チャネルを欠損したマウスでは，単離されたフェロモン（2-ヘプタノール）および尿フェロモンに対する応答が低濃度で刺激したときにはみられなくなり，高濃度で刺激したときには半分から1/3の強度に減弱した[7]．このような結果は，PI系が活性化された際に産生されるDAGがTRPC2チャネルを開口させることにより，応答が生ずることを示している．

TRPC2を欠損したマウスでは，フェロモンに対する応答が完全に消滅するわけではない．ラットやハムスターの鋤鼻細胞にIP$_3$を注入すると，興奮性の電気的な応答が生ずる（図4.5）．この応答の電気的な性質は，フェロモン応答の電気的性質とよく類似していた[6]．これらの結果は，強い刺激でIP$_3$が十

分量産生するとTRPC2以外の陽イオンチャネルが開口してフェロモン応答の増強に寄与することを示唆している．

c. フェロモン情報の選択的受容

フェロモンは，受け取った情報が妊娠の中止などの重篤な変化を引き起こすために，その情報は厳密に識別されることが必要である．このために，鋤鼻細胞の選択性が非常に高い．さまざまなフェロモンで刺激して個々の鋤鼻細胞のフェロモン選択性を調べると，90％以上の細胞がいずれか1種類のみの尿フェロモンに応答する（図4.6)[8]．また，マウスの個々の鋤鼻細胞でもすでに同定された各種フェロモンに対して選択的に応答することが確認されている[9]．

ラットやマウスなどの鋤鼻器感覚上皮内では鋤鼻細胞が存在する層の上部ではGiとフェロモン受容体V1Rを発現している細胞が存在し，下部ではGoとフェロモン受容体V2Rを発現している細胞が存在している．ラット鋤鼻感覚上皮では，各尿フェロモンに応答する鋤鼻細胞は，フェロモン受容体やGTP結合蛋白質に対応するように層状に存在している．雌の感覚上皮の上部に存在

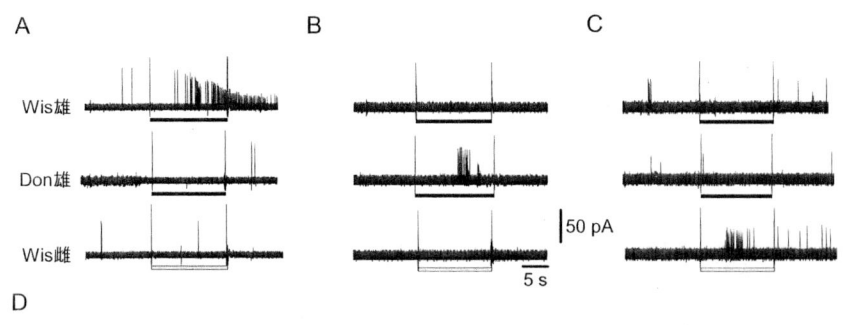

図4.6 鋤鼻細胞の尿フェロモンに対する選択的応答
(A) Wis系雄ラット尿に選択的に応答した細胞．
(B) Don系雄ラット尿に選択的に応答した細胞．
(C) Wis系雌ラット尿に選択的に応答した細胞．
(D) 個々のフェロモン受容細胞の3種類の尿に対する選択的な応答．

しているGiを発現している鋤鼻細胞の多くは，雄のWis系ラットの尿フェロモンに応答する．百日咳毒素のGTP結合蛋白質がリガンドと結合した受容体と共役していると，GTP結合蛋白質は百日咳毒素によりADPリボシル化されない．Wis系の雄の尿が存在すると，Wis系雌ラットの鋤鼻器感覚上皮に存在するGoは尿が存在しないときと同じようにリボシル化されるが，Giのリボシル化は有意に抑制された[3]．生化学的に得られた結果と電気生理学的に得られた結果は，Wis系雄ラットの尿中フェロモンがGiと共役する受容体で受容されることを示唆する．

抗Gi抗体を用いた副嗅球の免疫染色法を用いた実験から，抗Gi抗体陽性の鋤鼻神経終末が副嗅球の吻側部に局在することが示されている．神経細胞が活動すると，Fosとよばれる蛋白質を産生することが知られている．Wis系雄ラットの尿を提示した後に副嗅球の吻側部に抗Fos抗体陽性細胞を数多く認めた[10]．これらの結果は，抗Gi抗体陽性の鋤鼻細胞においてGiを介して神経インパルスに変換されたフェロモン情報が，副嗅球の吻側部に伝えられることを示唆している． 　　　　　　　　　　　　　　　　　　　　　　　　　　　[柏柳　誠]

文　献

1) Luo, Y. et al.: *J. Biol. Chem.*, **269**, 16867-16877, 1994.
2) Taniguchi, M. et al.: *Neurosci. Lett.*, **188**, 5-8, 1995.
3) Sasaki, K. et al.: *Brain Res.*, **823**, 161-168, 1999.
4) Inamura, K. et al.: *Neurosci. Lett.*, **233**, 129-132, 1997.
5) Lucas, P. et al.: *Neuron*, **40**, 551-561, 2003.
6) Inamura, K. and Kashiwayanagi, M.: *Eur. J. Neurosci.*, **12**, 3529-3536, 2000.
7) Leypold, B.G. et al.: *Proc. Natl. Acad. Sci. USA*, **99**, 6376-6381, 2002.
8) Inamura, K. et al.: *J. Physiol.*, **517**, 731-739, 1999.
9) Leinders-Zufall, T. et al.: *Nature*, **405**, 792-796, 2000.
10) Inamura, K. et al.: *Eur. J. Neurosci.*, **11**, 2254-2260, 1999.

5. 嗅球の構造と機能

5.1 嗅球の構造と構成ニューロン

嗅球の構造についてはいくつかの総説・成書にまとめられている[1-4]. ここではまず嗅球の構造全般について簡単に記述し，その後，筆者らの最近の所見[5]を中心に，明らかになりつつある複雑な局所回路網について記述する．

a. 嗅球の層構造と構成ニューロンの概略

嗅球は系統発生的に最も古い大脳皮質・古皮質であり，その構造は哺乳類全般で，ほとんど不変であるとされている．球～楕円体状で明確な同心円状の層構造をしており，表層から嗅神経層 (olfactory nerve layer ; ONL)，糸球体層 (glomerular layer ; GL)，外網状層 (external plexiform layer ; EPL)，僧帽細胞層 (mitral cell layer ; ML)，内網状層 (internal plexiform layer ; IPL)，顆粒細胞層 (granule cell layer ; GRL) の6層 (図5.1 A)，それに中心部の上衣下-上衣細胞層 (subependymal-ependymal layer ; SEL) を加え7層からなる．

嗅球の神経要素は主ニューロン，局所回路ニューロン（介在ニューロン），入力線維の3種で，それぞれがさらに数タイプに分類される（表5.1，図5.1 A）．嗅球の特徴として主ニューロンの僧帽細胞 (mitral cell ; M cell)・房飾細胞 (tufted cell ; T cell)，局所回路ニューロンの傍糸球体細胞 (periglomerular cell ; PG cell)・顆粒細胞 (granule cell ; GR cell) および少なくとも Van Gehuchten 細胞の一部は細胞体・樹状突起がシナプス後部になるだけでなくシナプス前部にもなることがあげられる．

嗅細胞の軸索は特殊なシナプス野である球状の糸球体 (glomerulus) にお

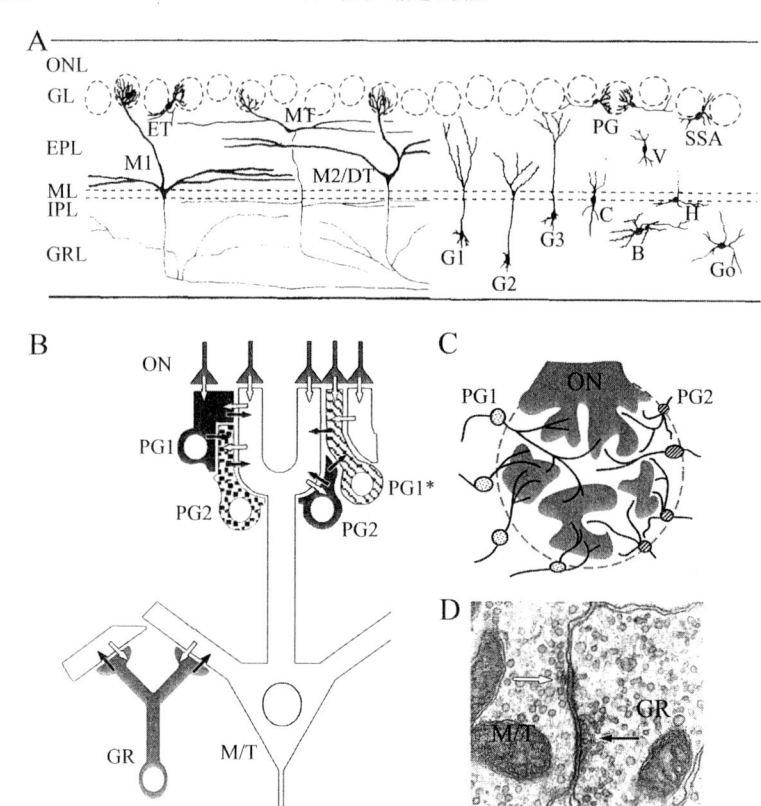

図 5.1 嗅球構成ニューロンとシナプス結合
(A) 嗅球の層構造および構成ニューロン（文献 2）より改変）．略字は本文および表 5.1 参照．僧帽細胞はその 2 次樹状突起の EPL 内での分布により，EPL 内半に突起を伸ばしているタイプ 1（M1）と，外半‐中間部に突起を伸ばしているタイプ 2（M2）とに分けられている．タイプ 2 は細胞体の位置から分類された変位僧帽細胞/深在房飾細胞にかなり対応するようである．顆粒細胞も EPL での突起の分布から 3 タイプに分類されている．樹状突起が EPL 全層に伸びているタイプ 1（G1），EPL 深層半に伸びるタイプ 2（G2：深在顆粒細胞），EPL 表層半に伸びるタイプ 3（G3：浅在顆粒細胞）．
(B) 嗅球におけるシナプス結合（文献 5）より改変）．⇨：非対称性シナプス，➡：対称性シナプス．
(C) 嗅球糸球体のコンパートメント構造およびタイプ 1, 2 傍糸球体細胞（文献 5）より改変）．
(D) 相反性シナプスの電子顕微鏡像．M/T：僧帽または房飾細胞の樹状突起，GR：顆粒細胞スパイン様突起，⇨：非対称性シナプス，➡：対称性シナプス．

表 5.1 嗅球の構造と構成ニューロン

	ニューロンタイプ	サブタイプ	サブ-サブタイプ	神経活性物質	他の化学的マーカー
主ニューロン	僧帽細胞 mitral cell (M)	タイプ1(M1) タイプ2(M2)		グルタミン酸, CRF	カルレチニン
	房飾細胞 tufted cell (T)	深在房飾細胞 (DT)		グルタミン酸, CRF	
		中間房飾細胞 (MT)		グルタミン酸, CRF	
		外房飾細胞 (ET)	投射性	グルタミン酸	
			連合性	グルタミン酸, CCK	
			局所回路性	グルタミン酸?	
局所回路ニューロン (介在ニューロン)	傍糸球体細胞 periglomerular cell(PG)	タイプ1 (PG 1)		GABA, GABA+DA, ソマトスタチン, CCK, NO (一酸化窒素合成酵素)	
		タイプ2 (PG 2)		? (ある種ではGABA)	カルビンディン, カルレチニン
	顆粒細胞 granule cell (GR)	タイプ1(G1) タイプ2(G2) タイプ3(G3)		GABA, エンケファリン	カルレチニン
	短軸索細胞 short axon cell(SA)	Blanes 細胞 (B)		?	
		Golgi 細胞 (Go)		?	
		Cajal 細胞 (C)		?	
		水平細胞(H)		?	
		Van Gehuchten 細胞(V)		GABA, VIP	パルブアルブミン
		表層短軸索細胞(SSA)		GABA? グルタミン酸? NO	パルブアルブミン
入力線維	嗅神経 olfactory nerves (ON)			グルタミン酸	オルファクトリーマーカー蛋白質, カルレチニン, カルノシン
	中枢性線維 centrifugal afferents	嗅覚上位中枢		グルタミン酸?	
		対角帯核		ACh, GABA	
		青斑核		ノルアドレナリン	
		縫線核		セロトニン	

いて，僧帽細胞や房飾細胞の房状分枝（tuft）および傍糸球体細胞樹状突起にシナプス結合する（図5.1 B）．この糸球体は周囲を糸球体近傍ニューロン群（juxtaglomerular（JG）neurons）と総称されるニューロン群の細胞体で取り囲まれている．糸球体近傍ニューロン群には外房飾細胞（external tufted cell；ET cell），傍糸球体細胞および表層短軸索細胞（superficial short axon cell；SSA cell：前2者と異なり，その樹状突起は主に糸球体外に伸びていると考えられる）が含まれている．糸球体内では嗅細胞の軸索が分枝した終末，投射ニューロンである僧帽細胞や房飾細胞の1次樹状突起の先端部の房状分枝，また糸球体近傍ニューロン群の樹状突起が複雑に絡み合っている．傍糸球体細胞は，深層の顆粒細胞とともに，抑制性ニューロンと考えられ，僧帽細胞や房飾細胞の房状分枝に抑制性とされる対称性シナプスをつくり，逆に興奮性とされる非対称性シナプスをそれらの突起から受けている（図5.1 B）．両者がペアとなった相反性シナプス（reciprocal synapse）もしばしば認められる．僧帽細胞や房飾細胞の多くは数本の2次樹状突起を外網状層に伸ばし，そこで顆粒細胞樹状突起のスパイン様突起（gemmule）との間で相反性シナプス（図5.1 D）を形成する．したがって，傍糸球体細胞と顆粒細胞は，投射ニューロンの異なった部位で2段階の抑制をかけていることになる．さらに，嗅覚上位中枢からの遠心性入力および対角帯核・青斑核・縫線核などからの遠心性入力が，主に顆粒細胞層，内網状層，糸球体層に分布している．

b. 各ニューロン群のサブタイプ・多様性

主ニューロンである僧帽細胞や房飾細胞，局所回路ニューロンである傍糸球体細胞と顆粒細胞ともに，それぞれがさらにいくつかのサブタイプからなっている．僧帽細胞は外網状層内の2次樹状突起の分布から，2種に分類されている（表5.1, 図5.1 A）．細胞体の位置から房飾細胞は3種に分類されている（表5.1, 図5.1 A）．主ニューロンの多様性で最も明確で重要な差異はMacridesらにより明らかにされた外房飾細胞における軸索投射の違いであろう．外房飾細胞は投射性，同一嗅球内の内外側の対応部位（同一受容分子を発現している嗅神経が収束している内側および外側の糸球体の直下の内網状層）を結合する連合性および局所回路性の3サブグループに分けられる．局所回路性外房飾細胞は，近年報告された興奮性の表層短軸索細胞[6]に対応する可能性もあ

る．いずれにしても今後外房飾細胞の定義を再考し，より適切なグループ分け，名称を考えることが必要であろう．顆粒細胞も外網状層での突起の分布から3タイプに分類されている（表5.1，図5.1A）．この顆粒細胞のサブタイプは僧帽細胞や房飾細胞の多様性とも対応し，外網状層でのシナプス結合がそれぞれある程度限定されたグループ間で成立していることを示唆している．一方，短軸索細胞（short axon cell）と総称される多様なニューロン群はほとんど解明されていない．なお，ニューロンの特徴，多様性で当然考慮すべき化学的性質については種差の問題も大きく，ここでは表5.1にごく概略を示すにとどめる．傍糸球体細胞の多様性については，筆者らが進めた解析[5]について以下に述べる．

c．糸球体のコンパートメント構造と傍糸球体細胞の多様性

傍糸球体細胞は従来GABA系で構造的にも均一と信じられていた．しかし，ラットでの解析で化学的性質の点から，ほぼ独立したGABA陽性，カルシウム結合蛋白質カルレチニン（calretinin；CR）陽性，カルビンディン（calbindin；CB）陽性の少なくとも3グループがあることが判明した．決して傍糸球体細胞のすべてがGABA陽性ではなく，また従来外房飾細胞と信じられていたドーパミン性ニューロンがGABA陽性で，GABA陽性グループの50％を占めていた．一方，糸球体は，嗅神経およびその終末が集合し迷路状に分布するONゾーンと嗅神経が存在しないnon-ONゾーンが，複雑に噛み合わされたコンパートメント構造をとっている（図5.1C）．このコンパートメント構造に対応して，傍糸球体細胞各グループの糸球体内樹状突起の形態の差が顕著である．糸球体内に突起を一様に分布するGABA陽性グループに対して，CR陽性グループとCB陽性グループの突起は，ONゾーンを避けるように蜂の巣様に分布している．従来，傍糸球体細胞はすべてが嗅神経から入力を受けるとされていたが，CR陽性グループとCB陽性グループは，嗅神経からの入力はほとんど受けないことになる．したがって傍糸球体細胞は，嗅神経入力を受けるタイプ1，嗅神経入力を受けないタイプ2に分けられる（図5.1B, C）．両タイプのニューロンは主ニューロンの糸球体内樹状突起との結合様式でも差があり，タイプ2傍糸球体細胞の突起は，僧帽細胞や房飾細胞の樹状突起の一部に密着し並走することが多いが，タイプ1では顕著ではない．ま

た，タイプ1のドーパミン性GABAニューロン（図5.1 B PG 1*）は主ニューロンに対称性シナプスをつくり，またそれから非対称性シナプスを受けているが，他の傍糸球体細胞でよくみられる相反性シナプスはこれまでの観察では見つかっておらず，嗅神経入力以外のシナプス結合も傍糸球体細胞サブタイプ間で異なると考えられる．

d. 化学シナプスとギャップ結合

ニューロン間の情報伝達の主たる方法は化学シナプスとギャップ結合（gap junction）である．ギャップ結合は近年，同期的神経活動への関与から注目され，海馬・大脳皮質などでパルブアルブミン含有GABAニューロン間など，主に同種の抑制ニューロン間で報告されている．しかし，嗅球糸球体内では主ニューロン間，主ニューロンと傍糸球体細胞間，主ニューロンと未同定の局所回路ニューロン間にギャップ結合（後2者の場合はギャップ結合に化学シナプスが並存した混合シナプス（mixed synapse）の場合もある）がみられる．したがって，各糸球体内では化学シナプスとギャップ結合を介する複雑な樹状突起網が存在している．さらに糸球体外にもギャップ結合と混合シナプスは存在し，特に僧帽細胞の細胞体に高頻度にみられ，その相手は顆粒細胞の突起，および未同定の局所回路ニューロンのシート状，杯状の多様な突起である．生理学的には，僧帽細胞間の電気的カップリングが記録されているが，異種ニューロン間のギャップ結合についてはまだ認識されていない．

これまで述べてきた嗅球の構造とニューロン構成は主にげっ歯類での解析が基本になっているが，他の哺乳類でもほぼ同様と考えられる．ただ，食虫目のジャコウネズミとモグラにおいて嗅神経入力を受ける投射ニューロン・僧帽細胞，房飾細胞に加えて，嗅神経の入力を受けない別の投射ニューロン・タッセル細胞（tasseled cell），それに付随する局所回路ニューロン・傍小巣細胞（perinidal cell），シナプス野（小巣，nidus）が発見された[5]．このような2グループの並行な投射系からなるニューロン構成は硬骨魚類嗅球にもみられ，これまで知られている僧帽・房飾細胞グループのみの投射系からなるニューロン構成とどのように機能的に異なるかは興味深い問題である．

[小坂俊夫・小坂克子]

文　献

1) Halász, N. : The Vertebrate Olfactory System : Chemical Neuroanatomy, Function and Development, Akademiai Kiado, 1990. （1990年までの所見については最も詳細で正確な総説）
2) Mori, K. : *Prog. Neurobiol.*, **29**, 275-320, 1987.
3) Shepherd, G.M. *et al.* : The Synaptic Organization of the Brain, fifth edition (Shepherd, G.M. ed.), pp. 165-216, Oxford University Press, 2004.
4) Shipley, M.T. *et al.* : The Rat Nervous System, third edition (Paxinos, G. ed.), pp. 923-964, Elsevier Academic Press, 2004.
5) Kosaka, K. and Kosaka, T. : *Anat. Sci. Int.*, **80**, 80-90, 2005.
6) Aungst, J.L. *et al.* : *Nature*, **426**, 623-629, 2003.

5.2　嗅細胞から嗅球への軸索投射と匂い地図

　近年，電気生理学・神経活動イメージング・分子生物学・発生工学・組織化学などのさまざまな実験手法を用いた統合的研究により，鼻から脳へと匂い情報を伝達・処理するための神経連絡パターンが明らかとなってきた．そこには緻密な，かつ整然とした嗅細胞軸索投射の基本原則が存在しており，これをもとにして嗅球における"匂い地図"が形成されている．本節では，最も解析が進展しているマウスを中心に，1次嗅覚系の神経ネットワークと匂い地図について解説する．

a.　嗅細胞から嗅球への軸索投射

1）1 嗅細胞-1 受容体ルール （one neuron-one receptor rule）

　嗅上皮から嗅球へと至る1次嗅覚神経系の軸索投射パターンと密接に関連するのが，嗅細胞における匂い受容体遺伝子群の発現である．匂い受容体は多重遺伝子ファミリーを形成しており，マウスでは約1000種類，ヒトでは約350種類の機能的な遺伝子がゲノム上に存在する[1]．マウスにおいて1つの嗅細胞は1000種類のレパートリーのうち，たった1種類の匂い受容体を選択して発現する（1嗅細胞-1受容体ルール）．各々の匂い受容体は，特定の化学構造をもった匂い分子群と選択的に結合する（詳しくは3.2節を参照）．したがって個々の嗅細胞は，匂い分子の特定の化学構造（官能基，炭化水素長，芳香環など）にチューニング特性を示すこととなり，その情報を1本の軸索を介して脳

(嗅球)へと伝達する．最近，坂野およびReedのグループは，選択された1種類の匂い受容体遺伝子産物が他のすべての受容体遺伝子の発現を抑制する現象(ネガティブフィードバック)を見いだし，これが1嗅細胞-1受容体ルールのメカニズムであることを提唱した(詳しくは3.1節を参照)[2,3]．

2) ゾーン特異的軸索投射 (zone-to-zone projection)

マウス嗅上皮から嗅球への機能的神経回路構築のための2つめの原則が"ゾーン特異的軸索投射機構"である．嗅上皮には背内側部を中心とし，腹外側部へと広がる半同心円状の4つのゾーン構造が存在し，それぞれの匂い受容体はそのうちの1つのゾーン内に散在的に発現している．そして1つのゾーン内に存在する嗅細胞はそれらの軸索を，嗅球の対応するゾーンへと投射している (図5.2)[4]．このようなゾーン特異的投射の生理的意義はいまだ明らかではないが，ゾーンごとに構造の類似した匂い受容体が発現する傾向があることから，異なったゾーンはクオリティ(質)の異なった匂い分子の受容を担当しているのではないかと推測される(視覚の3原色や味覚の5基本味のように)．

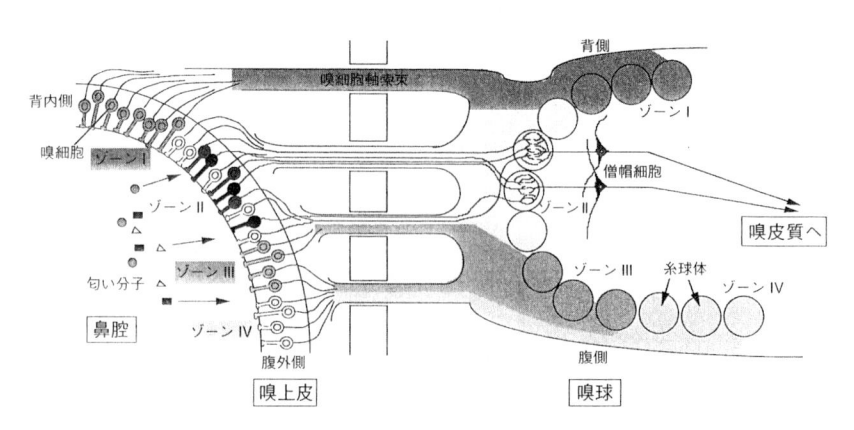

図5.2 嗅上皮から嗅球への軸索投射パターン

鼻腔に入ってくる匂い分子の情報は嗅上皮の嗅細胞に発現する匂い受容体によって受容され，電気信号に変換され，軸索を介して脳の嗅球へと伝えられる．その情報は糸球体内シナプスで2次ニューロン(僧帽細胞)へと伝達され，さらに嗅皮質へと運ばれる．嗅上皮は匂い受容体の発現によって規定される4つのゾーンに分割され，それぞれのゾーン内の嗅細胞は嗅球の対応するゾーンへと軸索を投射する (zone-to-zone projection)．また同じ匂い分子を発現する嗅細胞は嗅上皮のゾーン内に散在しているが，それらの軸索を嗅球の特定の糸球体へと収束させながら投射する．これにより，匂い受容体が受け取った情報が特定の糸球体で表現され，その糸球体を担当する僧帽細胞が情報を嗅皮質へと伝える．

なお最近、ゾーンの境界部分を跨って発現する多数の匂い受容体の存在が見いだされたことから、ゾーン投射というよりもむしろ、嗅上皮の背内側-腹外側軸に沿った発現領域から嗅球において背腹軸に並んだ糸球体への秩序だった軸索投射といったほうが正確であるかもしれない[5]．

3） 特定糸球体への軸索収束 (axonal convergence to specific glomerulus)

3つめの原則として、"同一匂い受容体発現ニューロン群の特定糸球体への軸索収束"がある．すなわち、約1000種類の匂い受容体遺伝子レパートリーから同一の受容体を選択した嗅細胞群は、それらの軸索を嗅球に存在する約2000個の糸球体のうち、たった2つ（内側部に1つと外側部に1つ）のどちらかに収束させて投射するのである（図5.2）．この現象は、個々の匂い受容体mRNAが特定の糸球体内に存在するという驚くべき実験結果によって最初に示唆された（嗅細胞で合成された後に軸索末端まで輸送されていったmRNAがその実体であるが、その機能的意義はわかっていない）[6]．その後、特定の匂い受容体遺伝子を発現する嗅細胞で同時に軸索マーカー（tau-LacZ）を発現するノックインマウスの作製・解析によってみごとに証明された（図5.3）[7]．この"特定糸球体への軸索収束"のルールによって、個々の糸球体は特定の匂い受容体の情報を選択的に表現し、その受容体からの匂い情報を次のニューロンへと伝達するための機能モジュールとなるのである．またこ

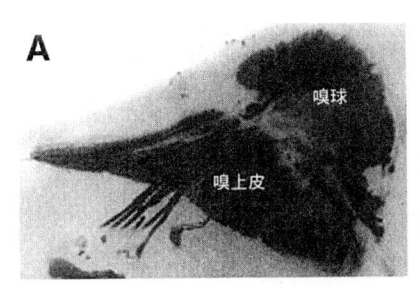

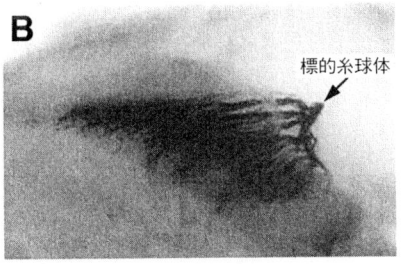

図5.3 特定糸球体への軸索収束
Axelの研究グループが発生工学的手法を用いて、「特定糸球体への軸索収束」を証明した実験．
(A) すべての嗅細胞に軸索マーカー（tau-LacZ）を発現させたノックインマウスの嗅上皮と嗅球．LacZの基質であるX-galを加えたことにより、嗅上皮から嗅球に至るすべての嗅細胞軸索が青く染色されている．
(B) 特定の匂い受容体P2を発現する嗅細胞だけにtau-LacZを発現させたノックインマウス．X-galで染色されたP2受容体発現嗅細胞の軸索が、嗅球の特定の糸球体へと収束しているのがはっきりとわかる（文献7)より改変）．

のような分子受容範囲の異なった糸球体の空間的配置が，すなわち嗅球の匂い地図となる．

特定の匂い受容体を発現する嗅細胞が軸索を投射する糸球体を，複数の匂い受容体ごとに嗅球上にプロットすると，1つの嗅球の内側部と外側部に鏡像的な2つの「匂い受容体地図」が描かれる．すなわち左右両方の嗅球を合わせると，1個体に4つの「匂い受容体地図」が存在することになる．これら鏡像的な2つの匂い受容体地図の機能的差異や生理的意義についてはいまだわかっていない．

b. 嗅細胞軸索投射を司る分子群
1) 匂い受容体

上述のように，ある匂い受容体を選択して発現した嗅細胞群は，それらの軸索を収束させて約2000個の糸球体のうちたった2つに投射する（特定糸球体への軸索収束，図5.2参照）．この軸索投射過程において匂い受容体そのものが何らかの機能的役割を果たすという知見が報告されている．ES細胞を用いた標的遺伝子組換えにより，ある匂い受容体Aのコーディング領域を別の匂い受容体遺伝子Bに置換したノックインマウスを作製すると，新たにBを発現するようになった嗅細胞の軸索は，内在性の受容体AあるいはBを発現する嗅細胞の軸索が投射する標的糸球体と異なった第3の糸球体へと投射する[8]．また最近，匂い受容体蛋白質が嗅細胞の樹状突起先端部の嗅繊毛のみならず，軸索および嗅球糸球体内の軸索末端にも存在することが，特異的抗体を用いた免疫組織化学法により明らかとなった[9]．これらの知見から匂い受容体は，嗅繊毛で匂い分子を受容するという機能以外に，嗅細胞の軸索末端に存在して1次嗅覚神経回路の形成にも何らかの重要な機能を果たしていると考えられる．

2) 細胞接着分子・軸索ガイダンス分子群

神経回路網の構築過程において，さまざまな細胞接着分子群および軸索ガイダンス分子群が機能している．嗅覚系もその例外ではなく，NCAM，OCAM，L1，BIG-2，TAG-1，DCCなどの免疫グロブリンスーパーファミリー分子群，N-Cadherin，Protocadherinなどのカドヘリンスーパーファミリー分子群，Semaphorin/Neuropilin，Ephrin/Eph，Slit/Roboなどの軸索

5.2 嗅細胞から嗅球への軸索投射と匂い地図

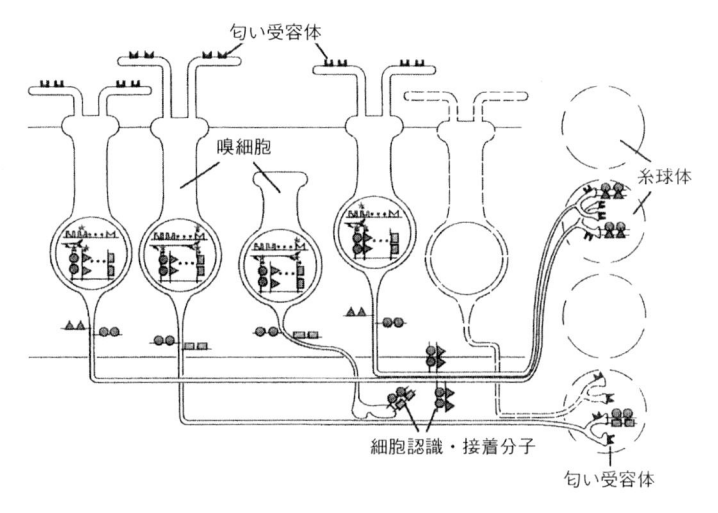

図 5.4 嗅細胞における匂い受容体選択にともなった細胞接着分子群発現による標的糸球体への軸索投射のモデル図(文献 12)より改変)

個々の嗅細胞は,約 1000 個のレパートリーからたった 1 種類の匂い受容体遺伝子を選択して発現する.その発現にともなって,細胞接着分子群の組み合わせが規定されるのかもしれない.この図では転写レベルでの細胞接着分子群の発現調節の可能性を示している.最近,匂い受容体蛋白質が嗅細胞軸索末端においても存在することが明らかとなり,各々の匂い受容体が異なった組み合わせの細胞接着分子群と蛋白質複合体を形成して,軸索ガイダンスにかかわっているという可能性も考えられている.

ガイダンス・リガンドとその受容体などの発現が報告されている.これらのうち特に Semaphorin/Neuropilin, Ephrin/Eph, Slit/Robo については,ノックアウトマウスあるいは変異体ゼブラフィッシュなどの解析によって,嗅細胞の軸索投射における機能の重要性が確かめられている.その詳細については他の総説を参照されたい[10].

多種多様な細胞接着分子・軸索ガイダンス分子群は嗅細胞の軸索に異なったパターンで発現しており,それらのコンビネーションが嗅上皮から嗅球への軸索ガイダンスの一側面を規定し,1 次嗅覚系の神経回路構築に寄与していると考えられる.これら細胞接着分子・軸索ガイダンス分子群は軸索終末に発現する匂い受容体蛋白質と細胞膜上で複合体を形成して,嗅球表面のさまざまな分子が描く地図を読みとりながら,最終的に○○県,××市,△△町,□番地◎-☆というアドレスの糸球体に嗅細胞の軸索をガイドするのではないかと想像される(図 5.4).

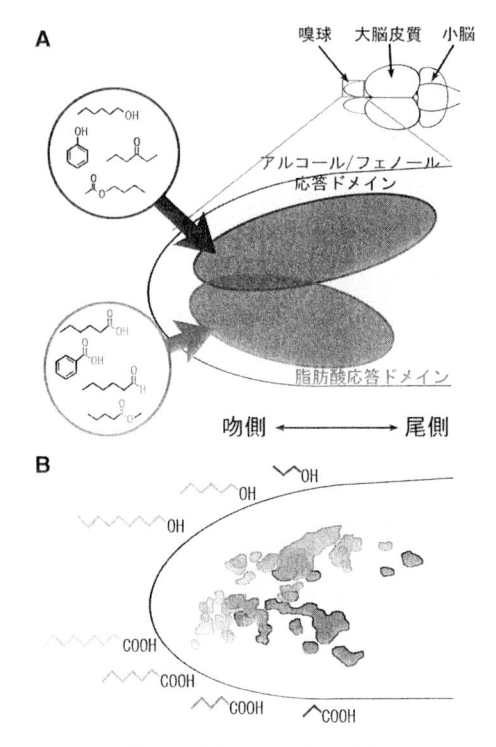

図5.5 嗅球における匂い地図
内因性信号をとらえてのニューロン活動イメージングによって明らかとなった，嗅球における匂い地図の一部を示す．
(A) ラット嗅球背側部において，脂肪酸によって活性化されるドメイン（下の楕円）とアルコールによって活性化されるドメイン（上の楕円）が存在する．
(B) さらに各ドメイン内において匂い分子の炭化水素鎖の長さに対応した軸の存在が明らかとなった[15]．

c. 嗅球における匂い地図

　嗅球において匂い分子の構造に対応するマップが存在するという知見は，森のグループによって電気生理学的手法を用いて初めて示唆された[11,12]．森らは系統的に構造の異なる多種多様な匂い分子をウサギに嗅がせ，嗅球のいろいろな領域で2次ニューロン（僧帽細胞）の電気的活動を記録した．その結果，匂い分子の構造中の官能基の違い（たとえば-COOH，-CHO，-OHなど）によって活性化される2次ニューロンの局在が異なっており，嗅球表面に匂い分子構造を表現する2次元マップが存在することが見いだされた．さらに森らおよびKatzらは，脳の神経活動にともなう内因性信号変化（ヘモグロビンの酸

化・還元状態の変化)をとらえてのイメージング技術を用いて,同時に複数の糸球体の活動状態を記録することにより,嗅球における匂い地図の概念を明確なものとした[13,14]. たとえば嗅球背側部において,脂肪酸によって活性化される糸球体群とアルコールによって活性化される糸球体群とは異なったドメインに位置している. またそれぞれのドメイン内では炭化水素の長さに対応した糸球体の配列軸が形成されている (図5.5)[15].

これらの方法のほかに,神経活動にともなう 2-デオキシグルコースの取り込み,c-fos,zif 268 など神経活動に依存して速やかに転写が起こる最初期遺伝子の発現パターン,機能的 MRI を用いた脳活動イメージングなどによっても,嗅球における同様の匂い地図の存在が報告されている.

このような機能的匂い地図の構築には,上述の"1嗅細胞-1受容体ルール","ゾーン特異的軸索投射","特定糸球体への軸索収束"という3つの原則が基礎となっている. すなわち鼻腔にランダムに入ってくる匂い分子の情報は,その構造をもとにして特定の匂い受容体を発現する嗅細胞で受容され,巧妙な軸索投射メカニズムによって嗅球表面の糸球体ユニットに匂い分子地図として表現されるのである.

[吉原良浩]

文　献

1) Mombaerts, P.: *Nat. Rev. Neurosci.*, **5**, 263-278, 2004.
2) Serizawa, S. *et al.*: *Science*, **302**, 2088-2094, 2003.
3) Lewcock, J.W. and Reed, R.R.: *Proc. Natl. Acad. Sci. USA*, **101**, 1069-1074, 2004.
4) Mori, K. *et al.*: *Philos. Trans. R. Soc. Lond. B Biol. Sci.*, **355**, 1801-1812, 2000.
5) Miyamichi, K. *et al.*: *J. Neurosci.*, **25**, 3586-3592, 2005.
6) Vassar, R. *et al.*: *Cell*, **79**, 981-991, 1994.
7) Mombaerts, P. *et al.*: *Cell*, **87**, 675-686, 1996.
8) Feinstein, P. *et al.*: *Cell*, **117**, 817-831, 2004.
9) Strotmann, J. *et al.*: *J. Neurosci.*, **24**, 7754-7761, 2004.
10) 宮坂信彦,吉原良浩: *Aroma Research*, **6**, 47-52, 2005.
11) Mori, K. *et al.*: *J. Neurophysiol.*, **67**, 786-789, 1992.
12) Mori, K. and Yoshihara, Y.: *Prog. Neurobiol.*, **45**, 585-619, 1995.
13) Uchida, N. *et al.*: *Nat. Neurosci.*, **3**, 1035-1043, 2000.
14) Rubin, B.D. and Katz, L.C.: *Neuron*, **23**, 499-511, 1999.
15) 高橋雄二,森　憲作: 細胞工学, **21**, 1439-1443, 2002.

5.3 嗅球における匂い情報処理

前節で解説したように"1嗅細胞-1受容体ルール","ゾーン特異的軸索投射"そして"特定糸球体への軸索収束"という3つの基本原則によって,嗅球における"匂い地図"が形成されている.さらに,このようにして嗅上皮から嗅球に入ってきた匂い情報は,嗅球内の神経ネットワークによって処理を受けてから,より高次の中枢である嗅皮質へと伝達されていく.

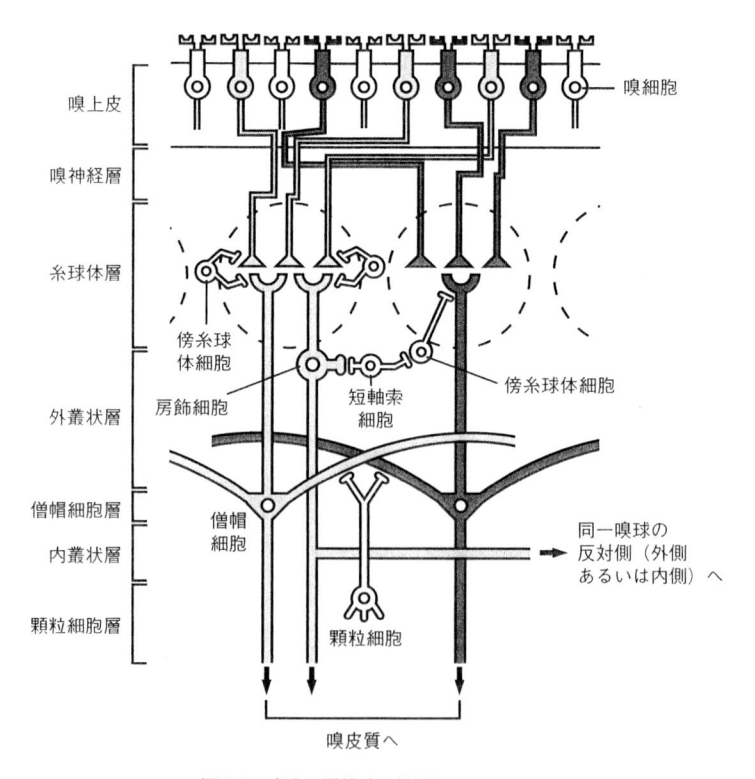

図 5.6 嗅球の層構造と神経ネットワーク
同じ匂い受容体を発現する嗅細胞はそれらの軸索を特定の糸球体へと収束させ,嗅球ニューロン(僧帽細胞,房飾細胞,傍糸球体細胞)の樹状突起と糸球体内でシナプスを形成している.僧帽細胞・房飾細胞へと伝えられた匂い情報は,傍糸球体細胞,短軸索細胞,顆粒細胞などの介在性ニューロンによって処理・修飾されてから,次の中枢である嗅皮質へと送られる.また房飾細胞はその軸索側枝を同一嗅球の反対側(外側あるいは内側)へと投射している.

a. 嗅球内の神経ネットワーク

図5.6に嗅球の層構造および神経ネットワークを模式的に示す．嗅球内の異なった層に2種類の投射ニューロン，僧帽細胞（mitral cell）と房飾細胞（tufted cell）が存在する．各々の投射ニューロンは1本の主樹状突起を1つの糸球体へと伸ばすことにより，特定の匂い受容体を発現する嗅細胞からの情報を糸球体内で受け取る．そしてこれら投射ニューロンは，その軸索を嗅索（lateral olfactory tract；LOT）を介して，前嗅核（anterior olfactory nucleus），梨状皮質（piriform cortex），嗅結節（olfactory tubercle），扁桃体（amygdala），外側嗅内野（lateral entorhinal cortex）など嗅皮質のさまざまな領域へと投射し，匂いのイメージ形成，匂いによる情動の変化，匂いの記憶など嗅覚機能発現のための神経ネットワーク基盤を構成している．

嗅球内には2種類のGABA作動性抑制性介在ニューロン，傍糸球体細胞（periglomerular cell）と顆粒細胞（granule cell）が存在する．傍糸球体細胞は糸球体の周囲を取り囲むように局在し，糸球体内で嗅細胞軸索終末，僧帽細胞，房飾細胞，短軸索細胞とシナプスを形成している．顆粒細胞は嗅球の最も深部に位置する顆粒細胞層あるいは僧帽細胞層に存在している．顆粒細胞はその樹状突起を外叢状層に伸ばし，僧帽細胞あるいは房飾細胞の副樹状突起とシナプス（樹状突起間シナプス，dendro-dendritic synapse）を形成しており，以下に述べる側方抑制による匂い分子応答の修飾に重要な役割を果たしている．嗅球内の抑制性介在ニューロン（傍糸球体細胞と顆粒細胞）は，成体においても絶えず神経新生を繰り返すというユニークな性質をもっており，嗅球内神経ネットワークの構造的・機能的可塑性を調節していると考えられている．

また糸球体間を連絡する興奮性介在ニューロン（短軸索細胞）が存在し，糸球体層における側方抑制に機能している（本節のc.項を参照）．

これら抑制性および興奮性介在ニューロンは，糸球体内でのフィードバック抑制，糸球体-糸球体間での側方抑制，僧帽細胞-僧帽細胞間での側方抑制など，嗅球内の異なったレベルで情報処理を順次行い，鼻から入ってきた匂い情報の原型を，次の嗅皮質ニューロンが受け取るために適した形へ修飾・変換するために機能していると考えられる．

b. 糸球体内の嗅細胞の軸索終末へのフィードバック抑制

　糸球体内の匂い情報処理で中心的役割を果たすのは抑制性介在ニューロンの傍糸球体細胞である．最近，嗅細胞に synaptopHluorin を発現させたトランスジェニックマウスを用いて，嗅球スライス標本および *in vivo* における糸球体内の嗅細胞の軸索終末での神経活動の光学的イメージングが行われた[1]．synaptopHluorin はシナプス小胞膜蛋白質の VAMP-2 に pH 依存性 GFP を融合させたキメラ分子であり，シナプス小胞内部の酸性環境下では蛍光をもたず，開口放出によって細胞外の中性環境下に曝露されたときのみ，緑色蛍光を発するプローブである．これまで糸球体の神経活動イメージングに用いられてきた内因性信号の変化（ヘモグロビンの酸化・還元状態の変化）や機能的 MRI では，シナプス前部と後部の神経活動の違いを区別して抽出することが不可能であったが，嗅細胞特異的 OMP プロモーターの支配下に synaptopHluorin を発現するトランスジェニックマウスを用いることにより，糸球体内における嗅細胞の軸索終末部のみの活動をモニターすることが可能となった．

　McGann らはこのトランスジェニックマウスを用いて糸球体内における嗅細胞の軸索へのフィードバック抑制機構について詳細な解析を行い，図 5.7 に

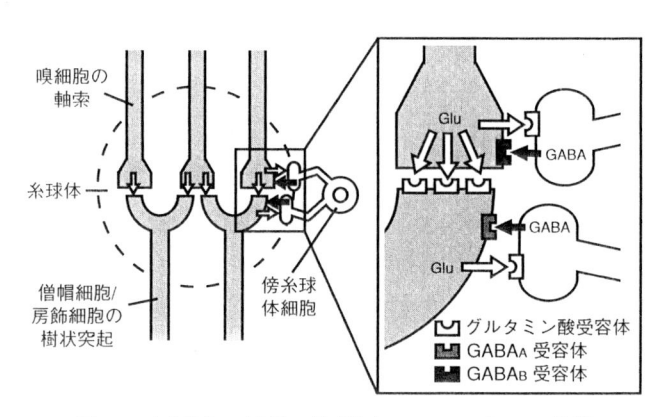

図 5.7　糸球体内の嗅細胞の軸索終末へのフィードバック抑制
糸球体内で嗅細胞の軸索終末は僧帽・房飾細胞の樹状突起とシナプスを形成するとともに，抑制性介在ニューロンである傍糸球体細胞の樹状突起ともシナプス結合している．嗅細胞からグルタミン酸作動性の興奮性入力を受けた傍糸球体細胞は GABA を放出し，嗅細胞の軸索終末（シナプス前部）の $GABA_B$ 受容体への結合により，フィードバック抑制をかける．また傍糸球体細胞から放出される GABA は僧帽・房飾細胞の樹状突起上の $GABA_A$ 受容体にも作用し，シナプス後部への抑制ももたらす．

示す情報伝達カスケードを確認した[1]．①糸球体内で嗅細胞の軸索終末から興奮性神経伝達物質グルタミン酸が放出される．②グルタミン酸は傍糸球体細胞の樹状突起膜上のグルタミン酸受容体に結合し，傍糸球体細胞を興奮させる．③傍糸球体細胞は抑制性神経伝達物質 GABA を放出する．④ GABA は嗅細胞の軸索終末部の $GABA_B$ 受容体に結合し，シナプス前部の活動を抑制する．この現象は他の研究者らによって電気生理学的にも確かめられている[2]．

では，糸球体内フィードバック抑制は匂いの情報処理においてどのような生理的意味をもつのであろうか？ 1つの糸球体へは同じ匂い受容体を発現する嗅細胞からの情報が集められてくる．もしも同一糸球体へ運ばれてきた入力情報があまりに強すぎるならば，このフィードバック抑制によって適切な大きさへと調節するという可能性が考えられる．これによって僧帽・房飾細胞の飽和的興奮状態を防ぎ，入力に対するシナプス後部の反応性を維持することができるであろう．またマウスなど多くの哺乳類は外界の匂い分子を効率よくサンプリングするために，4～10 Hz という高い頻度で sniffing（くんくんと匂いを嗅ぐこと）をしている[3]．この頻度は最大のフィードバック抑制を起こすときのシナプス前部刺激間隔（約 200 ms）と一致している．このことから，新たにサンプリングされる匂い分子に対して嗅球ニューロンが効率よく反応するために，フィードバック抑制によって直前の匂い情報の消去がなされるのかもしれない．いずれにせよ傍糸球体細胞は，匂い情報を脳の中へと取り込む際のゲートキーパー的役割を果たしており，僧帽・房飾細胞への匂い入力の強弱を調節していると考えられる．

また興味深いことにシナプス前部へのフィードバック抑制機構は，同一糸球体内においては非常に大きな寄与をもたらすが，近傍の他の糸球体へはほとんど影響を与えないことがわかった．すなわち次に述べる短軸索細胞を介した糸球体間での側方抑制においては，嗅細胞の軸索末端ではなく僧帽・房飾細胞樹状突起への抑制が主たるものであると考えられる．

c. 短軸索細胞と傍糸球体細胞を介した糸球体間連絡による側方抑制

太い3～5本の樹状突起を数個の糸球体内に伸ばし，神経膨隆部（varicosity）をもった細い軸索を周囲の糸球体へと投射する"短軸索細胞（short axon cell）"とよばれるニューロンの存在が古くから知られていた．最近

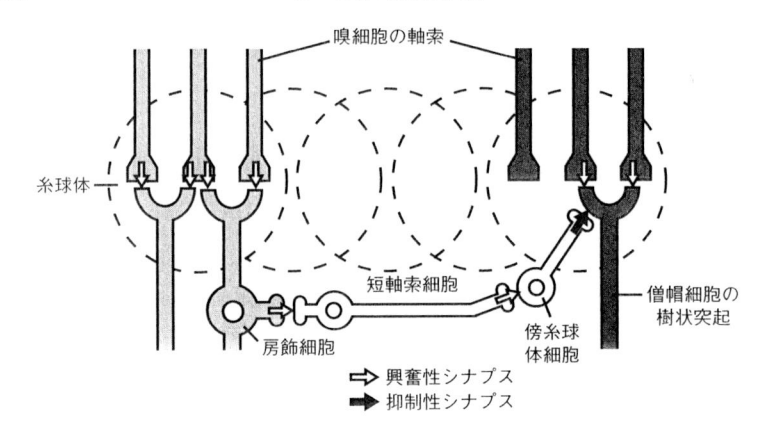

図5.8 短軸索細胞と傍糸球体細胞を介した糸球体間連絡による側方抑制（文献4）より改変）
左の糸球体内で匂い情報の入力を受けた房飾細胞が，シナプス結合する短軸索細胞の興奮をもたらす．短軸索細胞は周囲の糸球体（図中では右の糸球体）を担当する傍糸球体細胞を興奮させ，GABA作動性シナプスを介して僧帽細胞の樹状突起に抑制性伝達を行い，糸球体間側方抑制を成立させる．

Aungstらは蛍光トレーサーと細胞タイプ特異抗体を用いた神経解剖学的手法，電位依存性色素を用いた神経活動イメージング技術および電気生理学的手法による単一細胞記録を組み合わせることにより，この短軸索細胞の機能を明らかにした[4]．図5.8に短軸索細胞による糸球体間連絡を介した側方抑制のメカニズムを示す．①糸球体への匂い情報の入力により房飾細胞の興奮が起こる．②房飾細胞は短軸索細胞を興奮させる．③短軸索細胞は周囲の糸球体（最長20～30個分，離れたところまで）へと投射しているその軸索を介して，傍糸球体細胞を興奮させる．④傍糸球体細胞は担当する糸球体内で，僧帽細胞の樹状突起へGABA作動性シナプスによる抑制性伝達を行う．このようにして，興奮性入力を受けた糸球体からその周囲の糸球体へと抑制をかける，いわゆるON center-OFF surroundが成立し，匂い情報のコントラストを高めるための神経メカニズムの1つとなっている．

d．顆粒細胞と僧帽細胞の樹状突起間シナプスを介した側方抑制

嗅球からの投射ニューロンである僧帽細胞は外叢状層内で水平方向に発達した副樹状突起を伸ばし，抑制性介在ニューロンである顆粒細胞の樹状突起と樹状突起間シナプスを形成する．このシナプスは双方向性であり，僧帽細胞から

興奮性神経伝達物質のグルタミン酸が放出されて顆粒細胞を興奮させ，顆粒細胞からは抑制性神経伝達物質の GABA が放出されて僧帽細胞を抑制する．1つの顆粒細胞は複数の僧帽細胞と樹状突起間シナプスを形成するので，僧帽細胞の自己抑制（self-inhibition）とともに近傍の僧帽細胞間における相互抑制（側方抑制，lateral inhibition）を引き起こす．横井らは電気生理学的手法によりウサギ僧帽細胞の匂い応答性の単一細胞記録を行うと，興奮性の応答を引き起こす匂い分子とよく似た構造をもつ匂い分子が抑制性の応答を引き起こすこと，さらに $GABA_A$ 受容体の拮抗薬の局所投与によって，その抑制が解除されることを見いだした[5]．このようにして個々の僧帽細胞は近傍に存在する別の僧帽細胞からの側方抑制を受けることによって，糸球体における匂い応答よりもシャープな匂い分子受容範囲（molecular receptive range）をもつことができる（図 5.9）．すなわち異なる糸球体から入力を受ける近傍の僧帽細胞は，相互に側方抑制を受けることによって匂い分子受容範囲のコントラストを高めているのである．

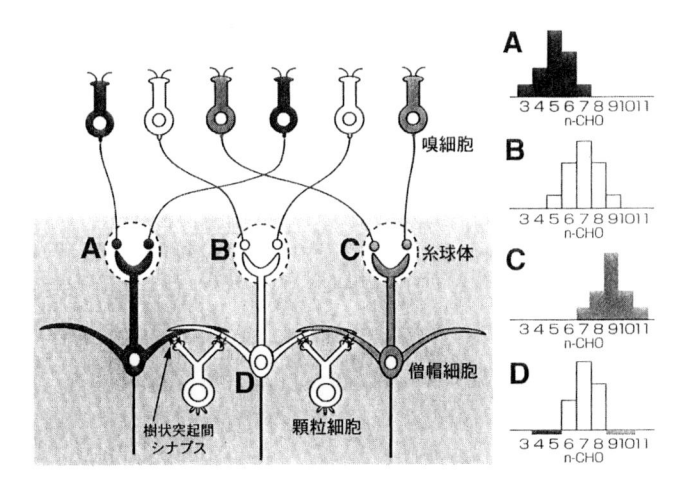

図 5.9 顆粒細胞と僧帽細胞の樹状突起間シナプスを介した側方抑制
図中の 3 つの僧帽細胞は，主樹状突起を異なった糸球体（A, B, C）へと投射している．それぞれの糸球体における匂い分子（直鎖状アルデヒド）に対する反応（匂い分子受容範囲）を，右のグラフ A, B, C に示す．糸球体 B を担当する僧帽細胞 D では，A および C を担当する僧帽細胞から顆粒細胞を介した側方抑制によって，糸球体 B を最も強く活性化する匂い分子によってのみ興奮性応答を，その範囲外の匂い分子では逆に抑制性応答を引き起こされる．このような側方抑制メカニズムにより，僧帽細胞 D は糸球体 B よりもシャープな匂い分子受容範囲を示す．

以上のように嗅球内神経ネットワークの異なったレベル（糸球体-糸球体間，僧帽細胞の副樹状突起どうし）で2種類の側方抑制メカニズムが存在している．これら2種類の側方抑制にはどのような機能的差異があるのだろうか？嗅球内の抑制性介在ニューロン（傍糸球体細胞および顆粒細胞）は成体になってもターンオーバーしており，古い細胞はなくなり，それに代わって新しい細胞がどんどんと神経回路に付け加えられることが知られている．一方，興奮性介在ニューロンである短軸索細胞の神経再生についてはこれまでに報告されていない．したがって短軸索細胞を介した糸球体-糸球体間の側方抑制は可塑性が低く，顆粒細胞を介した僧帽細胞間の側方抑制は可塑性が高いものと推察される．すなわち外界からの匂い入力や嗅覚経験に応じて，顆粒細胞は異なった僧帽細胞の副樹状突起間の新たな橋渡しを形成し，嗅球内神経ネットワークに可塑的変化をもたらすことができると考えられる．　　　　　　　［吉原良浩］

文　　献

1) McGann, J.P. *et al.*：*Neuron*, **48**, 1039-1053, 2005.
2) Murphy, G.J. *et al.*：*Nat. Neurosci.*, **8**, 354-364, 2005.
3) Uchida, N. and Mainen, Z.F.：*Nat. Neurosci.*, **6**, 1224-1229, 2003.
4) Aungst, J.L. *et al.*：*Nature*, **426**, 623–629, 2003.
5) Yokoi, M. *et al.*：*Proc. Natl. Acad. Sci. USA*, **92**, 3371-3375, 1995.

5.4　副嗅球の形態

　嗅球は大脳から前方に突出して，匂い分子のシグナル伝達・情報処理のために特殊化した構造物である．主嗅球と副嗅球に分類され，主嗅球は嗅球の大部分を占める．副嗅球は主嗅球の後背側に位置し，主嗅球に比べて小さな神経核である（図5.10 A）．嗅覚器である嗅上皮内の嗅細胞が嗅球に投射することは前世紀末から知られていた．しかし，副嗅球に関しては，その機能は長い間不明のままであった．1970年代に，鋤鼻器が副嗅球とつながっていること，さらにフェロモンの受容器であることがわかり，注目を浴びるようになった．主嗅球と副嗅球は，それぞれ嗅覚器と鋤鼻器に存在する受容細胞からの軸索を受け，大脳辺縁系の異なる部位に投射し，主嗅球がかかわる神経系を嗅覚系あるいは主嗅覚系，副嗅球がかかわる系は鋤鼻系とよぶ．本節では，副嗅球の構造

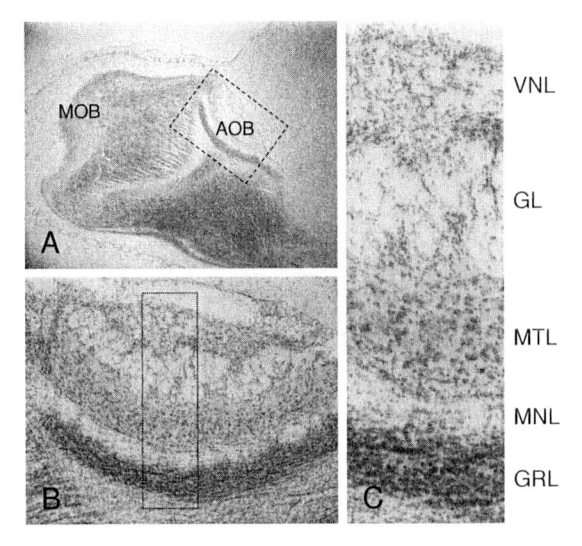

図 5.10 嗅球の組織像
(A) 嗅球矢状断切片像（左が吻側）．MOB：主嗅球，AOB：副嗅球．
(B) 副嗅球部分（Aの破線内）の拡大写真．
(C) 副嗅球（Bの破線内）部分拡大写真．表層から鋤鼻神経層（VNL），糸球体層（GL），僧帽・房飾細胞層（MTL），有髄神経層（MNL），顆粒細胞層（GRL）の5層構造が確認できる．

を述べる．

a. 副嗅球の構造

　嗅球の中で副嗅球の存在する部位および占める体積は動物種によってさまざまである．たとえば，マーモセットの副嗅球は主嗅球と離れて嗅索の中に埋もれて存在するし，旧世界ザルには存在しない．一般には，嗅球の後背側に位置し主嗅球に比べて小さく，平面を表層とする半球状の形態を示す．主嗅球ほど明瞭ではないが，層構造を示す（図 5.10）．鋤鼻器から発した鋤鼻神経は束となり鼻中隔に沿って走行し，篩板の最内側の孔を通過し，脳に侵入し，嗅球内側を嗅球先端底部から副嗅球に向かって斜めに縦断する．鋤鼻神経は副嗅球表面中央から放射状に広がって副嗅球に侵入する．表層で束がほぐれて，糸球体に入り枝分かれし，糸球様終末を形成する．副嗅球の糸球体は，主嗅球に比べて明瞭でない[1]．これは，糸球体周辺細胞（傍糸球体細胞ともよぶ）が糸球体をきれいに取り囲まないので，ひとつひとつの糸球体の区分がはっきりしない

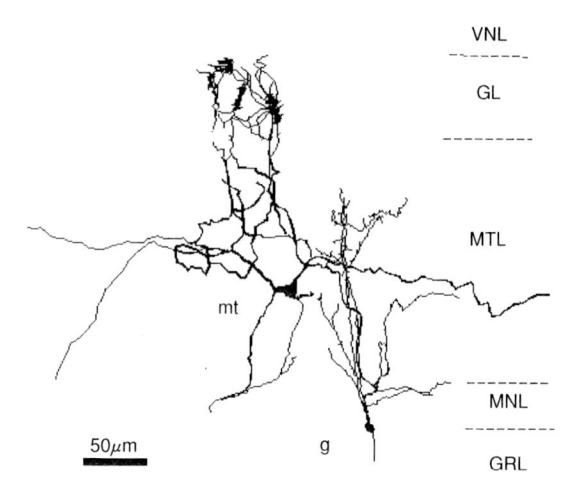

図 5.11 ビオサイチンの細胞内染色標本により観察される副嗅球ニューロンのスケッチ 僧帽・房飾細胞（mt）および顆粒細胞（g）が描かれている．VNL：鋤鼻神経層，GL：糸球体層，MTL：僧帽・房飾細胞層，MNL：有髄神経層，GRL：顆粒細胞層．

ことによる．また，糸球体の大きさも主嗅球ほど一様でない．副嗅球では，糸球体周辺細胞は，その数は主嗅球ほど多くなく，小型で糸球体周辺に分布しているということ以外，その機能はよくわかっていない．境界は明瞭ではないが，表層から鋤鼻神経層，糸球体層とよばれている（図5.10）．

糸球体層より深い層は主嗅球の外叢状層と形態学的によく似ている．したがって，外叢状層ともよぶが，僧帽・房飾細胞層ともよばれる．主嗅球と副嗅球との大きな相違は，副嗅球には明瞭な僧帽細胞(層)が存在しないことで，そのかわり，中型の大きさの細胞が存在する（図5.10）．この細胞の形態は2,3本の樹状突起を異なる糸球体に伸ばしている[1]．つまり，複数の1次樹状突起をもっている（図5.11）．また，2次樹状突起の発達は悪い．この細胞が，主嗅球の僧帽細胞あるいは房飾細胞のいずれに近い機能をもつ細胞なのか明らかでないため，Graziadei ら[2]は僧帽・房飾細胞と命名した．本節でもこれに従う．また，層の名前は，僧帽・房飾細胞層とよぶことにする[3]．僧帽・房飾細胞の1次樹状突起は糸球体内で細かく枝分かれをして，鋤鼻神経とシナプスを形成する（図5.12）．このシナプスの伝達物質はグルタミン酸で，興奮性シナプスである．また，この1次樹状突起は僧帽・房飾細胞層で，深層に細胞体のある顆粒細胞の樹状突起と相反性シナプスを形成する[3]．副嗅球の相反性シナ

5.4 副嗅球の形態

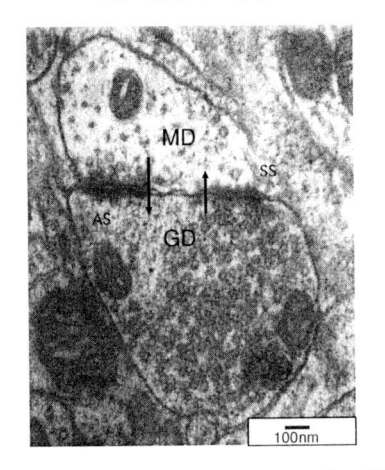

図5.12 ラット副嗅球の相反性シナプスの電子顕微鏡像
僧帽細胞樹状突起（MD）と顆粒細胞樹状突起（GD）の間に興奮性シナプス（AS）と抑制性シナプス（SS）が相反する方向で近接して存在する．スケールバーは 100 nm．

プスは形態学的には主嗅球のものと同じで，僧帽・房飾細胞は伝達物質としてグルタミン酸をもち，顆粒細胞の伝達物質は GABA である．僧帽・房飾細胞から顆粒細胞への興奮性シナプスはシナプス後膜肥厚が厚い非対称性のシナプスであり，顆粒細胞から僧帽・房飾細胞への抑制性シナプスはシナプス後膜肥厚が薄い対称性のシナプスである（図5.12）．最近，この副嗅球の相反性シナプスは可塑性を示すことが明らかにされ，この変化が，匂いの記憶にかかわると考えられている（5～6章参照）[4-5]．

　僧帽・房飾細胞層の直下には有髄線維の束が存在する．この線維は主嗅球ニューロンの軸索の一部で，副嗅球を貫いて外側嗅索の一部を形成する．この層は，嗅索層あるいは有髄線維層とよばれている．電子顕微鏡で観察すると，髄鞘で囲まれた有髄線維の束が存在し，この束の間を細い顆粒細胞の樹状突起が貫いている．ヤギなど動物種によっては，有髄線維層がないものもある[6]．顆粒細胞は副嗅球の最下層に密に存在し，顆粒細胞層の主構成ニューロンである．主嗅球の顆粒細胞と同じく小型で，軸索をもたず，樹状突起を浅層に向かって伸ばし，有髄線維層を貫いた後，僧帽・房飾細胞層でいくつかに枝分かれし，僧帽・房飾細胞の樹状突起と相反性シナプスを形成する．

　副嗅球は，ヒトや旧世界ザルには存在しない．したがって，これらの動物には鋤鼻系が存在しないことになり，鋤鼻系が担う機能がこれらの動物で失われ

ているのかどうか興味あるが，詳細は明確でない[7]．

b. 副嗅球の特徴

副嗅球の形態的特徴を強調するため，特に主嗅球との相違点を取り上げてみる．

1) 受容細胞の投射様式

嗅上皮から主嗅球への投射の特徴は，高度に秩序だった投射様式である．嗅上皮には，匂い受容体の発現パターンによって規定される4つのゾーンが存在する[8]．このゾーンの存在する嗅細胞は，主嗅球の対応するゾーンへ投射する[8]．また，同じ匂い受容体を発現する嗅細胞は嗅上皮の各ゾーン内にランダムに分布しており，その軸索は，主嗅球の特定の2～3個の糸球体に投射する[9]．一方，鋤鼻器から副嗅球への投射は，層からゾーンへの投射である[6]．げっ歯類のフェロモン受容体の遺伝子は，構造および共役するG蛋白質等の相違などから，I型とII型の2つのグループに分けられている（3～5章参照）．I型は鋤鼻器の感覚上皮の浅層に存在する受容細胞に発現し，その軸索

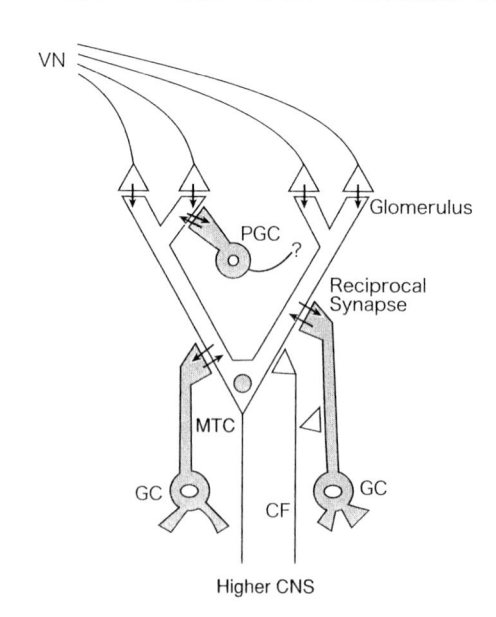

図5.13 副嗅球神経回路の概略図
矢印はシナプスを示すが，興奮性・抑制性の区別はしていない．PGC：糸球体周辺細胞，MTC：僧帽・房飾細胞，GC：顆粒細胞，CF：高次中枢（Higher CNS）からの線維，Glomerulus：糸球体，Reciprocal Synapse：相反性シナプス．

5.4 副嗅球の形態

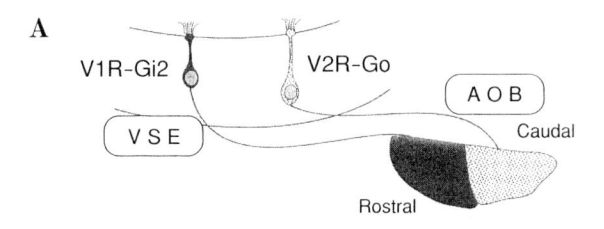

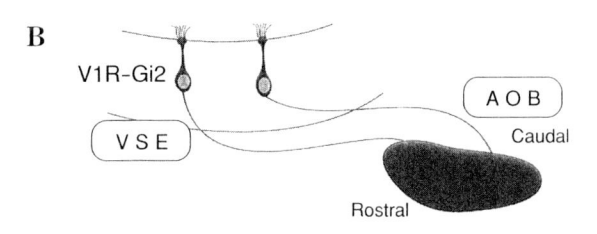

図 5.14 哺乳類における鋤鼻器から副嗅球(AOB)への投射
哺乳類の鋤鼻器から副嗅球への投射パターンには2つのタイプが存在する.
(A) 鋤鼻器の感覚上皮(VSE)にはV1R-Gi2またはV2R-Goを発現した鋤鼻ニューロンが存在し,それぞれが副嗅球の吻側(Rostral)と尾側(Caudal)の2領域に分かれて投射する.げっ歯類,ウサギ類,オポッサムはこのタイプである.
(B) VSEにはV1R-Gi2を発現する鋤鼻ニューロンが存在し,副嗅球全体に投射する.ヤギ,ウシ(偶蹄目),ウマ(奇蹄目),スンクス(食虫目),イヌ(食肉目),マーモセット(霊長目)では,このタイプである.

は副嗅球の吻側に,II型は上皮の深層に存在する細胞に偏って発現し,副嗅球の尾側に投射する.また,同じフェロモン受容体を発現する細胞の軸索は副嗅球の多数の糸球体へ収束する[1,9].同じ受容体を発現する細胞の軸索が限局した糸球体に収束している主嗅球と,多くの糸球体に収束する副嗅球というように,主嗅球と副嗅球の間で投射様式には大きな相違が認められる.

このように,鋤鼻系は鋤鼻器に存在する受容細胞の軸索が副嗅球の吻側と尾側に分割して投射するのが特徴のように思われるが,この様式を示すのはげっ歯類とウサギおよびオポッサムである.筆者らは,ヤギ,ウマ,ウシ,イヌ,トガリネズミ,マーモセットなど多くの哺乳類を調べた[6].その結果,鋤鼻器の受容細胞はI型のみが存在する.そのため,先述のような分割型の投射を示さない.このように,副嗅球は動物種によって多様性を示す.おそらく,生息状態など環境の影響を受けていると考えられ,このような特徴は感覚系神経系の特性かもしれない.

2) 2次ニューロン（僧帽・房飾細胞）の形態と相反性シナプスの局在

主嗅球と副嗅球の構造上の大きな相違点の1つは，出力（中継）ニューロンの形態である．主嗅球の僧帽細胞は，ほぼ一列に同心円状に分布して僧帽細胞層を構成し，1本の1次樹状突起と発達した長い2次樹状突起からなる．一方，副嗅球にはこのような形態のニューロンはなく，複数の1次樹状突起を有し2次樹状突起があまり発達していないニューロンが存在するのみである[1]．これにともなって相反性シナプスの存在部位にも違いが認められる．主嗅球では，相反性シナプスは糸球体内で傍糸球体細胞樹状突起と僧帽細胞の1次樹状突起の先端との間に存在し，外叢状層では僧帽細胞2次樹状突起と顆粒細胞樹状突起の間に存在する．一方，副嗅球では，糸球体の中では相反性シナプスは少なく，僧帽・房飾細胞層において僧帽・房飾細胞の1次樹状突起と顆粒細胞の樹状突起との間で形成される．

おわりに

副嗅球の形態を述べた．形態は機能と密接な関係をもつ．特に，主嗅球と副嗅球の間で認められる出力ニューロンの形態やシナプス形成の相違は，両者の情報処理機構が異なっている可能性を示唆する[3]．このように形態的知見は，動物個体にとって，匂いの情報とフェロモンの情報がどのように利用されているかを考える素材になる．

[市川眞澄]

文　献

1) 横須賀　誠，佐原資謹：日本味と匂学会誌，**12**，19-28，2005．
2) Takami, S. and Graziadei, P.P.C. : *J. Comp. Neurol.*, **311**, 65-83, 1991.
3) 市川眞澄：においと脳・行動（外池光男，渋谷達明編），pp. 31-40，フレグランスジャーナル社，2003．
4) Kaba, H. and Nakanishi, S. : *Review Neurosci.*, **6**, 125-141, 1995.
5) 椛　秀人：細胞工学，**17**，1284-1294，1998．
6) 瀧上　周ほか：日本味と匂学会誌，**9**，3-17，2002．
7) 高見　茂：*Brain Medical*, **11**, 163-169, 1999.
8) 内田直滋，森　憲作：神経研究の進歩，**43**，738-750，1999．
9) Halpern, M. and Martines-Marcos, A. : *Prog. Neurobiol.*, **70**, 245-318, 2003.

5.5 副嗅球の機能

a. 副嗅球の区分化

最近の Halpern らの総説を参考にすると，鋤鼻上皮では，GTP 結合蛋白質（G 蛋白質）の抗体に対する免疫組織化学法の結果から Gi2 陽性鋤鼻細胞は鋤鼻上皮の上方にあり，Go 陽性鋤鼻細胞は下方に位置している[1]。モルモット副嗅球を同じ抗体で染めると，図 5.15 の写真（中段右）に示すように Gi2 抗体では前方の鋤鼻神経層と糸球体層が強く染まる（灰色）。一方，Go 抗体では後方の鋤鼻神経層と糸球体層が強く染まる（黒色）。したがって，鋤鼻上皮上方にある細胞群は副嗅球の前方に投射し，鋤鼻上皮の下方にある細胞群は副

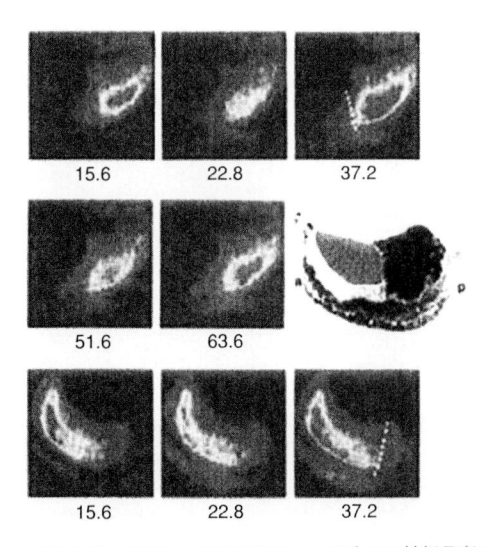

図 5.15 前部および後部鋤鼻神経層の電気刺激により発生する神経興奮の伝播を示す光学的イメージ (Keverne, E.B. : *Science*, **286**, 718, 1999 より)
モルモット副嗅球スライス標本を使用．下段 3 枚のイメージは前部鋤鼻神経層刺激に対する興奮伝播，上段および中段の 5 枚のイメージは後部鋤鼻神経層刺激に対する興奮伝播をそれぞれ示す．各イメージの下の数値は刺激後の時間 (ms)．副嗅球に前部と後部の 2 つの区分があること，さらに後部ではオシレーションをともなう興奮（興奮のピークが 15.6, 37.2, 63.6 ms にある）が明らかになった．中段右は，G 蛋白質に対する抗体を用いた免疫組織化学による前部と後部の入力層の区分化を示す合成写真像．Gi2 抗体では前部の鋤鼻神経層と糸球体層が強く染まる（灰色領域）．Go 抗体では後部の鋤鼻神経層と糸球体層が強く染まる（黒色領域）．

嗅球の後方に投射することがわかる．このように副嗅球の鋤鼻神経層と糸球体層は前半分と後半分に区別される．

そこで，筆者らは入力層以外の僧帽細胞が位置する出力細胞層や顆粒細胞層も2つに区分化されるのかどうかを，副嗅球スライス標本を用い電気生理学的手法と光学的計測法により調べた[2]．前部あるいは後部鋤鼻神経層の電気刺激に対する出力細胞層の電場電位の前後軸に沿った記録から出力細胞層も前方と後方に分かれ，しかも，2つの区分間には線維連絡がないことがわかった．また，後部出力細胞層の電場電位の波形には特徴的な律動的減衰振動（オシレーション）がみられた．この前後2つの区分化は膜電位感受性色素による光学的計測法からさらに証明され，正確な境界があることも判明した．この光学的計測法は，細胞内の電位変化に応じて吸収や蛍光をわずかに変化させる性質をもつ膜電位感受性色素を細胞膜に吸着させ，膜電位変化を光学的信号に変換して検出する方法である．筆者らは，空間および時間分解能に優れた光学計測装置を使用し，副嗅球内の興奮伝播を2次元的な広がりとしてとらえた．図5.15（下段の3枚のイメージ）に示すように，前部鋤鼻神経層を刺激すると，興奮は刺激電極の近傍に生じ，その後糸球体層，出力細胞層，顆粒細胞層へと広がりつつ，中央部まで興奮が伝わるが，中央部を越えて後方へは伝わらない．一方，後部鋤鼻神経層の刺激でも，図5.15（上段3枚と中段2枚のイメージ）に示すように，興奮領域は中央部を越えて前方には広がらない．刺激後15.6，37.2，63.6 ms にそれぞれ強い興奮が現れているが，これは後部副嗅球での顕著なオシレーションを反映している．興奮伝播の前部と後部の境界部位に印をつけ，G蛋白質抗体を用いた免疫組織化学的検索を行うと，印の位置は，Gi2陽性領域の最後端直下の出力細胞層にみられ，顆粒細胞層にも境界を越える興奮伝播はみられないので，モルモット副嗅球は表層から深層までG蛋白質陽性の差による境界の真下に境界をもつことがわかった．

ラット副嗅球においても同様な電気生理学的および光学計測による実験を行った．詳細は省くが，ラットの副嗅球はモルモットと同様に前後2つに分かれているが，さらに後ろ半分が前2/3と後ろ1/3に分かれていることがわかった．しかもこの3つの区分は互いに独立した領域であることも判明した[3]．さらに，ラットの出力細胞層および顆粒細胞層が前後3つに区分されているが，入力層も3つに分かれているかどうかを確かめた．G蛋白質抗体を用いた免疫

組織化学では，前述したように2つの異なる入力を受けていることがわかるが，後ろ半分がさらに区分されるかどうかはわからない．しかしながら，ヒママメレクチン（Ricinus communis agglutinin；RCA_{120}：細胞表面にある特有の糖鎖と結合する性質がある）で矢状断切片を染めると，副嗅球前半分の鋤鼻神経層と糸球体層は強く染まり，後ろ半分の前2/3の糸球体層にある多くの糸球体が染まり，後ろ半分の後ろ1/3はまったく染まらないことを見つけ，副嗅球の入力層も3つに区分化されていることがわかった．興奮伝播の2つの境界に印をつけた標本をRCA_{120}で染めると，RCA_{120}で区分化される境の真下に興奮伝播より得られた印が存在することが確認されたので，ラットの副嗅球は表層から深層まで2つの境界があり，1つは前半分と後ろ半分に大別し，2つめは後ろ半分を2つに区分することが明らかになった．

b. 副嗅球の区分化とそれぞれの役割

近年，副嗅球の区分化の機能や意義に関する研究が盛んに行われている．

Kumarらはマウスを用いて，c-fos蛋白質（神経細胞が活動するとc-fos蛋白質が産生される）の発現を示標にして副嗅球の区分の役割を推察した[4]．マウスの雄と雌を30分間同居させると，雄マウスの前部副嗅球の出力細胞と顆粒細胞にc-fos蛋白質が出現した．さらに，発情間期の雌マウスと同居させたときに最も強く反応した．また，雌雄が直接接することがないように金網で仕切った例でも，前部副嗅球にc-fos蛋白質が出現した．他方，鋤鼻器を破壊された雄マウスでは，c-fos出現は消失した．したがって，発情間期の雌の尿に含まれる揮発性化学物質（フェロモン様物質）が，鋤鼻上皮の上段にある鋤鼻細胞を刺激し，感知された化学情報は前部副嗅球に送られると解釈できる．次に，マウスにはいくつかの系統の異なる種があり，異種間の雄は互いに攻撃的行動を示す．この行動も鋤鼻器を破壊すると消失するので，フェロモン様物質が鋤鼻器に感受され鋤鼻系中枢に作用し，攻撃的行動が発現されたと考えられる．このとき，c-fos蛋白質は後部の出力細胞と顆粒細胞に強く発現していた．雄どうしは互いに直接接しているので，非揮発性の化学物質が関与しているであろう．次に，雄どうしを直接接することがないように金網で仕切ると，前部にも後部にもc-fos蛋白質が発現したので，揮発性の物質も関与していることがわかる．したがって，種識別にかかわる揮発性フェロモンは副嗅球の前

部および後部の活性を上げ,攻撃行動を起こさせる非揮発性フェロモンは前半分の活性を下げていると推察される.

Brenannらは尿に含まれる揮発性低分子物質,たとえばDHB (2,3-dihydro-*exo*-brevicomin), SBT (2-*sec*-butyl-4,5-dihydro-thiazole) およびこれらの物質が結合している雄マウス主要尿蛋白質 (major urinary protein；MUP) や雄尿を刺激として用いた[5]. DHBやSBTでは雌マウス後部副嗅球の内側および外側縁のニューロンに egr-1 (immediate early gene) の活性化がみられ,MUPでは前部および後部副嗅球ニューロンに活性化がみられることから,前部と後部副嗅球はフェロモン信号の異なる一面をそれぞれ処理していることを,また前部副嗅球は系統の認知にかかわっているようだと彼らは示唆している.

副嗅球の区分化に関する多くの研究報告から一部ピックアップして紹介した.いろいろな実験方法が駆使されてすばらしい成果をもたらし,ある方向に収束しているようだが,未解決の問題点も多々残されている.この領域の研究には数多くのパラメータがあるので実験結果の解釈が非常に難しく,また,同時に実験を計画する際にも同じようなハードルがあるので,今後の地道な研究活動が期待される.

c. 副嗅球の電気生理学的研究
1) 神経回路と神経伝達物質

副嗅球の神経回路は前節ですでに記載されているが,要約すると以下のようになる.基本的には主嗅球と同じである.糸球体における鋤鼻神経と出力細胞1次樹状突起間シナプスではグルタミン酸が神経伝達物質であるとする多くの報告がある[1]. また,副嗅球の僧帽細胞-顆粒細胞間相反性シナプスも形態学的には主嗅球のそれと同様であり,僧帽細胞からはグルタミン酸が興奮性伝達物質として,また顆粒細胞からは抑制性伝達物質としてGABA (γ-アミノ酪酸) が放出される[1,6]. この相反性シナプスは可塑性を示し,匂いの記憶や学習にかかわっていると考えられる[7].

2) 相反性シナプスとオシレーション

前述したモルモット副嗅球でのオシレーションの機序を明らかにする目的で,筆者らはスライス標本を用い,non-NMDAおよびNMDA受容体拮抗薬

などの薬理学的な実験を行った[6]．NMDA 受容体を活性化する無 Mg^{2+} 還流液中ではオシレーションは消失し，APV（D-2-amino-5-phosphonovaleric acid：NMDA 受容体拮抗薬）投与でオシレーションは回復した．また，鋤鼻神経層電気刺激に対し僧帽細胞で長い時間経過の興奮性シナプス電流に周期的な抑制性シナプス電流（inhibitory postsynaptic current；IPSC）が重なったシナプス電流がみられた．この周期的な IPSC はオシレーションの周波数と一致した．さらに，IPSC は $GABA_A$ 受容体拮抗薬のビキュクリンの僧帽細胞-顆粒細胞間相反性シナプス近辺への局所投与で抑制された．一方，CNQX（6-cyano-7-nitroquinoxalline-2,3-dione：non-NMDA 受容体拮抗薬）および APV を同部位へ局所投与すると，周期的 IPSC の早い相，遅い相がそれぞれ抑えられた．これらの結果は，僧帽細胞-顆粒細胞間相反性シナプス活動がオシレーションの発生にかかわっていることを示す．したがって，顆粒細胞の周期的 IPSC は僧帽細胞活動電位発生のタイミングを制御し，僧帽細胞集団出力に同期性をもたらしていると考えられる．もう1つ重要な点は，顆粒細胞の NMDA 受容体の活性化が相反性シナプスを介する僧帽細胞へのフィードバック抑制を起こし，オシレーション電位の減衰に重要な役割をもっているということである．

3） 種々の刺激に対する応答

いろいろな自然刺激に対する副嗅球ニューロン応答に関するこれまでの研究成果を要約すると，選択的応答を示す結果もあるが，概して鋤鼻細胞と同様に，副嗅球ニューロンはある特定の刺激にだけ応じるというよりむしろ幅広い応答特性を示すようである[1]．

鋤鼻細胞は希釈尿やフェロモン様物質により活性化されるが，その軸索投射先の副嗅球では多種多様の動物社会における信号がどのように処理されているのだろうか？　最近，Luo らは自由行動下マウス副嗅球ニューロン（僧帽細胞と推定される）の単一ユニット記録を行い，同一系統や他系統の雄や雌マウスとの，鼻先を介する接触により僧帽細胞（推定）に長時間（約10秒間），著明な発火活動が生じることを報告した[8]．さらに，同一系統の雄や他系統の雌にのみ選択的応答を示すニューロンの存在も報告している．しかし，精製したフェロモン様物質は応答を誘発せず，刺激との直接的接触が重要であると考察している．一方，精製したフェロモン様物質を鋤鼻上皮へ直接与えると，鋤鼻

細胞を興奮させる報告[9]があるので，フェロモン様物質を鋤鼻器に運ぶMUPが必要だとも考察している．

現在，フェロモン様物質の応答に研究者の大きな関心が向けられているが，遺伝的に主嗅覚系の信号伝達を遮断したマウスでは鋤鼻系が通常の匂いを感知できるという報告[1]や鋤鼻細胞の匂いに対する応答[1]から，Rodriguezは，主嗅覚系−匂い，鋤鼻系−フェロモンという図式をあらためて確認する必要があるとも述べている[10]．

[須貝外喜夫]

文　献

1) Halpern, M. and Martinez-Marcos, A. : *Prog. Neurobiol.*, **70**, 245-318, 2003.
2) Sugai, T. *et al.* : *Neuroscience*, **79**, 871-885, 1997.
3) Sugai, T. *et al.* : *Neuroscience*, **95**, 23-32, 2000.
4) Kumar, A. *et al.* : *J. Neurosci.* **19** (RC 32), 1-6, 1999.
5) Brennan, *et al.* : *Neuroscience*, **90**, 1463-1470, 1999.
6) Sugai, T. and Onoda, N. : *Neuroscience*, **135**, 583-594, 2005.
7) Kaba, H. and Nakanishi, S. : *Rev. Neurosci.*, **6**, 125-141, 1995.
8) Luo, M. *et al.* : *Science*, **299**, 1196-1201, 2003.
9) Leinders-Zufall, T. *et al.* : *Nature*, **405**, 792-796, 2000.
10) Rodriguez, I. : *Nat. Neurosci.*, **6**, 438-440, 2003.

5.6　副嗅球における匂い記憶メカニズム

本節では，交尾刺激を引き金として雌マウスに形成される交配雄フェロモンの記憶のメカニズムと意義について考察する．

a. フェロモン記憶の特徴

雌マウスを交尾後24時間以内に交配雄から引き離し，他系統の雄と一緒にしておくと妊娠が阻止される．この効果は，雄の尿でも再現されるので，尿に含まれるフェロモンの作用である．このフェロモンによる妊娠阻止現象は，発見者の名にちなんでブルース効果とよばれている．ブルース効果は鋤鼻系のはたらきで起こる（図5.16）[1,2]．すなわち，鋤鼻器で受容された雄のフェロモンシグナルは，まず副嗅球で中継され，その後，扁桃体，分界条，内側視索前野を順次経由して，視床下部弓状核の隆起漏斗系ドーパミン神経分泌細胞を興奮させる．よって，プロラクチン分泌抑制因子であるドーパミンの下垂体門脈血

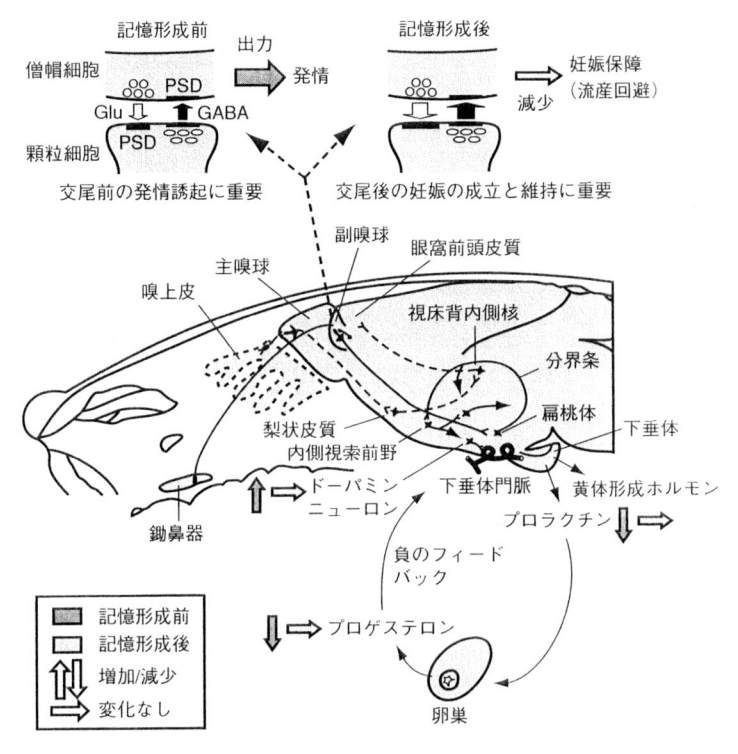

図 5.16 記憶による妊娠保障のメカニズム
Glu：グルタミン酸，PSD：シナプス後膜肥厚．

中への放出量が増加するため，下垂体前葉からのプロラクチンの分泌が低下する．プロラクチンは黄体刺激作用を有しているので，このホルモンの低下は黄体からのプロゲステロンの分泌低下を招く．この一連の変化が，受胎してまもない雌で起これば着床が妨げられ，妊娠阻止に帰着する．

一方，交尾してまもない雌マウスが数時間後に交配雄から離され，24時間後に雄のケージに戻されても，妊娠は阻止されない[1]．交配雄の尿にも妊娠阻止を惹起するフェロモンは含まれている．それにもかかわらず，交配雄のフェロモンが妊娠を阻止できないのは，実は雌マウスが交尾刺激を引き金としてこのフェロモンを記憶し，この記憶によって，そのフェロモンシグナルの視床下部への伝達を阻止しているからである．すなわち，この記憶は妊娠の保障という生存価の高いはたらきを担っているわけである．

ブルース効果との関連で，系統（個体）識別にかかわる尿中のフェロモンとはどのような物質なのか．最近，これが主要組織適合抗原複合体（major histocompatibility complex；MHC）分子から離れたMHCペプチドリガンドであるとの証拠が提出されている[3]．

b. 記憶形成の感受性期

雌を雄のフェロモンに曝露させただけでは記憶は形成されず，記憶形成には交尾刺激が必要である．さらに，記憶形成には交尾直後から4.5〜6時間の曝露が必要であり，この期間が要するに記憶形成の感受性期ということになる．

c. 記憶の貯蔵庫

このフェロモン記憶は脳のどの神経回路がかかわり，どこに蓄えられるのであろうか[2,4,5]．主嗅覚系が妊娠阻止にかかわるフェロモンの認識と何らかの関係をもつ，という証拠は得られていない．鼻腔粘膜嗅上皮の選択的破壊によって，正常雄の尿の匂いと去勢雄のそれとの識別は著しく阻害されるが，妊娠が交配雄ではなく，なじみのない雄（交配雄とは系統の異なる雄）の尿によって阻止されるという現象はまったく影響を受けない．海馬もまた嗅覚情報を受け取るが，海馬を破壊してもこのフェロモンの認識は影響を受けない．したがって，交尾に続いて起こるフェロモンの認識は，発情（妊娠阻止）をもたらす鋤鼻系のはたらきによると考えられる．それでは，鋤鼻系投射部のどこが交配雄のフェロモンの認識・記憶に必要であるのか．筆者らは，記憶形成の感受性期に鋤鼻系投射部へ局所麻酔薬を注入して，この感受性期のフェロモンシグナル伝達を一時的に遮断するという可逆的方法で，この問題を検討した．最初の中継部位である副嗅球へ注入して，それ以降へのシグナル伝達を遮断すると，記憶障害が起こるが，次の中継部位である扁桃体へ注入して，それ以降へのシグナル伝達を遮断しても記憶障害は起こらなかった．

この記憶形成には，副嗅球へのノルアドレナリン作動性線維の入力のはたらきが不可欠である．交尾前に副嗅球のノルアドレナリン作動性神経終末を6-ヒドロキシドーパミンで選択的に破壊しておくと，なじみのない雄のフェロモンはもちろんのこと，交配雄のフェロモンによっても妊娠が阻止されてしまう．また，交尾のときの腟刺激は嗅球のノルアドレナリンの代謝回転率を有意

に増加させる.さらに,記憶形成には,このノルアドレナリンの放出の増大により活性化される α 受容体が必要である.したがって,交尾刺激は副嗅球におけるノルアドレナリン放出の増大と α 受容体の活性化をもたらすことにより,記憶形成へと導くものと推察される.

以上の一連の実験結果は,副嗅球が認識過程のみならず記憶を蓄える場として重要であることを指摘している.

d. ノルアドレナリンの作用

交尾刺激によって放出され,記憶形成へと導くノルアドレナリンは,副嗅球内シナプス伝達にいかなる効果を及ぼすのであろうか.鋤鼻器で受容されたフェロモンシグナルは副嗅球の僧帽細胞へ伝達される.この僧帽細胞の出力は,僧帽細胞の主樹状突起が顆粒細胞とつくっている樹状突起どうしの相反性(相互)シナプスによって制御されている(図5.17).フェロモン受容に続いて興奮した僧帽細胞は,グルタミン酸を放出して顆粒細胞を興奮させる.興奮した

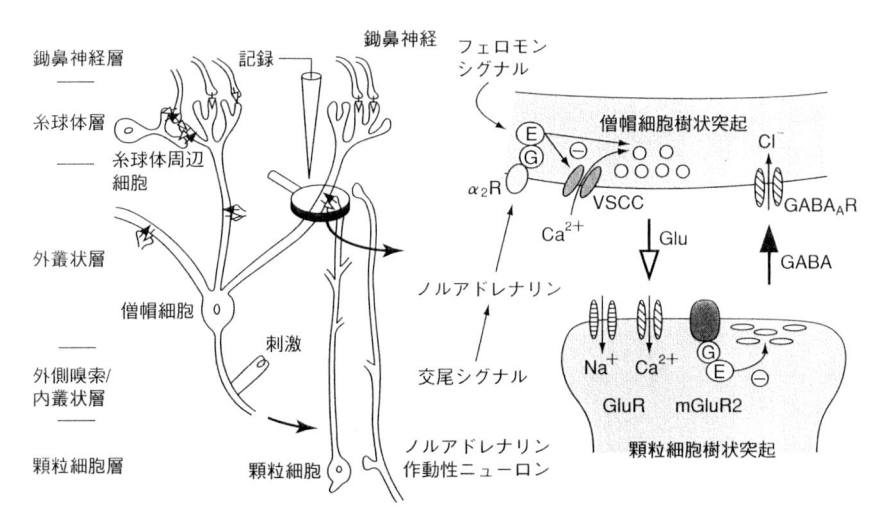

図 5.17 ノルアドレナリンによる記憶形成のメカニズム

副嗅球内の主要神経回路と電気生理学的実験のプロトコールを示す.白矢印は興奮性シナプスを,黒矢印は抑制性シナプスを,マイナスつきの矢印は GABA の放出を抑制する信号路を表している.α_2R:α_2 アドレナリン受容体,VSCC:電位感受性カルシウムチャネル,Glu:グルタミン酸,GluR:イオンチャネル型グルタミン酸受容体,mGluR2:代謝型グルタミン酸受容体サブタイプ2,$GABA_AR$:$GABA_A$ 受容体,G:G 蛋白質,E:細胞内エフェクター.

顆粒細胞は，GABAを放出して僧帽細胞を抑制する．すなわち，中継ニューロンである僧帽細胞は顆粒細胞から負のフィードバック制御を受けているわけである．

筆者らは，副嗅球スライス標本を調製して，僧帽細胞樹状突起から顆粒細胞樹状突起への興奮性シナプス伝達およびその可塑性におけるノルアドレナリンの効果を電気生理学的に解析した．僧帽細胞の軸索（外側嗅索）を電気刺激すると，顆粒細胞の興奮性シナプス後電位を反映した陰性フィールド電位が記録される．外側嗅索を比較的低頻度で長時間（10 Hz，20発，3分間隔で20回）刺激すると，NMDA受容体に依存して陰性フィールド電位の長期増強（long-term potentiation；LTP）が誘導された．フェロモン記憶に不可欠なノルアドレナリンはα_2受容体を介してLTPの発現を促進した．この結果は，行動薬理学的結果とよく符合しており，LTPがフェロモン記憶の基礎過程であるとの見地を支持している．

僧帽細胞から顆粒細胞へのグルタミン酸作動性シナプスにおけるLTPは，このシナプスの形態学的変化をともなうことが考えられる．事実，電子顕微鏡を用いてシナプスの微細形態を観察すると，この変化がとらえられる．すなわち，記憶を形成していない対照群に比較して記憶形成群では，僧帽細胞から顆粒細胞への興奮性シナプスの後膜肥厚のサイズが増大しているという結果である．

顆粒細胞の樹状突起には代謝型グルタミン酸受容体（mGluR）のサブタイプの1つであるmGluR 2が強く発現しており，この受容体の活性化を通じて記憶形成へと導く経路の存在も知られている．

Brennanらは，記憶形成と副嗅球内神経伝達物質の放出との相関性についてマイクロダイアリシス法を用いて検討し，記憶形成前に比較して，記憶形成とともにGABAの放出が増加していくことをとらえている．一方，グルタミン酸の放出は増加しない．

e. フェロモン記憶のシナプス・分子メカニズム

僧帽細胞から顆粒細胞への興奮性シナプス伝達の可塑的変化がどのように誘導されるのであろうか．その変化がどうして妊娠を保障することになるのであろうか．交尾前，すなわち記憶形成前にフェロモン受容により興奮した僧帽細

胞は，これと対をなす顆粒細胞からフィードバック抑制を受けることによって特定の発火パターンを形成し，このシグナルを次の中継核へ送り，ひいては内分泌変化を誘起する．このときの内分泌変化は，プロゲステロンの低下による発情の誘起である．交尾刺激によって放出されたノルアドレナリンは僧帽細胞の α_2 受容体の活性化，これに続く電位感受性 Ca^{2+} チャネルの抑制を介してグルタミン酸の放出を抑制する（図5.17）．このとき交配雄のフェロモンを受容すると，僧帽細胞の興奮に応じて顆粒細胞に発生する興奮性シナプス後電位の後の狭い時間帯に，顆粒細胞の発火が忠実に起こる．ノルアドレナリンが作用しないと，顆粒細胞は脱分極しすぎて，Na^+ チャネルの不活性化過程から回復できず，発火の忠実度が著しく低下する．この僧帽細胞から顆粒細胞への数時間にわたる忠実度の高いシナプス伝達が，もろもろのシグナル分子を駆動して，このシナプスに可塑的な変化をもたらす．この変化はさらに，GABAの放出の増加へと導く．記憶形成後，この僧帽細胞-顆粒細胞間シナプスを刺激する交配雄のフェロモンシグナルは，選択的に抑制され，妊娠は保障される（図5.16）．一方，なじみのない雄のフェロモンは，このようなシナプス変化が生じていない僧帽細胞-顆粒細胞間シナプスを刺激して流産を引き起こす．

[椛　秀人]

文　献

1) Keverne, E.B. : *Trends Neurosci.*, **6**, 381-384, 1983.
2) Kaba, H. and Nakanishi, S. : *Rev. Neurosci.*, **6**, 125-141, 1995.
3) Leinders-Zufall, T. *et al.* : *Science*, **306**, 1033-1037, 2004.
4) Brennan, P. *et al.* : *Science*, **250**, 1223-1226, 1990.
5) Brennan, P.A. and Keverne, E.B. : *Prog. Neurobiol.*, **51**, 457-481, 1997.

6. 嗅覚系の高次中枢

6.1 嗅覚野の構造

　嗅球 (olfactory bulb) から直接的投射を受ける領域は 1 次嗅皮質 (primary olfactory cortex) とよばれ，前嗅核，梨状葉皮質，嗅結節，嗅内皮質，無顆粒性島皮質，扁桃体の一部などを含む．梨状葉皮質（梨状皮質，piriform cortex）は最大の嗅皮質であり，食虫類，げっ歯類，食肉類などの脳で発達している[1,2]．ヒトの梨状葉皮質は外側嗅条の後外側で，島限付近の前頭葉眼窩面および側頭葉背側面にある[3]．

a. 嗅細胞，嗅球，梨状葉皮質の関係

　レクチンは経シナプス的にニューロンに取り込まれる性質がある．この性質を利用して，特定の匂い受容体をもつ嗅細胞 (olfactory sensory neuron) にレクチンを発現・分泌させ，次いで嗅細胞とシナプス接続する僧帽細胞 (mitral cell)，さらにその僧帽細胞とシナプス接続する梨状葉皮質のニューロンを次々と標識することが可能になった[4]．この方法により，匂い受容体 M5 遺伝子をもつ嗅細胞は前梨状葉皮質の 2 つのニューロン集団，M50 遺伝子をもつ嗅細胞は前梨状葉皮質の 3 つのニューロン集団を標識した．また，M5 と M50 のニューロン集団は前梨状葉皮質面積の約 5％の領域に分布した（図 6.1）．特定の匂い受容体をもつ嗅細胞は約 1000 種類あるので[2]，各受容体に対応する前梨状葉皮質ニューロン集団は重なり合って分布すると考えられる．したがって，個々の前梨状葉皮質ニューロンには，異なった匂い受容体をもつ嗅細胞の情報が収束すると考えられる．

6.1 嗅覚野の構造

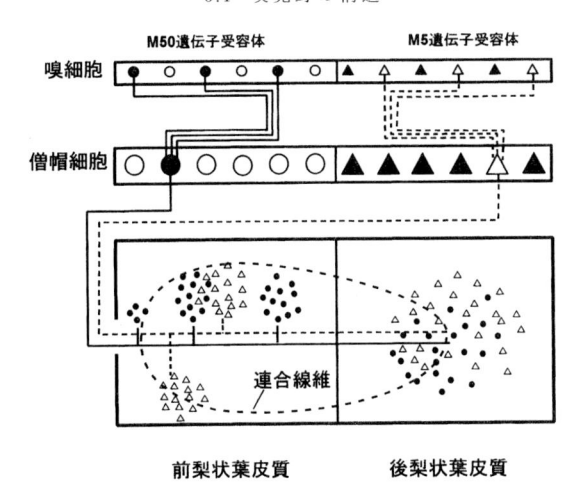

図 6.1 単一匂い受容体の嗅細胞と結合する嗅球，梨状葉皮質のニューロン集団（文献 4）より改変）
黒丸は，M 50 遺伝子受容体をもつ嗅細胞およびそれとシナプス接続する僧帽細胞，梨状葉皮質ニューロンを示す．白三角は，M 5 遺伝子受容体をもつ嗅細胞およびそれとシナプス接続する僧帽細胞，梨状葉皮質ニューロンを示す．連合線維は，M 50 遺伝子受容体と接続する単一梨状葉皮質ニューロンの軸索側枝が分布する範囲を破線で示す．

b. 梨状葉皮質の構造

梨状葉皮質は外側嗅条の後端のレベルで前梨状葉皮質と後梨状葉皮質に分かれ，両者とも 3 層構造を示す（図 6.2）．すなわち，第 I 層は分子層であり，第 Ia 層と第 Ib 層に亜区分される．最表層の第 Ia 層は，嗅球の僧帽細胞と房飾細胞の軸索が外側嗅条を経由して入る．第 Ib 層は，第 II, III 層の細胞から出る軸索側枝（すなわち連合線維）が走る．第 II 層のうち，第 IIa 層は扇形に広がる尖端樹状突起をもつ半月様細胞が散在する薄い層であり，第 IIb 層は密に並んだ錐体細胞から構成される．第 III 層の表層には錐体細胞，深層には有棘性樹状突起をもつ多極性神経細胞がある．これらの半月様細胞，錐体細胞，多極性神経細胞は，グルタミン酸作動性の投射ニューロンであり，その樹状突起は第 Ia 層において嗅球からくる入力を受ける[5-8]．

個々の投射ニューロンの軸索は主に梨状葉皮質の第 III 層および第 Ib 層中を走行する．各細胞の軸索の全長は 60〜260 mm，神経終末ボタンの総数は約 7000〜20000 個であり，そのうちの 4600〜10000 個（各細胞のボタン総数の 53〜65 ％）は梨状葉皮質内に分布した．ほとんどが通過ボタンであり，多数

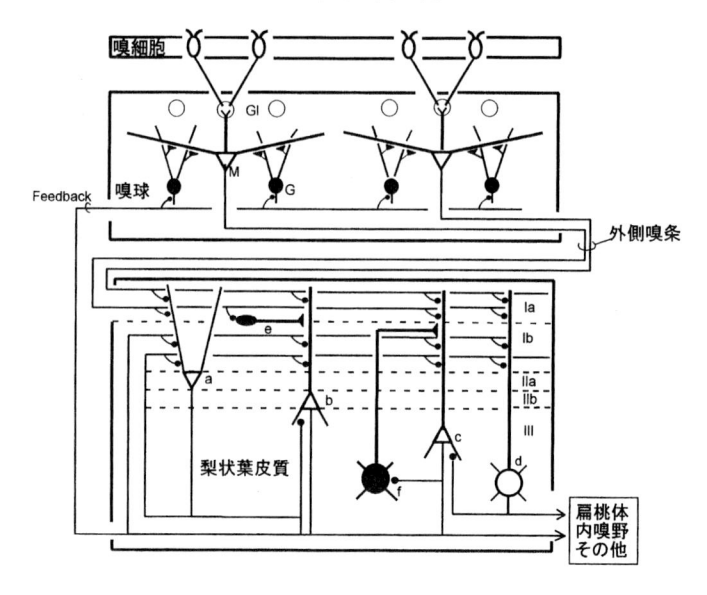

図 6.2　梨状葉皮質の神経回路
G：顆粒細胞，Gl：糸球体，M：僧帽細胞，a：半月様細胞，b：第IIb層錐体細胞，c：第III層錐体細胞，d：多極性神経細胞，e：フィードフォワード抑制ニューロン，f：フィードバック抑制ニューロン．

の興奮性投射ニューロンとシナプス接続して反響回路を形成する[6-8]．また，これらのボタンは抑制性ニューロンともシナプスをつくる[5-8]．各ニューロンの軸索側枝は梨状葉皮質の広範な領域に分布するが，前梨状葉皮質のニューロンの軸索側枝は吻側と尾側の両方向に，後梨状葉皮質のニューロンの軸索は主に尾側方向に広がる傾向がある．また，前梨状葉皮質第IIb層の単一錐体細胞の軸索側枝は，前梨状葉皮質の体積の20％および後梨状葉皮質体積の5％の領域に分布した（楊ら，投稿中）．したがって，単一錐体細胞の軸索側枝は約4種類の嗅細胞に対応する前梨状葉皮質の投射ニューロン集団とシナプス接続すると考えられ，軸索側枝（連合線維）を介しても多種類の嗅細胞からの情報がこの領域の個々の投射ニューロンに収束する（連合線維，図6.1参照）．このような前梨状葉皮質の神経回路は匂い学習後の匂い識別を可能にすると考えられている[9]．

　GABA作動性抑制性介在ニューロンは梨状葉皮質に存在し，GABAのほかにカルシウム結合蛋白質やペプチドを共有する多様な形態のニューロンであ

6.1 嗅覚野の構造

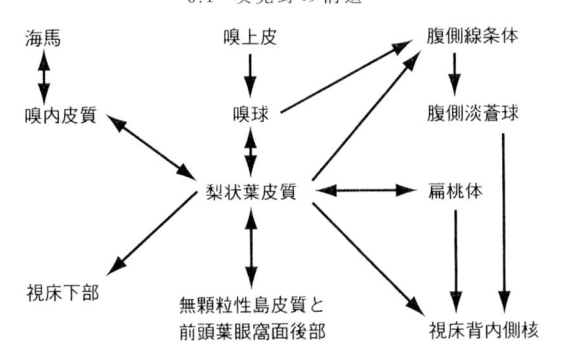

図 6.3 嗅覚伝導路
矢印は軸索の投射方向，すなわち匂い情報の伝達方向を示す．

る．嗅球からくる求心性線維から入力を受けてフィードフォワード性に投射ニューロンを抑制するニューロン，および投射ニューロンから入力を受けてフィードバック抑制を行うニューロンなどがある[5]．

c. 梨状葉皮質と他の脳領域との関係

主に前梨状葉皮質第 II，III 層の錐体細胞は，嗅球顆粒層に至る軸索側枝をもつ[2,5]．第 IIb 層の錐体細胞の 1 本の軸索側枝は嗅球顆粒層中で多数の神経終末ボタンを形成する（楊ら，投稿中）．梨状葉皮質の錐体細胞は嗅球のすべての顆粒細胞を興奮させるのに十分な数のシナプスを形成すると考えられる（図 6.2，6.3）．梨状葉皮質の錐体細胞は無顆粒性島皮質および前頭葉眼窩面（orbitofrontal cortex）の後部領域（サルの Area 13 およびラットの腹外側眼窩野）などに投射する（図 6.3）[2,3,5-8,10]．一方，無顆粒性島皮質と前頭葉眼窩面後部は梨状葉皮質に投射する[2,3,5]．また，梨状葉皮質は嗅結節や側坐核を含む腹側線条体（ventral striatum）に投射する[2,3,5-8]．腹側線条体は腹側淡蒼球を経由して視床の背内側核（mediodorsal thalamic nucleus）に連絡する[3,5]．梨状葉皮質と扁桃体（amygdala）とは双方向性投射関係をもち[2,3,5-8]，扁桃体は視床背内側核に投射する[2,3,5]．梨状葉皮質と嗅内皮質（entorhinal cortex）も双方向性の投射関係をもち[2,3,5-8]，嗅内皮質は海馬に投射する[2,5]．さらに，第 III 層の多極性神経細胞は視床背内側核や視床下部外側部に投射する[2,3]．視床背内側核は前頭葉眼窩面に投射する[2,3,10]．

[岸　清・楊　俊麗・陳　少雲・村上邦夫]

文　献

1) 岸　清：生体の科学, **55**, 578-584, 2004.
2) Shipley, M.T. *et al.*：The Rat Nervous System (Paxinos, G. ed.), pp. 923-964. Elsevier, 2004.
3) Price, J.L.：The Human Nervous System (Paxinos, G. and Mai, J.K. eds.), pp. 1197-1211, Elsevier, 2004.
4) Zou, Z. *et al.*：*Nature*, **414**, 173-179, 2001.
5) Neville, K.R. and Haberly, L.B.：The Synaptic Organization of the Brain (Shepherd, G.M. ed.), pp.415-454, Oxford Univ. Press, 2004.
6) Chen, S. *et al.*：*J. Comp. Neurol.*, **465**, 455-465, 2003.
7) Yang, J. *et al.*：*J. Comp. Neurol.*, **473**, 30-42, 2004.
8) Quraish, A.U. *et al.*：*Brain Res.*, **1026**, 84-94, 2004.
9) Wilson, D.A.：*J. Neurophysiol.*, **90**, 65-72, 2003.
10) Carmichael, S.T. *et al.*：*J. Comp. Neurol.*, **346**, 403-434, 1994.

6.2　嗅覚野（梨状皮質）と匂い情報

　近年，神経細胞が活動すると神経細胞を取り巻く毛細血管内の酸素が消費され，神経細胞が活動した領域の酸素濃度が一過性に減少することを利用して脳の活動を記録する新しい方法が開発された[1～3,6]．酸素はヘモグロビンに結合し（oxy-Hb）脳に運ばれるが，脳が活動すると酸素とグルコースが消費される．酸素はヘモグロビンより解離し（deoxy-Hb），その消費を補う．したがって，oxy-Hb と deoxy-Hb の比率の変化を測定できれば神経細胞の活動を間接的に測定できることになる．長波長（600～750 nm）の光を用いると oxy-Hb と deoxy-Hb の変化率を最もよく検出できるので，脳表面に長波長の光を照射し，神経細胞活動にともなう反射光のわずかな変化（内因性光信号）を2次元的に解析することにより脳の活動を画像化できる[1～3,6]．内因性光信号解析装置を用いて，匂い刺激に対する成熟モルモット嗅皮質（梨状皮質）の神経活動を記録した．

a.　匂い刺激に対する前梨状皮質の内因性信号応答

　図6.4のA1は前梨状皮質表面上の血管走行パターンを示している（血管像図）．A2にはミネラルオイル刺激時の差分画像を，A3には1％のアミルアセテート（AA）刺激時の差分画像を示した．ミネラルオイルに対しては無

6.2 嗅覚野（梨状皮質）と匂い情報

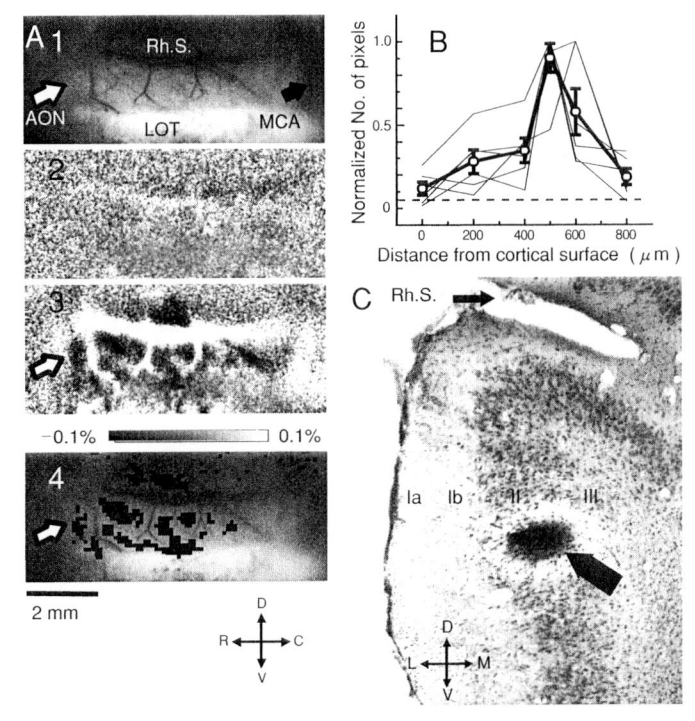

図6.4 モルモット前梨状皮質の背側部より得られた内因性光信号応答

(A) 上から前梨状皮質の背側部表面の血管走行図(A1)，ミネラルオイルに対する差分画像(A2)，1%アミルアセテート（AA）に対する差分画像(A3)，1% AAに対し統計的に有意な応答（$p<0.05$）をA1に重ねた図(A4)．A3とA4の間に内因性光信号強度の較正図を示した．白矢印は前嗅核(AON)を，黒矢印は中大脳動脈(MCA)を示す．LOT：外側嗅索，Rh.S.：嗅溝，D：背側，V：腹側．したがって，画像の上方が背側方向，左が前方．

(B) 前梨状皮質の内因性信号応答の起源．6例より得られた内因性光信号強度の変化（細い線）とそれらの平均強度の変化（太い線で結んだ白丸，白丸を貫く短いバーはSE）．縦軸は最大値で正規化した内因性光信号強度であるが，実際には統計的に有意（$p<0.05$）であると検定された光素子の数である．横軸は前梨状皮質表面からの距離（μm）である．$0\,\mu$mは前梨状皮質表面である．水平の破線はミネラルオイルに対する内因性光信号強度を示す．

(C) 内因性光信号強度が最大に達した部位を色素で着色し，後日，組織学的検索を行った．太い矢印で示す色素が浅錐体細胞層（II層）の中ほどでみられる．スケールは(B)の横軸に合わせた．Ia：浅叢状層，Ib：連合線維層，II：浅錐体細胞層，III：深錐体細胞層．

反応であったが，AAに対して内因性応答（黒い箇所）が観察された．内因性応答（$p<0.05$）を血管像図上に黒く示した（A 4）．

内因性信号の起源を調べるために，レンズの焦点を合わせる面を脳表面から脳の奥へ200 μmずつ垂直移動し，各焦点面における内因性信号の応答を脳表面から800 μm奥まで計測した（図6.4 B）．AA刺激を用いた6例の計測結果から（Bの細い線），平均的信号活性のピークは脳表面から約500 μmの深さにあることがわかった（Bの太い線）．組織学的な検索結果から，脳表面から500 μmの部位は錐体細胞が密な浅錐体細胞層であることがわかった（図6.4 C）．したがって，信号源は主にII層にある錐体細胞活性によると考えられる．

b. アミルアセテート（AA）の濃度変化に対する応答

AAの濃度を0.01％から1.0％まで上昇したときに得られる内因性応答を図6.5に示した．0.01％と0.03％のAAでは，前嗅核（AON）と前梨状皮質の前方部で小さな活性部位がいくつかみられた（A, B）．0.1％のAAでは活性部位がパッチ状に，狭い帯状に出現した（C）．0.3％ではさらに活性域が

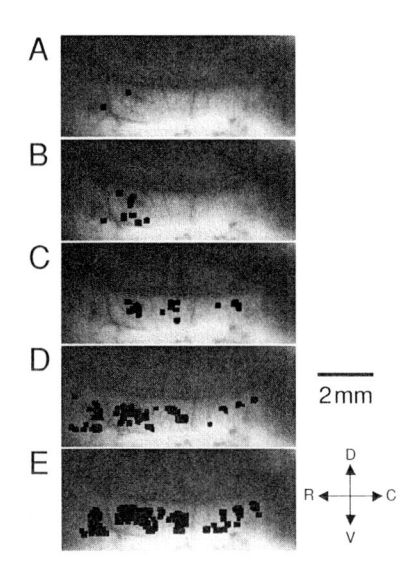

図6.5 AAの濃度増加に対する前梨状皮質の内因性信号応答
上から (A) 0.01％，(B) 0.03％，(C) 0.1％，(D) 0.3％，(E) 1.0％ AAに対する統計的に有意な応答（$p<0.05$）を前梨状皮質の背側部表面の血管走行図に重ねた図．

広くなり，外側嗅索（LOT）後端の領域まで内因性応答が観察された(D)．1.0％AA ではさらに活性領域が広くなるが(E)，高濃度の2％では活性領域が減少した．

以上の結果から，低濃度の AA 刺激に対しては活性部位が前梨状皮質の前方部に限局して出現するが，AA 濃度の増加にともなって活性部位の数が増え，前梨状皮質の前方部から前梨状皮質の尾側までその活性領域が広がっていく．前梨状皮質には AA 刺激に対して特異的に活性を示す特定領域は見いだされなかったが，AA 濃度の増加にともなって活性領域が前梨状皮質の前方部から後方部へ向かって広がっていくことがわかった．

c. 異なる匂い物質に対する応答

他の4種の匂い物質，エーテル（ether），ブタナール（butanal），ブタノール（butanol）およびキシレン（xylene）において，濃度増加にともなう内因性応答が観察された（図6.6）．どの匂い刺激を用いても，低濃度刺激では活性部位は前梨状皮質の前方部に限局して出現するが(A-Dの1)，濃度の増加にともなって活性部位の数が増え活性領域が前梨状皮質の前方部から後方部へと広くなり(A-Dの2)，前梨状皮質の尾側までその活性領域が広がっていくことがわかった(A-Dの3)．低濃度刺激では前梨状皮質の前方部に少数の活性部位が現れ，異なる匂い物質間での活性部位の重なりは少ないが(A-Dの1)，中程度の濃度では前梨状皮質後方部にも活性部位が出現するようになり，

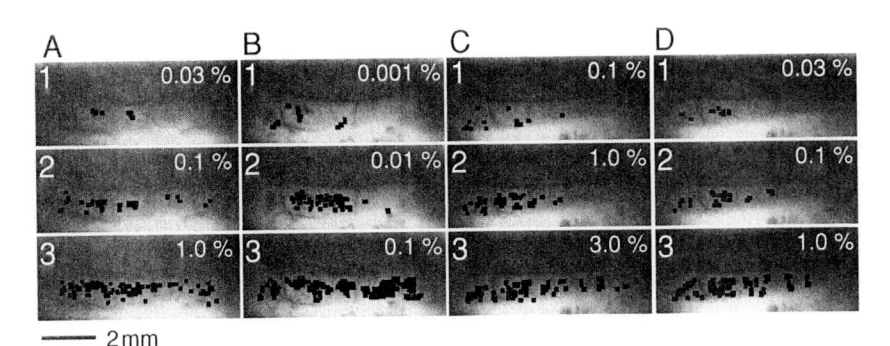

図6.6 4種の匂いの濃度増加に対する前梨状皮質の内因性信号応答
匂いの濃度を30〜100倍に上昇した（A）エーテル，（B）ブタナール，（C）ブタノール，（D）キシレンに対する統計的に有意な応答（$p<0.05$）を，前梨状皮質の背側部表面の血管走行図に重ねた図．画像の方向は図6.4および図6.5と同じ．

個々の匂いに対する活性領域は重なり合っていた(A-Dの2)．高濃度では，ほぼ前梨状皮質全体に及んで活性領域が現れ，異なる匂いによって得られる活性領域は大部分互いに重なり合っていた(A-Dの3)．したがって，各匂い濃度の増加にともなって活性領域が前梨状皮質の前方部から後方部へ向かって広がっていくことはわかったが，各匂いに対して特異的に活性を示す特定領域は見いだされなかった．

d. 刺激濃度と活性領域の面積との関係

活性をとらえた光素子の数から活性領域の面積を求め，その面積が匂い濃度の増加にともなってどのように増加するかを調べた．一般的に，感じる知覚の大きさと刺激強度の関係はベキ関数で表されることが知られている[4]．4種類の匂い物質で調べた結果を両対数軸で示したが，活性領域の面積は匂い濃度の増加にともなって直線的に増加した（図6.7）．それぞれの直線の傾きはベキ関数におけるベキ数を示し，AA，キシレン，エーテルおよびブタナールに対してそれぞれ 0.74 ± 0.14（mean±SD），0.69 ± 0.11，0.57 ± 0.09 であった．以上の結果から，活性領域の面積と刺激濃度の関係はベキ関数で表されることがわかった．したがって，前梨状皮質では匂いの濃度に関する情報は前方部か

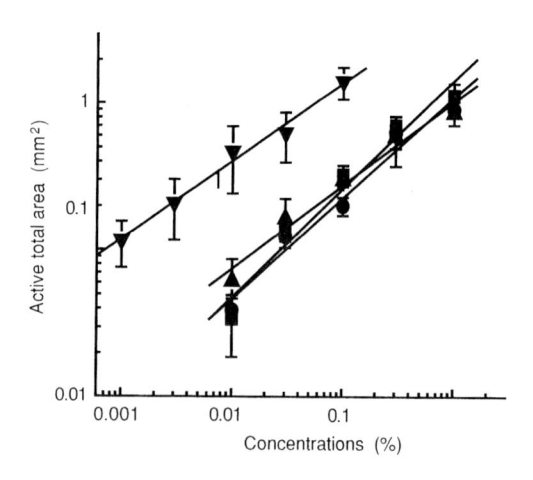

図 6.7 活性領域の面積と刺激濃度の関係
■：AA，●：キシレン，▲：エーテル，▼：ブタナールについて5段階の濃度で3例ずつ調べた．縦軸は活性領域の面積（mm^2）であり，横軸は匂いの濃度（%）である．両軸とも対数目盛で表示した．各シンボルマークを貫く短いバーは SE．

ら後方部へ向かって広がっていく活性領域の大きさに符号化されていると推量される．すなわち，匂い濃度の増加にともなって興奮する錐体細胞の数が前梨状皮質の前方部から後方部へ向かって増加していくと考えられる．

e. 前梨状皮質における前方から後方に向かう濃度勾配

以上の結果は差分画像における各光素子の平均光信号強度についての t-検定（$p<0.05$）に基づいている．特に，低濃度の匂い刺激に対しては前梨状皮質の前方部のみに活性部位が限局しているが，後方部では内因性信号応答が生じていないと断定できるかどうか不明であるため，t-検定法に加え各光素子の平均光信号強度を測定し，その信号強度に基づいて解析を行った．記録領域を前嗅核と3つの前梨状皮質（前部，中央部，後部）の計4区分化し，各区分領域の各光素子あたりの平均信号強度を求めた（図6.8）．低濃度（0.03％，0.1％）のAA（図6.8 A）とキシレン（図6.8 B）に対しては，信号強度は前部前梨状皮質（r-aPCd）において最大値を示し，中央部（m-aPCd）および後部前梨状皮質（c-aPCd）の信号強度は急激に減少した．0.3％の匂い刺激に対しても信号強度は前部前梨状皮質（r-aPCd）において最大値を示したが，中央部（m-aPCd）および後部前梨状皮質（c-aPCd）における信号強度の減少は緩やかであった．1.0％の匂い刺激に対しては，中央部（m-aPCd）および後部前梨状皮質（c-aPCd）の信号強度は，前部前梨状皮質（r-aPCd）の信

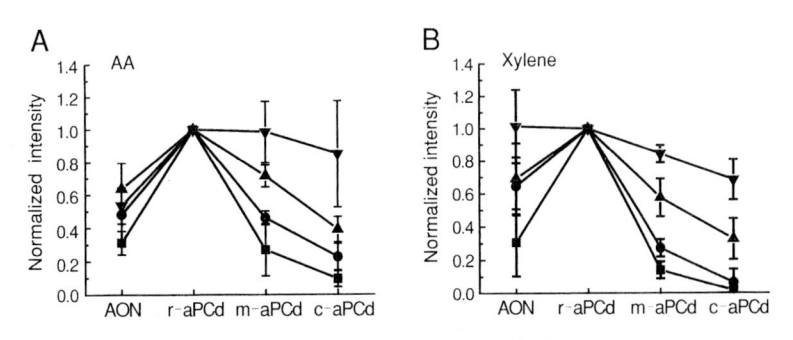

図6.8 匂い濃度と信号強度の空間分布

前嗅核（AON），前梨状皮質の前部（r-aPCd），中央部（m-aPCd），後部（c-aPCd）の計4つに区分化し，各区分領域内の光素子あたりの平均信号強度を(A)AAと(B)キシレンについて4段階の濃度，■：0.03％，●：0.1％，▲：0.3％，▼：1.0％を用いて3例ずつ測定した．縦軸はr-aPCdで得られた値で正規化した光素子あたりの平均信号強度であり，横軸は各区分領域である．各シンボルマークを貫く短いバーはSE．

号強度とほぼ同じであった．したがって，低濃度の匂い刺激に対しては前梨状皮質の前方部のみに活性部位が限局しており，後方部では内因性信号応答が生じていないと断定できるであろう．匂い濃度の増加にともなって中央部（m-aPCd）および後部前梨状皮質（c-aPCd）における信号強度の減少が緩やかになるので，前梨状皮質の前方部にある錐体細胞は低濃度の匂い刺激によく応答するが，後方部にある錐体細胞は低濃度の匂い刺激には応答しないことを意味する．

f. 匂い刺激に対する単一ユニット応答の結果

前梨状皮質錐体細胞では前方から後方に向かって匂い刺激濃度の閾値が高くなる濃度閾値勾配が推量されるので，前梨状皮質の前部および後部領域の２か所から単一神経活動を記録した（図 6.9）．濃度の異なる（0.01〜10 %）AA およびキシレンを与えた．前部領域から記録された 103 ユニット中，23 個が AA に(C の白い柱)，15 個がキシレンに(D の白い柱)応答した．また，後部領域から記録された 83 ユニット中，25 個が AA に(C の黒い柱)，17 個がキシレンに応答した(D の黒い柱)．Mann-Whitney U 検定（$p<0.05$）を用い，各ユニットの閾値濃度を決定した．AA に対する平均閾値濃度は前部および後部領域で，それぞれ 0.18 ± 0.06 %（mean±SE），1.62 ± 0.57 % であり，その差は有意であった（$p<0.05$）．また，キシレンについても同様な結果が得られた．以上の結果から，低い濃度閾値をもつ錐体細胞は前梨状皮質の前部域に，高い濃度閾値をもつ錐体細胞は後部領域に分布していることがわかった．すなわち，前部領域から後部領域に向かう錐体細胞の濃度閾値勾配が明らかになった．

前梨状皮質には匂いの差によって区別しうるような匂い局在性はなく，今回用いられたどの匂いにも空間的に重なり合う応答部位を示し，濃度による応答の差違が，初めて明確に見いだされた．低濃度では前梨状皮質前方部に，高濃度では前方部に加えてさらに後方部に広がる応答パターンを示した．活性領域の面積と刺激濃度の関係はベキ関数で表されることがわかった．したがって，前梨状皮質では匂いの濃度に関する情報は前方部から後方部へ向かって広がっていく活性領域の大きさに符号化されている．また，前梨状皮質前方部の錐体細胞は低い濃度閾値をもち，後部領域の錐体細胞は高い濃度閾値をもつことが

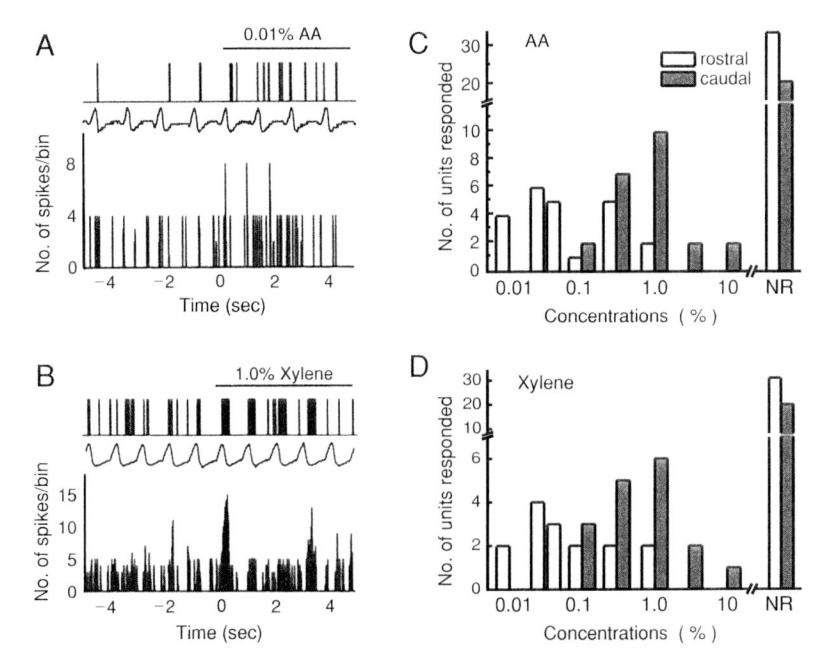

図 6.9 匂い刺激に対する単一ユニット応答の結果
(A) 低濃度の AA（0.01 %）に応答した前梨状皮質の前部領域から記録された単一ユニット活動（1番目のトレース）．右上の短い水平な線は匂い刺激期間を示す．2番目のトレースは呼吸曲線であり，上方が吸期である．3番目に16回の匂い刺激によって得られた Pulse Density Histogram（PDH）を示す．縦軸はインパルス頻度であり，横軸は時間（sec）である．0 sec は匂い刺激の開始を意味する．
(B) 高濃度のキシレン（10 %）に応答した前梨状皮質の後部領域で記録された単一ユニット．
(C, D) 匂い刺激に応答した前梨状皮質の前部領域（白い柱）および後部領域（黒い柱）から記録された単一ユニット数と閾値濃度との関係．(C) AA，(D) キシレン．縦軸はユニット数であり，横軸は閾値濃度（%）である．

わかった．すなわち，前部領域から後部領域に向かう錐体細胞の濃度閾値勾配が明らかになった．前梨状皮質での匂い濃度の符号化は，前部から後部にかけて前梨状皮質へ投射する求心性入力の空間的分布密度の差に基づいていると考えられる[5]．

［小野田法彦・須貝外喜夫］

文　献

1) Tsunoda, K. *et al*.：*Nat. Neurosci*., **4**, 832-838, 2001.
2) Sugai, T. *et al*.：*Neuroscience*, **130**, 769-781, 2005.

3) Onoda, N. *et al.* : *Chemical Senses*, **30**(Suppl. 1), i 162–i 163, 2005.
4) Stevens, S.S. : Handbook of Sensory Physiology 1 (Loewenstein, W.R. ed.), pp. 226–242, Springer-Verlag, 1971.
5) Schneider, S.P. and Scott, J.W. : *J. Neurophysiol.*, **50**, 356–378, 1983.
6) 小野田法彦, 須貝外喜夫 : 神経研究の進歩, **48**, 293–302, 2004.

6.3　脳内匂い情報伝達

　匂いに対する脳内の情報伝達は，これまで十分な解明が行われていない状況にあった．従来は動物による嗅覚生理実験の研究が主流で，ヒトの脳内の匂い情報伝達処理に対する神経生理学研究は大変困難な課題であった．しかしながら，近年，非侵襲計測法（non-invasive measuring method）の著しい発展によって，ヒトに対する脳内の匂い情報伝達の研究も盛んに行われるようになり，急速に研究が進展してきた．

　他の感覚系，たとえば研究が進んでいる視覚や聴覚の研究結果からすでに明らかになっていることは，一般にそれぞれの感覚器でとらえられた感覚に対する脳内での情報伝達処理は，モジュール化された脳内の各機能によって，まずその感覚の基本成分に対する特徴抽出が行われ，いったん，分解された感覚情報の個々の基本成分に関する特徴抽出が個別に並列的に処理され，最初にこれらの処理に対する知覚が生じる．次に，こうして各モジュールにおいて基本的な特徴成分が抽出された後，脳の最初の知覚部位で得られた個々の基本成分の情報が，より高次の脳中枢部位（連合野）へと送られ，連合野の部位において各々の情報が統合化され，統一した感覚の認識を生み出す認知情報処理が行われているものと考えられている．嗅覚系もこれらと同様な脳内情報伝達処理が行われているものと思われる．

　本節では，現在までに得られている脳内の匂い情報伝達の知見をまとめて報告するとともに，匂いの知覚と認知に対する脳内の情報処理について考察する．

a. 動物（哺乳類）の嗅覚神経路
1） 脳内匂い情報伝達の2つの神経路
　哺乳類の嗅覚神経路については，アカゲザルの脳内嗅覚神経路に対する神経

生理学的先行研究[1]の結果から,嗅球以降の匂い情報の神経路には2つの神経路が存在すると考えられている.この2つの嗅覚神経路の発見以前には,従来嗅覚系だけが唯一,他の感覚系の神経路とは異なっており,視床(thalamus)を経由する神経路は存在しないものと考えられていた.しかしながら,この発見によって嗅覚系も他の感覚系と同様に視床を経由する神経路の存在が明らかとなったのである.

2つの嗅覚神経路の1つは,嗅球(olfactory bulb)－扁桃体(amygdala)－視床下部(hypothalamus)－前頭眼窩野背外側後部(latero-posterior orbito-frontal area)を経由する神経路であり,一方,もう1つの神経路は,嗅球－梨状皮質(pyriform cortex)－視床背内側部(medio-dorsal thalamus)－前頭眼窩野中央後部(centro-posterior orbito-frontal area)を経由する神経路である.

2) 下等動物(哺乳類)の嗅覚神経路

下等な哺乳類においては,たとえば,ウサギ,ネコ,イヌの順番のように,大脳がより高度化した動物においては,大脳が次第に発達していった進化の過程による特徴が顕著にみられるような脳の構造となっている.小野田[2]によれば,西洋梨の形をした脳内の梨状皮質部は,脳の発達が下等な哺乳類のウサギでは脳の後方下部に存在し,側方から見て露出しているが,ネコ,イヌと次第に高等になるにしたがって,この梨状皮質部が側頭葉に覆われていき,サルやヒトでは側頭葉がよく発達して梨状皮質部を被い隠しているので,外からは,梨状皮質をまったく見ることができなくなっているという.このように動物の種によって,また大脳の発達の程度に応じて,かなり梨状皮質部の状態は異なるが,この部位が動物にとって重要な匂いの処理を行っている第2の嗅覚中枢部位であることに変わりはない(一般に,嗅球が第1次の嗅覚中枢といわれている).この複雑な神経伝達系を模式的に図示するとShipley[3]や大野[4]らが指摘しているように,図6.10のように表すことができる.この部位は一般に嗅内皮質(entorhinal cortex)とよばれており,ここから大脳辺縁系(limbic system)や海馬(hippocampus)への直接的な神経投射がある.

第1次嗅覚野とよばれている嗅球以降の嗅覚神経系は,多数の神経軸索が集まって神経嗅索となり嗅皮質部に投射しているが,この部位に梨状皮質がある.梨状皮質は,一般に扁桃体皮質とともに3層構造をしており,これらの嗅

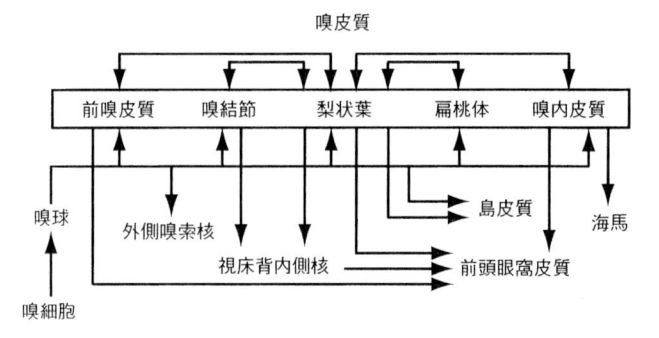

```
        嗅皮質
  ┌──┬──┬──┬──┐
  ▼  ▼  ▼  ▼  ▼
┌───┬────┬────┬───┬────┐
│前嗅│嗅結節│梨状葉│扁桃体│嗅内皮質│
│皮質│    │    │   │    │
└───┴────┴────┴───┴────┘
```

図 6.10 嗅覚神経路の概要図
梨状皮質からの嗅覚神経路（文献 3), 4)より一部改変）．

皮質部は第 2 次嗅覚野とよばれている．

　哺乳類の解剖学的研究や神経生理学研究によって，哺乳類の嗅球以降の嗅覚神経の経路は，要約すれば，ほぼ以下のような複雑な経路になるものと考えられている．

　すなわちこの経路では，嗅球から出ていく嗅覚神経は外側嗅索となって，まず梨状皮質に達する．しかし，梨状皮質からの嗅覚神経路は，大野[4]や小野田[2]らが指摘しているように，いくつかの複数の経路に分かれることになる（図 6.10）．

3） 高等動物（アカゲザル）の嗅覚神経路

　嗅皮質からさらに高次の神経投射についてはそれまで十分な研究がなかったが，高木ら[1]はアカゲザルの実験から図 6.11 に示すように，嗅球部以降に 2 系統の神経路の存在を明らかにした．その 1 つは Tanabe ら[5]が発見した視床を経由しない経路で，Tazawa ら[6]は視床下部外側部にある無名質（substance innominata）を経由して眼窩前頭皮質の外側後部（latero-posterior orbito-fronatal area ; LPOF）に達する経路と，扁桃体から直接 LPOF に達する経路とを明らかにした．Tanabe ら[5]の無麻酔ザルの電気生理実験によれば，LPOF に微小電極を刺入して記録した脳細胞の匂いに対する応答選択性のヒストグラムは，8 種類の匂い刺激に対する応答パターンの中で 1 種類の「匂い」のみに応答する細胞が 50 ％以上も存在し，匂いの選択特性が高かった．一方，もう 1 つの経路は Yarita ら[7]によって発見された視床の背内側核（mediodorsal nucleus）を経由し，眼窩前頭皮質中央後部（centro-posterior

6.3 脳内匂い情報伝達

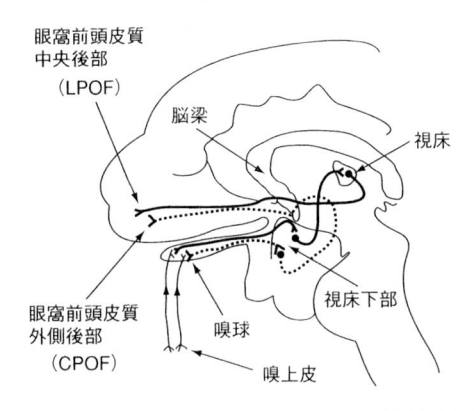

図 6.11 アカゲザルの脳における2つの嗅覚神経路の図（文献1）より一部改変）

orbito-frontal area；CPOF）に達する神経路である．Yarita ら[7]は同様な8種類の匂い刺激に対する CPOF の細胞応答パターンでは LPOF でみられたような匂いの高選択性が得られなかった．以上の結果から，LPOF では匂いの識別機能を司り，CPOF では分析的ではなくむしろ統合的な情報処理を行っているのではないかと推測された[1]．

現在，眼窩前頭皮質への神経投射には，4通りの経路が明らかにされている．前頭前野（prefrontal）に HRP（horse radish perioxidase）を注入して逆方向性に標識された細胞を検出して視床背内側核から前頭眼窩野の内側部に神経投射があることが示されたが，Yarita らによって発見された視床背内側核を経由して眼窩前頭皮質中央後部 LPOF に至る神経路と同等と考えられる．一方，Nauta により扁桃体から前頭前野に直接的な神経投射があることが明らかにされ，前頭前野眼窩野への神経投射が扁桃体からの直接投射と，これと二重に視床背内側核経由で前頭前野眼窩回に至る経路の存在が示されていた．この経路は，上記の Tanabe らと Tazawa らによって発見された視床下部外側部の無名質を経由して眼窩前頭皮質の外側後部 LPOF に至る経路と考えられる．

また，嗅皮質の梨状葉から前頭前野へ直接的な連合性の神経投射があることも逆方向性 HRP 標識法で明らかにされている．前頭前野眼窩野に対しこのように複数の神経投射経路が存在することは，この部位が嗅覚の高次中枢の部位であることを意味すると同時に，また連合野として嗅覚にかかわり，嗅覚の機

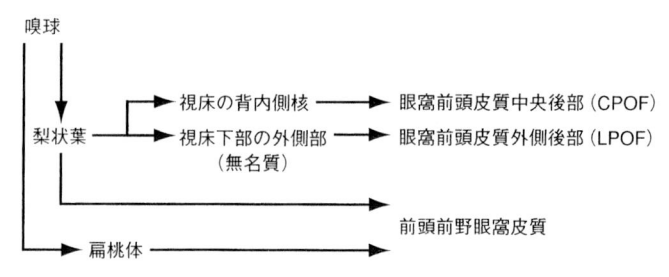

```
嗅球
 │
 ▼
梨状葉 ──→ 視床の背内側核 ──→ 眼窩前頭皮質中央後部 (CPOF)
  │    ──→ 視床下部の外側部 ──→ 眼窩前頭皮質外側後部 (LPOF)
  │         (無名質)
  │                           ──→ 前頭前野眼窩皮質
  └──→ 扁桃体 ─────────────────↗
```

図 6.12　高次嗅覚中枢部へ投射する嗅覚神経路の概要（文献 1）より一部改変）

能以外に記憶や物の認識など，より統合された機能部位としてはたらいている可能性を示唆していると思われる．

以上の嗅覚神経路を要約するとおおよそ図 6.12 のようになり，人間の嗅覚神経系もサルの嗅覚神経路と類似した神経路になっていると考えられている．

b. ヒトの脳内匂い情報伝達
1) 側頭葉切除術によるヒトの嗅覚機能検査

ヒトにおける頭部外傷や脳血管障害，難治性てんかんなどに対するこれまでの種々の脳外科手術の症例から，匂いの識別・認識に関する検査の報告がある[8]．これらの検査報告では，一般に脳の側頭葉切除や前頭葉切除の外科的切除後，匂いの患者の検知閾値については健常者とほとんど変わらなかったが，匂いの識別では障害が認められることが報告されている．

Zatorre と Jones-Gotman[9] は，左右の鼻を別々に匂い刺激して検査した結果，匂いの認識では側頭葉切除後，異同弁別が障害される結果を得た．一方，前頭葉切除では，両側の鼻で匂い識別を行う異同弁別に障害が生じたと報告している．また，匂い識別は，右側の鼻を匂い刺激したときには，右側の脳半球のほうがより優れている同側優位性の可能性が示唆された．

これに対して石合ら[10] も，難治性側頭葉てんかん患者で側頭葉切除後の 18 例に対して嗅覚の検査を行っている．この検査では対象患者が 18 例で，右側の側頭葉切除が 11 例，左側の側頭葉切除が 7 例，また右利きが 17 例，左利きが 1 例であったがアミタールテストでは左半球がすべて言語優位性半球であった．本検査では全例で，切除術後と術前で知能検査，失語症検査の成績に差はなかった．また，匂い識別検査はパイナップル，レモンなど 9 種類の果物と香

料のハッカの計10種類の匂いを用い，匂いを封入した4つのマイクロカプセルの中から1つの匂いを選択する匂い識別テストによって匂い検査試験を行った．この結果，側頭葉切除側の匂い識別能力が障害されるのは，対側の側頭葉にも何らかの病変や脳の萎縮がある場合に限られていることが明らかとなった．この結果は，嗅覚神経路が同側性の投射を主体にしていること，および匂いの識別においては，両側の側頭葉が匂い識別に関与していることを示唆するものであった．つまり，この検査結果は，側頭葉を含む片側だけの大脳半球では同側性の匂い神経伝導が主体であるが，その機能は，対側の匂い識別にも関与する機能を有していることを意味している．

一方，Martinezら[11]によると，側頭葉切除前後の嗅覚識別において，匂いが同じであるか異なるかの弁別課題検査を行った結果，大脳左右半球の匂い弁別課題の成績は右側の鼻のほうがよく，右側の大脳半球の優位性を示唆する結果になったと報告している．この結果は前述のZatorreらの検査結果の傾向と一致する．以上のように，ヒトの脳内における匂い識別機能を解明する上で，側頭葉切除にともなう左右半球間の機能差の研究，さらには前頭葉をも含む大脳神経路についての研究を行うことは，今後，きわめて重要な脳内の匂いの情報伝達処理を示唆するものと考えられる．

2） 嗅覚誘発電位計測による匂いの情報伝達

ヒトの嗅覚の大脳神経活動に対して，わが国で最初に他覚的客観的な検査・診断が行われたのは，1963年の市川や浅賀ら[12]による匂いの脳波計測の先駆的研究であった．しかし，この段階では，一定量の匂いを連続的に鼻腔に与えていたので，嗅覚疲労などによってあまり有効な脳波応答が得られなかった．その後，Finkenzeller[13]が，引き続いて1967年にはAllisonとGoff[14]が，短時間の匂いを鼻腔に吹きつけて刺激することによって，ヒトの大脳頭皮上から嗅覚誘発電位（olfactory evoked potentials）を初めて記録することに成功した．しかしSmithら[15]は，AllisonとGoffによって計測された誘発電位応答が，鼻腔内の三叉神経が匂い刺激によって誘発された可能性を示唆し，この応答が果たして嗅覚神経由来の応答であるかどうかは疑問であるとした．また，その後，1973年にHerberhold[16]が行った嗅覚誘発電位実験では，匂いガスを短い時間のパルス状刺激にして鼻腔に提示したものの，潜時約260 msと500 ms近辺に2つの山のピークをもつ誘発電位応答を得た．これに対して

PlattigとKobal[17]は，これらの誘発電位応答は，匂いの刺激系に依存したものであって，やはり三叉神経性の応答の可能性があることを指摘し，新たにflow法による匂い刺激法を提案した．このflow法は，匂い刺激のみを単独で用いるのでなく，無臭空気の連続的な流れの中に短い時間の匂い刺激をサンドイッチ状に組み込むことによって，鼻腔内の圧変動の刺激を被験者に与えず匂い刺激を行う方法である．彼らは開発したこのflow法を用いて，三叉神経応答が入らない嗅覚誘発電位計測に成功したのである．

一方，同じころ，筆者らは短い時間の匂いパルスを鼻腔に吹きつけるblast法の開発を行い，被験者の呼吸の吸気に同期した呼吸同期式匂いパルス刺激法[18]を新たに考案し，この刺激法によって匂いパルスで誘発される三叉神経性応答と，匂い刺激によって誘発される嗅覚神経性の誘発電位応答とを分離して解析することに成功した．筆者らは開発した呼吸同期式blast法を用い，片側鼻腔による無臭空気刺激に対する誘発電位の大脳左右差の研究を行い，図6.13に示すように無臭空気刺激を行った鼻腔側と対側の大脳半球の応答電位が優位となる対側優位の結果を得た[19]．この結果は，無臭空気パルスを鼻腔に吹きつけたことによって，三叉神経性の神経伝導情報が対側優位の特徴をもつ体性感覚応答であることを明らかにしたものである．一方，匂い刺激パルスをblast法で鼻腔に吹きつけたときに計測される最も顕著な誘発電位応答成分の大脳左右差の実験では，同側優位性の特徴をもつ嗅覚神経性独自の結果が認め

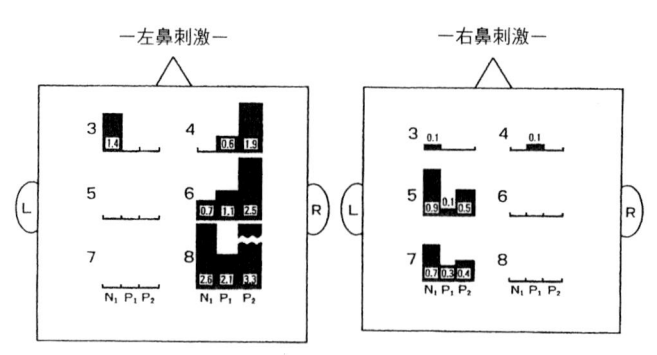

図6.13 無臭空気刺激に対する誘発電位応答の振幅値の左右差比較
5被験者の平均応答，被験者は全員右利き．記録部位は3：F_3，4：F_4，5：C_3，6：C_4，7：P_3，8：P_4．

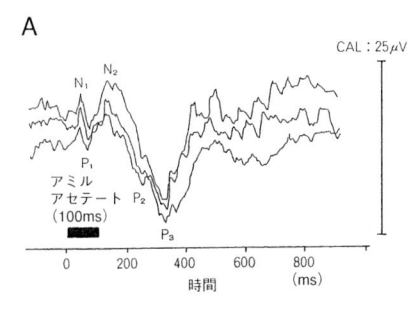

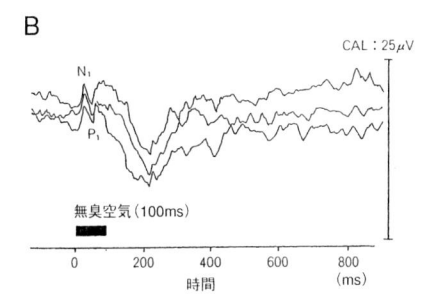

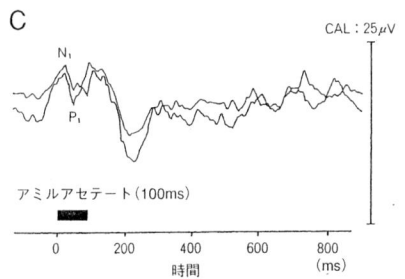

図 6.14 嗅覚正常者と障害者に対する嗅覚誘発電位応答
(A) 嗅覚正常者の匂い応答波形（匂いはアミルアセテート），健常被験者：3名.
(B) 上記嗅覚正常者の無臭空気刺激応答波形.
(C) 嗅粘膜障害者の匂い応答波形（匂いはアミルアセテート），嗅覚障害者：2名.

られた[20].

さらに，筆者らは当時，大阪大学耳鼻咽喉科と共同で行った嗅粘膜剥離の嗅覚障害患者に対する嗅覚誘発電位検査[21]の結果では，図 6.14 に示すように嗅覚の正常な被験者の無臭空気刺激に対する誘発電位応答にきわめて類似した応答波形となり，嗅覚正常な被験者の誘発電位応答の波形とは明らかに異なる結果であった．以上の結果から，呼吸同期式刺激の blast 法による匂い刺激によって，嗅覚正常な被験者の誘発電位応答波形中には，短潜時の応答波形として三叉神経応答成分が得られるとともに，その後の約 300～350 ms の潜時で嗅覚神経性の誘発電位応答成分が得られており，これらの誘発電位成分が合成された応答波形となっていることが証明された.

3） 嗅覚誘発脳磁図計測による匂いの情報伝達

嗅覚誘発脳磁図（magnetoencephalography；MEG）計測の研究では，「匂い」の感覚情報の知覚を意味する嗅覚誘発脳磁界応答が，筆者らがすでに過去に実施して得た嗅覚誘発電位の計測結果[19]と，ほぼ同様の潜時の応答結果が得られることが明らかとなった[22]．すなわち，筆者らが脳磁図計測実験で得た嗅覚誘発脳磁界の応答ピークは，約 320～450 ms の応答潜時であり（表 6.1），

表 6.1 嗅覚誘発脳磁界実験によって前頭眼窩野部信号源に推定された
MEG 応答ピークの潜時(匂い=アミルアセテート)

被験者	MEG 応答波形ピークの潜時(単位:ms)	
	左鼻腔刺激	右鼻腔刺激
Sub. A	381.5±46.1 (6)	373.4±71.5 (3)
Sub. B	352.8±50.7 (4)	371.6±94.3 (2)
Sub. C	343.4±48.5 (3)	321.2±16.9 (2)
Sub. D	335.3±33.0 (2)	428.0±33.0 (4)
Sub. E	410.3±40.0 (5)	341.9±63.8 (9)
Sub. F	422.5±66.3 (6)	381.7±46.4 (3)

( )内の数字は測定回数.

このときの電流ダイポールに対する信号源推定は,大脳の左右の両側の前頭眼窩野部に嗅覚中枢部位が特定される結果を得た.この解析には大脳の左右半球に1個ずつの2ダイポール法を適用して信号源を推定した結果,ダイポールが前頭眼窩野溝部のかなり深い脳部位,左右両半球のやや非対称なところに存在していることが明らかとなった.また,この研究によって片側鼻腔刺激に対する匂い刺激に対して同側の脳半球側が優位となる傾向が得られている.

一方,小野ら[23]は,筆者らが嗅覚誘発脳磁界実験で得た種々の「匂い」に対する嗅覚誘発脳磁界データに,ウェーブレット解析やシミュレーテッドアニーリング法などによる信号解析処理を新たに適用してノイズ除去を行い,さらに詳しく解析した結果,興味深い結果を得ている.つまり,筆者らが前頭眼窩野部と推定した部位は,外部磁界ノイズの影響などを受けているため,もう少し後方の部位に修正されなければならない可能性があるかもしれないこと,さらに,これらの部位に推定された信号源の電流ダイポールの向きが「匂い」の種類によって反対方向に推定されるというものであった.また,この推定された「匂い」の電流ダイポールの向きは「匂い」の質によって再現性があるという結果をも示した.このことは,推定された「匂い」の脳活性化部位では,「匂い」の質や種類を認識していることを表しており,この部位では,すでに「匂い」の性質に対する高度な判断ができていることを示す解析結果と考えられる.

4) 匂いの認知機能計測

筆者らが行った匂いのオドボール課題を用いた MEG 認知実験[24]では,呈示確率の異なる2種類の匂いパルス刺激を被験者にランダムに与えて,呈示確

表6.2 MEGオドボール実験による快・不快の匂いによる脳応答の左右差の比較

	左鼻の匂い刺激		右鼻の匂い刺激	
	左脳応答	右脳応答	左脳応答	右脳応答
快い匂い (アミルアセテート)	547±53	535±50	598±288 ←—*—→ 510±195	
	*	*		
不快な匂い (イソ吉草酸)	468±148	473±118	578±348 ←—*—→ 460±53	

被験者=3人, 応答潜時=平均±標準偏差 (ms)
t-検定　　　有意差　＊$p<0.01$

率の低いまれな(新奇な)刺激の匂いに注意させ,その回数を数えさせる実験を実施した.この結果,まれな(新奇な)匂い刺激時にのみ出現するMEG応答として,P300m成分と考えられる後期応答成分(潜時:約490 ms)を検出した.また,この応答成分に対して信号源推定を行った結果,上側頭部近辺の脳部位にダイポールが求められる結果を得た[24].このことから,匂いを認知したときの脳活動の磁界応答成分がとらえられたものと考えられる.さらにこの実験から,表6.2に示すように快適な「匂い」と不快な「匂い」では,匂いの快・不快の質の違いによって,脳の左右差で認識に差異がある可能性も出てきている[25].これらの研究はまだ研究途上であるため,十分な実験による解析がさらに必要であるが,すでにPETによる嗅覚実験によってZatorreら[26]が指摘しているような嗅覚の右側前頭葉の優位性や,快・不快の性質の違いによる匂い情報伝達処理の差異などの問題が近い将来解明され,一層明確化されるものと考えられる.

c. 脳内匂い情報伝達研究の今後の展開

最近,Sobelら[27]は,匂いを意図的にsniffingした場合のfMRIによる脳内血流の変化を計測し,無臭空気刺激で,すでに梨状皮質部が活性化されていること,および,匂いのsniffing刺激では,右側の前頭眼窩野部がより強く活性化されることを報告している.筆者らも被験者みずからが能動的に匂いを嗅ぐactive olfactionの研究に取り組み,実験用呼吸マスクを用いて匂いをsniffingしたときのMEG応答を計測する実験を行った[28].この結果,図6.15に示すように,SSP (signal space projection)法を用いた解析によって,匂いを能

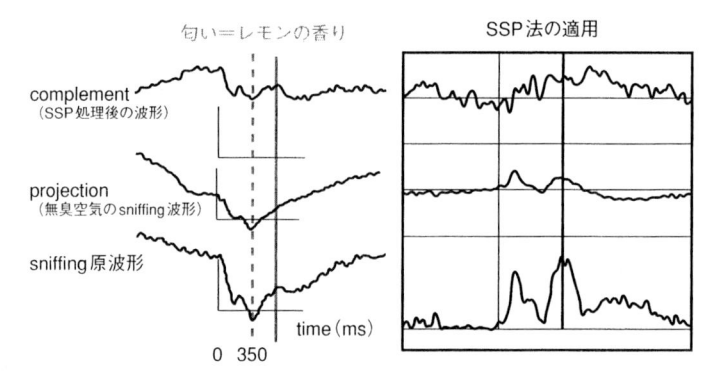

図 6.15 匂いの sniffing によって計測された能動的嗅覚応答
SSP（signal space projection）法を適用して解析し，匂いの sniffing 波形から運動準備磁界波形（projection）を引き去った匂い応答波形（complement）．

動的に sniffing したときに得られた MEG 応答の原波形から，無臭空気の sniffing によって得られた運動準備磁界を含む MEG 応答成分を引き去った残差 MEG 応答波形の中に，匂いを sniffing 後，約 350 ms の潜時で明瞭な匂いの応答成分のみが抽出できることを明らかにした．また，この処理で抽出された匂いの sniffing 応答成分に対する信号源推定を行ったところ，右側の前頭眼窩野に信号源のダイポールが推定される結果を得た[29]．この結果は，匂い刺激に対する Zatorre らの PET の匂い実験や Sobel らによる fMRI 実験の研究結果と一致しており，能動的嗅覚による匂いの認知情報処理研究の重要性を示唆している．さらに最近，呼吸リズムによる匂いの知覚・認知情報処理の重要性が正岡や本間ら[30]の研究によっても指摘されており，呼吸と同期した匂いの認知機能の研究，および sniffing などによる能動的嗅覚の研究は今後の匂い情報処理研究における重要な課題の1つであろう．　　　　　［外池光雄］

文　　献

1) 髙木貞敬：匂いの科学（髙木貞敬，渋谷達明編），pp. 114-123, 朝倉書店，1989.
2) 小野田法彦：においと脳・行動（外池光雄，渋谷達明編），pp. 74-82, フレグランスジャーナル社，2003.
3) Shipley, M.T. and Ennis, M.：*J. Neurobiol.*, **30**, 123, 1996.
4) 大野浩司：においと脳・行動（外池光雄，渋谷達明編），pp. 2-15, フレグランスジャーナル社，2003.
5) Tanabe, T. *et al.*：*Journal of Neurophysiology*, **38**, 1269-1283, 1975.

6) Tazawa, Y. et al. : *Neuroscience Research*, **4**, 357-375, 1987.
7) Yarita, H. et al. : *Journal of Neurophysiology*, **45**, 69-85, 1980.
8) 石合純夫：第18回神経研シンポジウム　匂いの神経科学, pp.31-39,（財）東京都神経科学総合研究所, 1995.
9) Zatorre, R.J. and Jones-Gotman, M. : *Brain*, **114**, 71-84, 1991.
10) Ishiai, S. et al. : Olfaction and Taste XI (Kurihara, K. et al. eds.), p.634, Springer-Verlag Tokyo, 1994.
11) Martinez, B.A. et al. : *Neuropsychology*, **7**, 351-363, 1993.
12) 市原正雄ほか：耳喉, **35**, 719-728, 1963.
13) Finkenzeller, P. : *Pflugers Arch. ges Physiol.*, **229**, 76-80, 1966.
14) Allison, T. and Goff, W.R. : *Electroenceph. Clin. Neurophysiol.*, **23**, 558-560, 1967.
15) Smith, D.B. et al. : *Electroenceph. Clin. Neurophysiol.*, **30**, 313-317, 1971.
16) Herberhold, C. : *Arch. Oto-Rhino-Laryng.*, **210**, 67-164, 1975.
17) Plattig, K.H. and Kobal, G. : Human Evoked Potentials, pp.285-301, Plenum, 1979.
18) 外池光雄, 栗岡豊：脳波と筋電図, **9**, 214-223, 1981.
19) Seta, N. et al. : *Sonderdruck aus Sitzungsberichte der Physikalisch, Medizinischen Sozietat zu Erlangen*, Neute Folge, 4(4), 67-78, 1996.
20) Tonoike, M. et al. : Olfaction and Taste XI (Kurihara, K. et al. eds.), p.675, Springer-Verlag Tokyo, 1994.
21) Seta, N. et al. : *Proc. 13th Int. Conf. of IEEE/EMBS*, **13**, 541-542, 1992.
22) Tonoike, M. et al. : *Electroenceph. Clin. Neurophysiol.*, **Suppl. 47**, 143-150, 1996.
23) 小野弓絵ほか：日本生体磁気学会論文誌, **16**(2), 11-21, 2003.
24) 山口雅彦ほか：日本味と匂学会誌, **5**, 55-358, 1998.
25) Tonoike, M. et al. : *Journal of Temporal Design in Architecture and the Environment*, **3**, 43-53, 2003.
26) Zatorre, R.J. et al. : *Nature*, **360**, 339-340, 1992.
27) Sobel, N. et al. : *Nature*, **392**, 282-286, 1998.
28) Tonoike, M. et al. : *Proc. of 20th Annual Int. Conf. IEEE/EMBS '98*, **20**, 2213-2216, 1998.
29) Tonoike, M. et al. : *Proc. Biomag 2000*, 288-291, 2001.
30) 正岡ゆりほか：脳と神経, **57**(8), 631-638, 2005.

6.4　鋤鼻系の上位中枢

　鋤鼻系の情報は，鋤鼻器・副嗅球を介して，扁桃体に直接入る．扁桃体は，大脳辺縁系の一部として情動にかかわる領域で，本能行動の駆動系である視床下部と直結している．ここでは，"鋤鼻系の上位中枢"としての扁桃体について考える．

a. 鋤鼻系の中枢経路

鋤鼻器からの情報を受ける副嗅球の僧帽・房飾細胞は，その軸索を，外側嗅索の内側に伸ばし副嗅索を形成し，副嗅索床核と扁桃体内側核および扁桃体皮質核の最表層に投射する（図6.16）[1]．副嗅球からの投射を受ける扁桃体領域を，鋤鼻扁桃体（あるいは鋤鼻皮質，副嗅皮質）とよぶ．扁桃体は，側頭葉の内側部に位置する神経核群で，ヒトおよび動物の条件づけの獲得や情動体験によるエピソード記憶に関与する"情動中枢"として知られる領域である[2]．他の感覚（嗅覚，視覚，聴覚，触覚）入力が大脳皮質を経由した後に扁桃体に入るのに対し，鋤鼻系からの入力は直接扁桃体に入る．これは，鋤鼻系が大脳皮質による高度な分析を必要としない，より直感的な情報処理を行う神経回路であることを意味している．

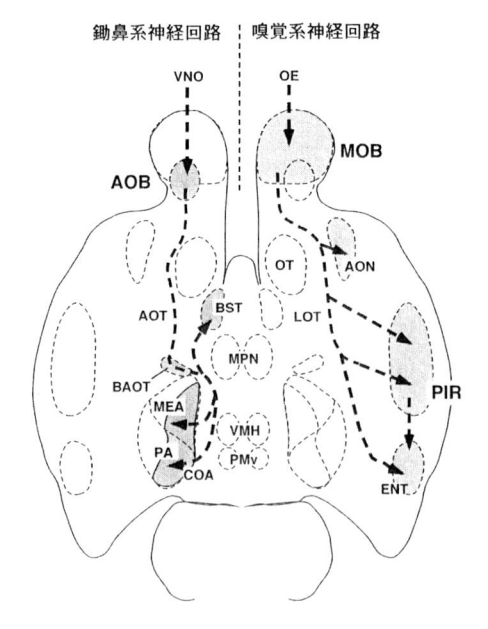

図6.16 鋤鼻系と嗅覚系の神経回路
AOB：副嗅球，AOT：副嗅索，BAOT：副嗅索床核，COA：扁桃体皮質核，LOT：外側嗅索，MEA：扁桃体内側核，MOB：主嗅球，PA：扁桃体後核，BST：分界条床核，ENT：嗅内皮質（嗅内野），MPN：内側視束前核，OE：嗅上皮，OT：嗅結節，PIR：梨状皮質，PMv：前乳頭核腹側核，VMH：視床下部腹内側核，VNO：鋤鼻器．

6.4 鋤鼻系の上位中枢

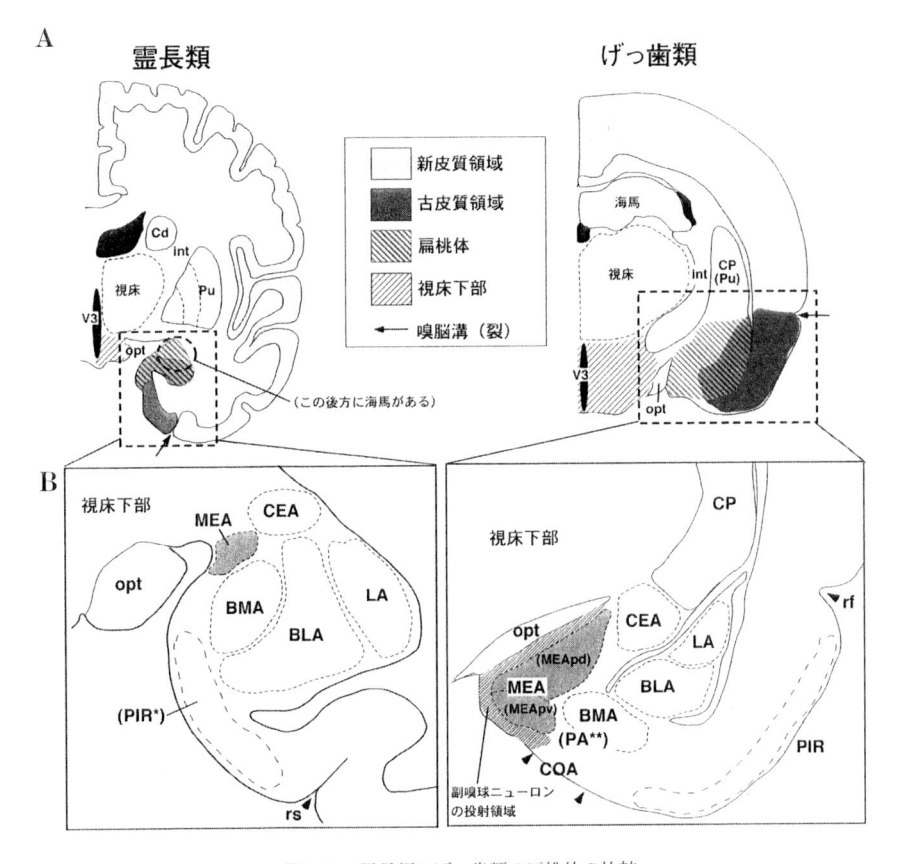

図6.17 霊長類とげっ歯類の扁桃体の比較
(A) 大脳皮質は嗅脳溝（裂）（rsあるいはrf）を境に新・古皮質に分けられる．扁桃体は大脳基底核と古皮質の両成分からできている．
(B) 霊長類もげっ歯類もほぼ同じ神経核で構成されるが，げっ歯類ではMEAの占める割合が大きい．PIR*：梨状皮質はこの位置の前方に位置する．PA**：PAはこの後方に位置する．神経核の略称は本文を参照．

b. 扁桃体について

霊長類とげっ歯類の扁桃体を比較してみると，霊長類では大脳皮質が発達しているため，げっ歯類よりも脳の腹側かつ内側に位置する．基本的には，扁桃体内側核（MEA），扁桃体中心核（CEA），扁桃体外側核（LA），扁桃体基底外側核（BLA），扁桃体基底内側核（BMA），さらに後方の扁桃体皮質核（COA），扁桃体前領域（核）（AAA），扁桃体後核（PA）で構成され（図6.17 B），亜核を加えると20前後の領域に細分化される[3]．扁桃体は解剖学的

には大脳基底核に属するが，発生学的には大脳基底核（線条体）と古皮質の成分が混在している．扁桃体の大脳基底核成分は，脳の発生の初期に神経管の脳室層が脳室に向かって隆起した線条体隆起（あるいは神経節丘）に由来する[4]．発生にともなって大脳基底核の部分と古皮質の部分が背中合わせになるように扁桃体が形成され，成体脳では，霊長類もげっ歯類も大脳基底核である被殻（尾状被殻）が扁桃体の線条体部分である MEA や CEA と連続している（図 6.17 A）．構成する神経核の形や大きさは霊長類とげっ歯類の扁桃体では異なるが，種類と相対的な位置関係はほぼ一致している．

c. 鋤鼻扁桃体ニューロン

副嗅球からは MEA および COA の最表層への投射が強くみられる．MEA（扁桃体内側核）ニューロンは複数の樹状突起を副嗅球からの投射が集まる部位に伸ばしている．他の扁桃体ニューロン（たとえば，扁桃体基底外側核のニューロン）と比べると，その樹状突起の数は少ない（図 6.18 A）．また，電気生理学的には 3 つの特性の異なるタイプが存在している（図 6.18 B）．副嗅球からの入力線維を電気刺激すると，MEA ニューロンでは興奮性のシナプス電位が記録される．また，ノルアドレナリン，セロトニン，アセチルコリン，ドパミンがこれらのニューロンにシナプス前・後性に修飾を加えている．鋤鼻系の情報が，MEA ニューロンでどう処理されるのかを知ることは，"鋤鼻系の上位中枢"の機能を理解する重要な課題といえる．

d. 鋤鼻扁桃体からの出力

MEA 後背側部（MEApd）と後腹側部（MEApv），扁桃体後核（PA）のニューロンは，分界条床核，内側視束前野，視床下部腹内側核，視床下部乳頭体前核腹側核など生殖や攻撃行動と深い関係をもつ視床下部に投射する[5,6]．鋤鼻扁桃体と分界条床核および視床下部の諸神経核は，いずれも生殖内分泌や性行動あるいは摂食の中枢とよばれてきた領域で，性ステロイドホルモン受容体が分布している領域と重なる．このことは，鋤鼻系が生殖行動や攻撃行動と密接に結びついていることを解剖学的・生化学的に裏づけている．また内側核は，扁桃体外側核および中心核と双方向性に結合している[3]．鋤鼻系からの入力は，外側核において大脳皮質，視床，海馬からの入力とともに統合され，中

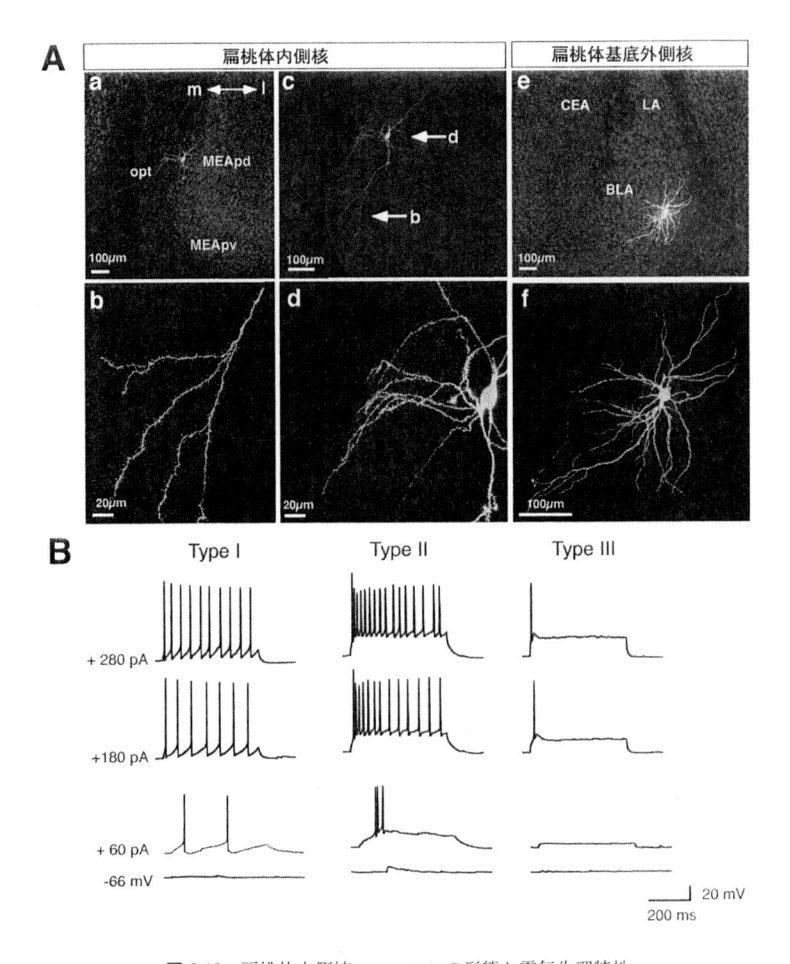

図 6.18 扁桃体内側核ニューロンの形態と電気生理特性

(A) 扁桃体内側核ニューロン(a–d)と外側核ニューロン(e–f)の biocytin 注入像．MEA ニューロンは副嗅球からの投射領域に向かって樹状突起を伸ばしている．BLA ニューロンは全体的に樹状突起を伸ばしている．

(B) MEA ニューロンには脱分極電流により，持続発火を示すタイプ（Type I と II）と 1 発しか発火しないタイプ（Type III）がある．

心核を経て脳幹に出力され，恐怖，本能行動として発現すると考えられる[6]．

e. 哺乳類以外の動物や鋤鼻器をもたない哺乳類について

両生類の中で無尾類に属するカエルは鋤鼻器をもつ動物である。主嗅球からは大脳の側面と背面へ投射する一方、副嗅球からは大脳の中央部を経由して"扁桃体"に投射している[7]。後者が哺乳類のMEAに相当する領域であり、その情報はさらに視床下部へと送られる。したがって、カエルにはげっ歯類と同じような"鋤鼻扁桃体"が存在しているといえる。鳥類は鋤鼻器と副嗅球をもたない動物である。鳥類では嗅球からの投射は哺乳類の梨状皮質に相当する領域と、ヒモ状核（Tn）とよばれる領域の2か所に認められる[8]。このTnが系統発生学的にも哺乳類のMEAに相当する部位と考えられている。Tnには MEAと同様に性ステロイドホルモン受容体が分布しており、性行動を行うとTnにc-Fosの発現が上昇し、Tnを破壊すると鳥類の性行動が抑制されることが報告されている[9,10]。鳥類は鋤鼻器をもたないにもかかわらず"鋤鼻扁桃体"をもつことになる。それではヒトや類人猿はどうか。鋤鼻器と副嗅球が確認されていないこれらの動物にも"鋤鼻扁桃体"に相当する領域は存在し、その領域の生化学的特性もげっ歯類と類似している。嗅球と"扁桃体"を結ぶ回路はヒトや類人猿では確認されていないが、その存在は十分に予測できる。

おわりに

鋤鼻系の"上位中枢"としての扁桃体について、動物種の比較を含めて考えてみた。鋤鼻系の機能については不明な点が多く残されているが、解剖学（神経回路）的には本能や情動と深くかかわることが容易に理解できる。鋤鼻系に注目して複数の研究手法による知見を統合・体系づければ、情動行動を司る神経機構の一端が解明できるのではないか。生命科学の一つの重要な研究課題といえる。

［横須賀　誠・佐原資謹・市川眞澄］

文　献

1) van Campenhausen, H. and Mori, K. : *Eur. J. Neurosci.*, **12**, 33-46, 2000.
2) ジョン・ピネル：バイオサイコロジー（佐藤　敬ほか訳），pp. 335-352，西村書店，2005.
3) Pitkanen, A. : The Amygdala (Aggleton, J.P. ed.), pp. 31-115, Oxford University Press, 2000.
4) Swanson, L.W. and Petrovich, G.D. : *Trends Neurosci.*, **21**, 323-331, 1998.
5) Dong, H.W. *et al.* : *Brain Res. Rev.*, **38**, 192-246, 2001.

6) Petrovich, G.D. et al. : *Brain Res. Rev.*, **38**, 247-289, 2001.
7) Scalia, F. : Frog Neurobiology (Llinas, R. and Precht, W. ed.), pp.213-233, Springer-Verlag, 1976.
8) Reiner, A. and Karten, H.J. : *Brain Behav. Evol.*, **27**, 11-27, 1985.
9) Thompson, R.R. et al. : *Brain Behav. Evol.*, **51**, 215-229, 1998.
10) Absil, P. et al. : *Brain Behav. Evol.*, **60**, 13-35, 2002.

7. 匂いと行動遺伝

7.1 匂い型と遺伝子

　雄雌の選択，交配相手の嗜好など，相手の選択は子孫の魅力を増すとか，あるいは親の擁護のような直接の利益を得ることがあるが，交配選択の別の機能としては，よい遺伝子を選ぶか，あるいは血縁との交配など不適合な悪い遺伝子を避けることによって，子孫の適応性を増すことにある．体臭は多くの種属において，社会的，性的，内分泌的な応答を制御するのに重要な役割を果たしている．そして匂いのシグナルを産出したり，検出したりする特別化した構造に含まれている．匂いに基づく個体間の識別は，これまで交配選択や親子間の認識などで報告されてきた．個体の識別は嗅覚系がよく発達した，群れをなして住む多くの動物の社会的な行動を組織化するのに重要な役割を果たしている．さまざまな環境要因，たとえば食餌などの変動は明らかに個々の体臭に貢献しているが，個体間の遺伝的な相違は確かに最も主要な役割を果たしている．匂い型は動物の中で，すなわち種の中で，個体を他から識別する遺伝的に定められた体臭を称する．ちょうど，各人が特有な指紋を有するように，各々の人が特有な体臭（体の匂い）を有すること，そしてこの体臭は特別な遺伝子群によってコントロールされることを筆者らの研究が明らかにした．一卵性双生児を除いて各々の遺伝子型はユニークである．同様に，ヒトの匂い型とよぶ遺伝的に定められた個人個人に特有な匂いもまたユニークである．いわゆるDNAによる指紋検出方法は，犯罪者を見つける一般的な方法となってきた．この匂い型も，理論的にはまったくこの目的にかない，おそらくイヌがヒトを追跡する基盤となっている．一卵性双生児といえば，イギリス人のKalmusの警察犬を使った実験で，赤の他人どうしは簡単に識別できたが，一卵性双生

児どうしは識別できなかったとの報告がある．これは，仮にイヌにハンカチを嗅がせると，イヌは容易に持ち主を探し当てる．しかし，その持ち主に双子の兄弟がいて，たまたま一緒にいたりすると，イヌは本人とその双子の兄弟とを，50：50の割合で行ったり来たりして識別できない．また双子の兄弟がいて，何年も離れて住んでいて，不幸にもその1人が死亡したので，残された双子の兄弟がお悔やみに行ったところ，そこのイヌが普段はよく他人に吠えるのに，会ったことがないその兄弟に全然吠えなかったという話もある．一卵性双生児は遺伝的にまったく同じだから，このことは，ヒトの体臭が遺伝子型によって支配されている1つの例証になる．

それでは，この識別はいかになされているか．ヒトそれぞれの指紋が異なるように，匂いの表現型とか匂い型とよんでいる匂いの標識があるに違いない．この匂い型の性状，すなわちどんな遺伝子が関与し，それが普通の動物やヒトの行動に果たす役割，そして究極には，この匂いのコードにどんな化学物質が含まれているのかを明らかにすることである．

最初に研究の対象として主に用いたマウスを取り上げ，次にヒトの研究を紹介する．

マウスでは，兄妹交配を少なくとも20回以上繰り返してつくられた遺伝的変異の非常に少ない近交系統が確立されている．近交系統のマウスはいわば一卵性双生児のように遺伝的に同一であり，生物の研究の多くの分野において，計り知れないほど重要な役割を果たしてきた．

7.2 MHC匂い型

1974年ごろに，ニューヨークのMemorial Sloan-Kettering癌センターのThomasは，免疫細胞が自己と異物を区別するときにはたらいている組織適合性遺伝子群が，繁殖，フェロモンそして個人の匂いに関係し，主要組織適合抗原複合体（major histocompatibility complex），略してMHCの遺伝子群は，それぞれの個体に特有な匂いを賦与し，イヌは異なるヒトの組織適合型を匂いで識別できるかもしれないと考察した[1]．たとえば臓器移植を待つ患者に適合する臓器をもつ提供者を，その体臭を嗅ぐことによって探し当てることができるのではないかという考えである．過去30年間にわたる，筆者らの研究

や他の科学者の研究は，この仮説が正しいかどうかについて取り組み，この遺伝子群が匂い型とよぶその人固有の体臭に，どのような役割を果たしているかを追求した[2,3]．その結果は，Thomasの卓越した考えが実際正しいことを立証した．簡潔にいえば，マウス[4,5]，ラット[6,7]，そしておそらくヒト[8,9]を含めた多くの動物は，それぞれユニークな体臭を有し，それはMHCの遺伝子群によって制御されている．

a. MHCの遺伝子

マウスは20対の染色体を有し，MHCは第17番目の染色体上にある（図7.1）．このリンクした遺伝子群の重要性は，すべての脊椎動物に同じようなこの遺伝子群が存在するという事実からも明らかである．マウスのMHCはH-2とよばれ，ヒトのMHCはHLAで第6番目の染色体上にある．MHCの遺伝子群の特徴[10,11]は，

① 約50のリンクした遺伝子からなり，ほとんどすべての脊椎動物に見いだされる．
② 免疫機能の制御や臓器移植の生着・拒否を決める中心的な役割を果たす．
③ 非常に多様性で，一卵性双生児以外は，この領域がまったく同じであるマウスやヒトは見つからない．
④ 個体に特有な匂い型の産出に関与している．

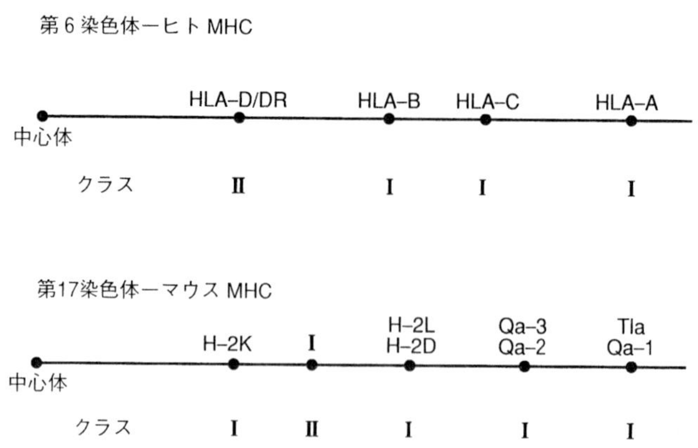

第6染色体—ヒトMHC

中心体	HLA-D/DR	HLA-B	HLA-C	HLA-A
クラス	II	I	I	I

第17染色体—マウスMHC

中心体	H-2K	I	H-2L H-2D	Qa-3 Qa-2	Tla Qa-1
クラス	I	II	I	I	I

図7.1 主要組織適合抗原複合体（MHC）遺伝子群

前述した遺伝的に同一な近交系に加えて，特異な効果をもつ遺伝子に注目して実験を組む場合，交配選択を繰り返しながら，計画的にある遺伝子を別の近交系統に導入することによって，導入された遺伝子だけが元のマウスと異なるマウス（コンジェニックな系統のマウス）を育成することができる．MHCに基づく匂い型の研究にも，いくつかのマウスのグループがつくられた．MHC域のコンジェニックな系統は，MHC型の異なる2つの近交系統について数世代にわたって戻し交配を繰り返すことによってつくる．結果として，コンジェニックな系統のマウスと元の系統のマウスとでは，遺伝的に異なるのはMHCに限られていて，両者は遺伝子型の99.8％以上が同じで，MHCのみが異なっているにすぎない．それゆえ，両者の相違が遺伝的であるとすれば，MHC（H-2）領域に存在する遺伝子群による．

b. 交配嗜好テスト

MHCが関与した匂いが動物間の化学伝達に含まれていることを示唆した偶然の出来事は，30年くらい前に共同研究者のMemorial Sloan-Kettering癌研究所のBoyseの動物舎で観察された．それはMHCコンジェニックな系統のマウスをつくる際に，1つのケージの中で一緒に飼った2系統のマウス間で，ある系統のマウスは自分と同じ遺伝子型の仲間よりも，異なる系統のマウスと頻繁に一緒になり，巣づくりをしているという観察である．この観察と前後して，もう1人の共同研究者であるThomasは，主要組織適合抗原複合体の遺伝子群は，体内では免疫応答を制御して自己と他己の識別を司り，体外ではこの遺伝子群が個体のマーカーとしてはたらいている，それは個々の動物に各々特有な匂いを賦与しているのではないかという大胆な仮説を立てた．そこでこの観察を確かめ，仮説を実証するために，次のような実験系をセットした．1匹の雄に，MHC遺伝子のみが異なる2匹の成熟した雌を同時に与え，雄がどちらの雌と交尾するかという観察である．雄に自分と同じ遺伝子型の雌とMHC遺伝子のみ異なる雌の選択をさせた実験である．交尾によって生じた膣栓の存在によって，どちらの雌と交尾したかがわかる．たまには両方の雌と交尾する元気な雄もみられるが，その場合，膣栓の乾き具合やその深さによって，容易にどちらの雌と最初に交尾したか見分けられる．膨大な数の実験結果から，MHCによる交配嗜好がみられ，一般に自分と異なるタイプの雌と交

尾する傾向がみられた[12]．その後，いくつかの研究室でこの実験が追試されたが，いずれも同様な結果，異なるタイプの相手と交尾する傾向が得られている．特にフロリダ大学のグループは1991年にセミナチュラルな環境，すなわち，納屋を改造してかなり自由に往来できるような状況で野生のマウスについてテストしたところ，同様な結果を得た[13]．

この意義を考えてみると，異なるタイプの相手と交尾することにより，生存に適する，この遺伝子の雑種を生み出すことになり，遺伝子の多様化を促し，突然変異を広げる結果となる．そして，広範囲な抗原に対する反応の増加や新しく起こる環境の悪化に対する免疫系の適応能力を高めることになり，理に叶っている．この発見は，生殖行動および選択が，特定の遺伝子，遺伝子群と結びついた最初の例である．

c. 匂いの識別

交配嗜好テストは，匂いに関して遺伝的に決められた個体の性質や，その機構を調べる方法としては煩雑で扱いにくいという難点がある．この遺伝子が関連した匂いのコミュニケーションシステムが存在するならば，それを直接にテストする必要がある．実験に必要なことは，匂いだけに焦点を合わせ，匂い以外のあらゆる他の感覚シグナルを除くことである．この目的で，匂いによる識別装置とでもいえるY字型迷路，後に自動的なオルファクトメーターを試作した．一般的なアプローチとして，訓練したマウスやラットがMHC遺伝子のみ異なるマウスの匂いを識別できるかどうかテストした[14]．

Y字型迷路法

Y字型迷路法（図7.2）では，訓練マウスに餌は自由に与えるが，水は制限し，一日のうち23時間水を与えないで，実験で正しい匂いを選択したときのみ報酬として水を与える．装置は，仮に，MHCコンジェニックどうしであるマウスC57BL/6［B6-H-2^b：(B)］と［B6-H-2^k：(K)］が，それぞれ入った左右の匂い箱は，Y字型迷路の左右の腕と連結している．それゆえ，それぞれの腕には，別々にBとKのマウスの匂いが送風機で送られている．Bマウスの匂いを選ぶように定めた訓練マウスはBマウスの匂いの腕を選択した場合，1滴の水が与えられ，これを"匂いBに強化した"とする．もちろん，Kマウスの匂いを選んだ場合は水を与えない．これを毎日，最高48回までテ

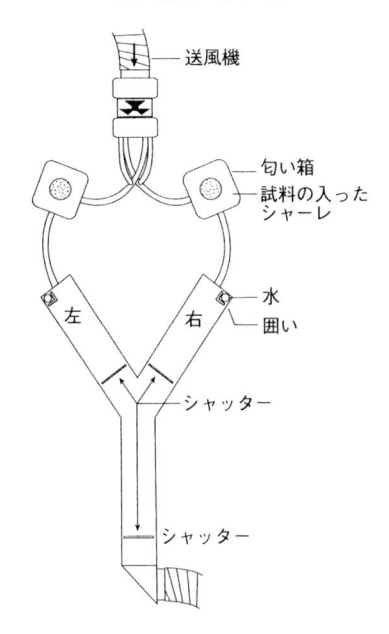

図7.2 Y字型迷路の模式図

ストを繰り返す．左右のどちらの匂い箱にBとK，2系統のマウスをそれぞれ入れるかは，一回一回乱数表に従う．さらにテスト系を単純化し，MHC型によって制御された匂いを研究するため，生きたマウスを匂い源として用いる代わりに，尿を用いた．尿は多くの種属において，化学伝達交換に含まれ，信号の源であることがよく知られている．Y字型迷路で訓練したマウスが2系統のマウスの尿を識別することができ，生きたマウス同様，いやそれ以上に尿が強力なMHC関連の匂い源であることがわかる[15]．このY字型迷路と自動的なオルファクトメーターを用いた数々の実験から，マウスやラットはMHCコンジェニックの各系統を匂いで識別しているという結果が得られた．すなわち，MHCの遺伝子群が関与した匂いによって，個々のマウスを識別していることがわかり，この遺伝子の多様性が種を構成している個体それぞれのユニークな匂い型を決めているといえる．

d. H-2突然変異マウス

さらに，多くのH-2突然変異なマウスをテストした実験から mutant mice

(H-2^{bm1}) と non-mutant mice (B6-H-2^b) を匂いに基づいて識別できることもわかった[16]．両者の生化学的な相違は，わずかに H-2K の領域で 246 のアミノ酸のうち 3 つのアミノ酸にすぎない．それでも訓練したマウスがこの両者の匂いを識別できるということは，個々の匂いに MHC 遺伝子群が直接に関与していることを示している．また，マウスにヒトの HLA 遺伝子〈HLA-A7〉を標準の方法で挿入した HLA トランスジェニックマウスを元のマウスから匂いで識別する結果も得られた．そして，遺伝子操作によって MHC 遺伝子のクラス I の遺伝子が発現しないノックアウトマウスを用いて，この遺伝子が正常に発現しているマウスと比べ，MHC 分子の役割を直接にテストしたところ，この欠損マウスの尿と正常なマウスの尿を識別できたことは，個々の匂いにこの遺伝子群が直接に関与しているのであって，MHC とつながっている他の遺伝子群によるものでないことの強力な証拠となった[17,18]．

　他の遺伝子群の相違，たとえば性染色体（X 染色体，Y 染色体）の相違を Y 字型迷路で，それらの尿の匂いを識別することもできたが，訓練に要する時間，回数が著しく多く，このことは MHC の匂いの相違が最も強力であることを示唆している（図 7.3）．実際 MHC のゲノムは全体の 0.2 % にすぎないが，匂い型は約 50 % を占めている．

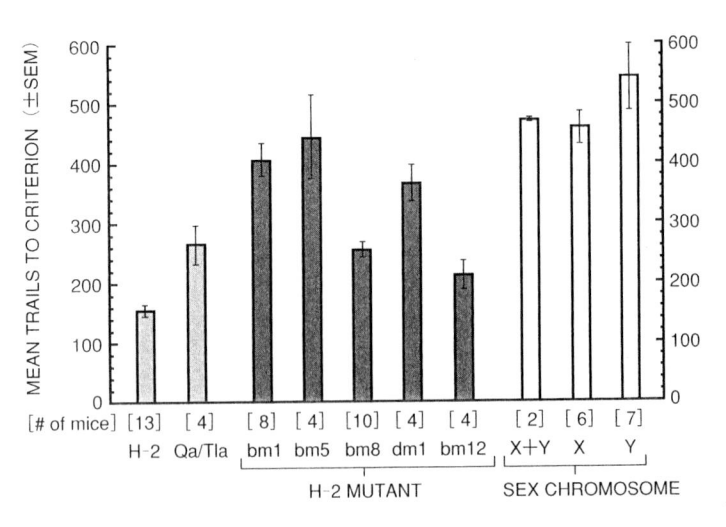

図 7.3　Y 字型迷路法を用いて，それぞれ識別に要した回数

e. MHC 匂い型の発現

マウスなどのげっ歯類では、尿が親子の間で化学的な手掛かりとして作用していることは、よく知られている。母親のマウスが自分の仔を識別できるのは、おそらくMHC遺伝子の相違が、この識別能力の根底にあるのではないかと考えられる。それでは、匂い型がいつごろ発現してくるのであろうか。前述したY字型迷路で、訓練したマウスがMHC遺伝子型のみ異なる新生児の匂いを識別するかどうかテストした。背中の皮を軽くつまむことによって、仔は数滴の尿を放出する。これを試験管に受け、匂い源としたところ、生後1日目の仔の尿も、この遺伝子に基づく匂いを有していることを示した[19]。

それでは、おそらく出生以前にも存在するかもしれないと考え、胎児もそれ自身のユニークな匂いを有し、それが母親の尿中に出てくるのではないか、この興味深い疑問に挑戦した。

f. 胎児の匂い

この実験では、B6-H-2^bの雌を2つのグループに分けた。一方のグループの雌には、雌と同じH-2タイプのB6-H-2^bの雄と交尾させると、ホモ接合体のbbタイプの胎児ができ、一方、残りの半分のB6-H-2^bの雌には、コンジェニックなB6-H-2^kの雄と交尾させると、ヘテロ接合体のbkタイプの胎児ができる（表7.1）。尿を、これら2つの妊娠した雌のグループから各々集める。そして訓練したマウスが、これら2つのグループの雌の尿を識別できるかどうかY字型迷路でテストした。妊娠した雌の遺伝子型は同じで、胎児の遺伝子型のみ異なっている。訓練したマウスは、受胎9〜12日目か、それ以後の胎児を有する雌の尿を識別できた（図7.4）[20]。このことはMHCに基づく母親の尿中の匂い型は、母親とその胎児のMHC匂い型の組み合わさったも

表7.1 胎児匂い型の実験デザイン

群	交配		胎児	妊娠した雌の表現型
	雌	雄		
A	B6(bb)	B6(bb)	ⓑⓑ	bb ⓑⓑ
B	B6(bb)	B6-H-2^k(kk)	ⓑⓚ	bb ⓑⓚ
C	B6-H-2^k(kk)	B6-H-2^k(kk)	ⓚⓚ	kk ⓚⓚ
D	B6-H-2^k(kk)	B6(bb)	ⓚⓑ	kk ⓚⓑ

bb⒝⒝ vs. bb⒝k

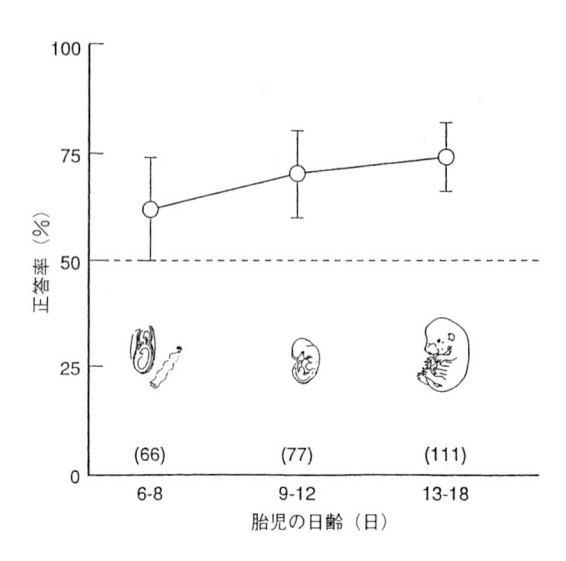

図7.4 胎児の匂い型実験

のであり，匂い型はすでに胎児に発現していて，それが母親の匂い型を修飾していることを示している．

これらの結果を考察すると，胎児のMHCに基づく匂い型は受胎後9日目に初めて発現する．*in situ* hybridizationの技術を用いて，マウスの胎児の中にMHCのクラスIのmRNAが最も早く発現してくる時期を調べた実験では，受胎後9.5日目との報告がある．この著しい一致，すなわちクラスI物質とMHCに基づく匂い型がほぼ同じころに発現してくる，このことは，匂いの産出はH-2遺伝子群の最も基本的な面であるといえる．

かくして，胎児のH-2型に関する匂いの情報は母親によって伝えられ，他の連中によって検出される．これは脊椎動物において，胎児の遺伝的なアイデンティティが外部の世界へシグナルとして送られたことを示す初めての事実であり，まったく新しい学問の道を開くものであると考えられる．

さらに最近の研究では，胎児の匂いは出産後も母親の循環系に残っていることが明らかになった．すなわち，通常のヒトの妊娠中に胎児の細胞は母親の組織内に入り込み，出産後かなりの時間が経過しても，母親の体内でその細胞が

残っていることが知られている[21]．それでは，遺伝的に同一な妊娠した雌から出産時にすべての仔を除いた場合，胎児の匂いが残滓となって存在するだろうか．もしそれがあるとすれば，それはどのくらい続くであろうか．

母親の尿について，出産後直ちにその仔を除いた後でも，Y字型迷路で訓練したマウスが母体の循環系に残っている胎児の匂い型を識別できるかどうかテストした．母体に循環する胎児の匂い型は，少なくとも出産後16日目までは残っている．これらの観察に基づいて，他のマウス，乳幼児，成体は，たとえ出産した仔がすでにいなくても，母親を嗅ぐことによってその仔の父親を当てることができる．これらの胎児の匂いが母親の循環系に残っているその機構についてはわかっていないが，おそらく胎児のある細胞が母親の胎内のある区画に移住し，いわばマイクロキメラの状態になっていて，活性があるのであろう．

g. MHC匂い型物質の化学

個々のマウスが，その遺伝子型に従い，互いを識別するのに役立っているシグナルや，その匂いのプロフィールの物理化学的な性質を明らかにすることが必要であり，それは，匂い型に関与している揮発性な手掛かりとなる物質の分離，精製，同定である．抽出方法に種々改良を加えて，MHC型による揮発性物質の特徴あるパターンを明らかにすることができた[22]．尿試料のエーテル抽出はリン酸カリでpH 4.5と酸性化し，陰イオン交換樹脂クロマトグラフィーを用いて尿を分画し，それぞれの分画についてY字型迷路でテストした．訓練したマウスはこのカラムを通過した尿分画は識別できないが，この樹脂に保持された分画は識別できる．このことは，揮発性な酸がMHC匂い型情報を伝えるのに必要であり，さらに，ジエチルエーテル抽出した分画，すなわちより多くの揮発性な酸，より極性の低い有機酸を含む分画でも，明らかに識別が可能であった（表7.2）．B6-H-2^{b}とB6-H-2^{k}の2系統のマウスの尿試料をエーテル抽出したガスクロマトグラフィーの分析結果では，それぞれのMHC型の尿試料に特有な化合物は存在せず，MHC型で化合物の比率（割合）に差がみられた．32のピークを分析したところ，そのうちの7つのピークで，コンジェニックマウス間でこれらの化合物の相対的な濃度に統計的な有意差がみられ（$p<0.005$），それは部分的にフェニル酢酸などの，一連のカルボキシル

表7.2 B6とB6-H-2^kの雄のマウスから集めた尿の識別

	正答率（試行数）		
	トレーニング試行[a]	Generaligation 試行[b]	
1	尿　　82%(32)*	エーテル抽出分画	72%(32)*
2	尿　　83%(23)*	エーテル抽出残渣	61%(23)
3	尿　　75%(20)*	DEAE セファデックス溶出分画	60%(20)
4	尿　　88%(26)*	DEAE セファデックス保持分画	73%(26)*

* $p<0.05$
a) B6とB6-H-2^kの雄のマウスから集めた尿を5倍希釈して，Y字型迷路で識別をトレーニングした．
b) これらの尿の化学的処理分画についてテストした．

酸と同定した．これらの揮発性の酸は大量に存在し（1 mg/ml），マウスの尿中で強く匂うことから，匂いよる識別に主要な役割を果たしていると考えられる[23-25]．

揮発性物質のパターン解析（主成分分析）

MHC匂い型が，筆者らが分析している揮発性物質のパターンによって伝わるということであれば，個々のサンプルのパターン解析は，MHCタイプによるグループ化ができるであろう．この仮説をクラスター解析と主成分分析を用いることによってテストした．B6-H-2^b，B6-H-2^k，および2つの異なるB6の突然変異bm1とbm8の，個々の尿サンプル中のFID-GCによって測定したガスクロマトグラム中の41種類の揮発性物質の相対比が，H-2遺伝子の違いを反映するか否かを検討した（図7.5）．同じMHCタイプからのサンプルは予知したように1つのクラスターを形づくり，bbとkkは明らかに異なるグループを形づくった．期待されるように，突然変異はkkよりもそれから生じたbbに，より近い関係がみられた．この2つの突然変異どうしは独立したグループには分離しなかった．このことは行動実験のデータと一致している．すなわち行動実験では，訓練したマウスは突然変異のマウスの匂いを元のマウス（突然変異でない）の匂いから識別できるが，突然変異どうしは識別できない．

h. 感知

それではこのMHC匂い型は，どの感覚器官でいかに感知されるのであろうか．

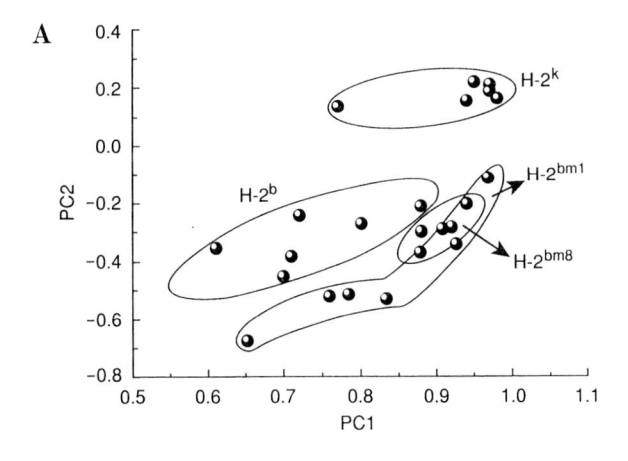

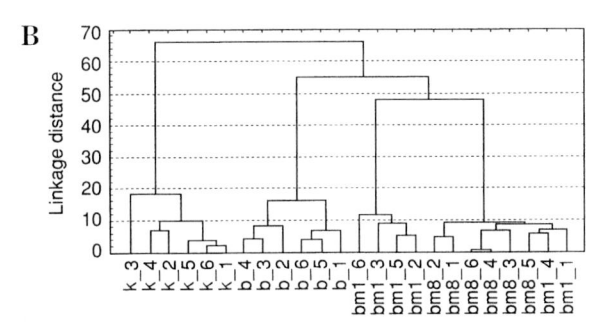

図 7.5 4種類の異なった MHC のマウスの尿中化学物質組成のパターン認識[27] ガスクロマトグラフィーのピーク（$n=41$）をもとに主成分分析(A)およびクラスター分析(B)を行った．

1) 主嗅球 (main olfactory bulb; MOB)

Colorado 大学の Restrepo と Schaefer は MHC の異なるマウスから集めた尿を嗅がせたときに，その主嗅球における神経活性パターンに差がみられるかどうか検討した．BALB/c の雌のマウスに B6-H-2^b，B6-H-2^k の MHC の異なる雄の尿を嗅がせたとき，雌の主嗅球における神経活性のマーカーとして，c-fos mRNA の増加を測定したところ，傍糸球体細胞で，両方の尿の匂いがそれぞれかなり明瞭なパターンを示した[26]．マウス嗅球横断面の c-fos 発現パターンは，B6 H-2^b と B6 H-2^k で最も大きく異なり，嗅球横断面の腹側面に広く H-2^k の匂いに優勢に反応する部位が広がり，一方，後部腹内側面には H-2^b の匂いに優勢に c-fos が発現する領域が観察された．このように，

MHCによって決められた匂い型は，主嗅球の神経の異なった空間部分を活性化していることを示している．興味深いことにこの活性パターンの相違の程度，大きさは，以前に得た化学的なデータや行動学的なデータとほとんど一致していた[27]．すなわち，個々の動物はその尿中に匂いが同じような化学的な分泌物のパターンを有しているときは，他のマウスの脳の活性に同じようなパターンを生ずる．それゆえ，いわば個々の匂い型を指紋のように用いることができるであろうと考えられる．

2) 鋤鼻器（vomeronasal organ；VNO）

鋤鼻器がマウスの社会的な生殖的な行動や生理に含まれる化学的なシグナルの受容やその過程において，重要な役割を果たしていることは明らかになってきた．この鋤鼻器は多くの種においてフェロモンを検出する重要な化学感覚器官であることが知られている．Monell研究所のWysockiによって創意工夫された，鋤鼻器を除去する外科的な方法を用いてMHC匂い型を検出し行動的に応答する際に，この鋤鼻器が必要であるかどうかを検討した．すなわち，この器官を除去したマウスはMHCに基づく識別ができるかどうか，もしできたとすれば除去しないコントロールの動物と同じような速さで識別を学ぶことができるかである．そこで遺伝的にMHCのみ異なる雄のマウスのB6-H-2^bとB6-H-2^kから集めた尿を識別するか，Y字型迷路でテストした．7〜8週齢の雄のマウスをランダムに選び，そのうち8匹を鋤鼻器を除去したもの，6匹をシャム手術し，3週間の回復後にトレーニングを始めた．訓練する人はどのマウスが鋤鼻器を除去してあるか知らされていない．

図7.6はVNOを除去したマウスと除去しないマウスのトレーニングを示している．すべてのトレーニングしたマウスはBとKのマウスの尿の匂いを識別した．明らかに両者に差がみられない[28]．実験終了後に解剖組織的に調べて手術で完全に鋤鼻器が除去されていることを確認した．このことはトレーニングという条件下では，鋤鼻器は必ずしもMHC匂い型の識別に必要ではなく，主嗅覚系のみで十分であることを示す[29]．もちろん鋤鼻器は匂い型の検出でも自然な行動の応答に含まれる可能性は十分ある．Keverneらはブルース効果では鋤鼻器が関与していることを明らかにしている．Petrulisはハムスターで，BoothとKatz[30]はヒツジで，鋤鼻器は個体の識別に含まれていることを示している．

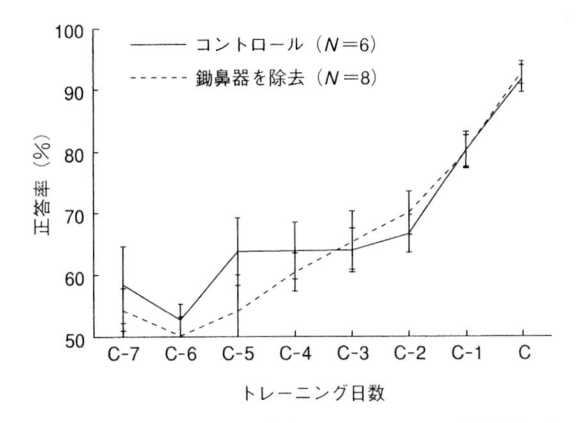

図 7.6 VNO 除去したマウスと除去しないマウスの Y 字型迷路による匂い識別の学習曲線

　最近 MHC によって生成された蛋白質とマウスの鋤鼻器にある,二極性の受容細胞が直接つながっているとの報告がある[31,32].すなわち,今まで述べてきた MHC でなく,その末端部に位置している新たに見いだされた $M10$ と $M1$ の non-classical MHC 遺伝子群によってつくられた蛋白質が,V2R 受容体と $β_2$ マイクログロブリンとの機能的な関係が明らかになったことである.1つの可能性としては,これらの新しい MHC 遺伝子群が,生体内の鋤鼻器で MHC によって決められた匂い物質と結びつき,個々の識別に作用しているのではないかという考察である[33].興味深く,今後の一層の研究がまたれている.

7.3 ヒトの匂い型

　1997 年にヒトの MHC タイプと結婚相手の選択をテーマにした 2 つの論文が相次いで発表された.Arizona 大学の Hedrick らは,11 の南アメリカインディアンの種族についてその 194 のカップルを調べたが,ヒトの MHC である HLA が関与した結婚相手の選択はみられなかったと報告した[34].一方,Chicago 大学の Ober らは北アメリカのハッタリットの 411 のカップルについて調べ,調査方法は Hedrick らの用いた方法とよく似ているが,彼女らは HLA に基づく結婚選択がみられる事実を明らかにしている[35].ハッタリット

は，アメリカのサウスダコタの近くにヨーロッパから移住して，周りから孤立して，独自の文化や社会を築いている宗教的な結びつきの強い居住民である．Oberが1992年にハッタリットの人々について，結婚相手の選択を調べるために，411の夫婦間の遺伝的な関係を調べたところ，この純血集団で結婚する2人に共通するHLA型が統計的に予想される値よりも少ないことがわかった．すなわち，自分と異なるHLAのタイプの相手を探す傾向がみられることである．さらに男性も女性も，どちらも自分の母親と同じHLAタイプの相手を避けることがみられた．しかし父親と同じHLAタイプの相手を避ける様子はない．マウスの交配嗜好の実験で，一般に異なるMHCタイプの相手を選ぶことを1976年に見つけたと先述したが，このようにヒトでも，HLAタイプを共有する相手とは結婚を避ける傾向がみられたとの興味深い結果が報告されたのである．このようにマウスの研究から予想されたように，ヒトにおいてもHLAに基づく自己と異なるタイプの相手とペアになり，そしておそらく結婚する事実が明らかになった．この自分と異なるMHCタイプの相手を選択することが太古のヒトや霊長類などの進化にいかなる役割を果たしてきたかを考察することは，興味深いことである．おそらくそのころの結婚相手の選択は，現在のように文化などの多くの要因によって惑わされることなく容易だったのではないかと想像される[36]．

　数年前，女性に男性の着たTシャツの匂いの嗜好テストをしたとき，提供者の男性のHLA遺伝子がテストを受ける女性と異なると，女性はその匂いをより好む結果が示された[9]．これはHLA遺伝子が異なる両親の子供は，同じようなHLA遺伝子のセットを受け継いだ子供よりも，幅広いさまざまな病原菌に対して防御機構がはたらくのではないかと進化の選択の面から説明された．父親由来のHLA遺伝子型が娘の男性の匂いの嗜好選択に関与しているという興味深い研究も報告された[37]．非常に精巧な二重盲検法で，2晩着たTシャツの匂いがテストされた．匂い提供者のHLA型を娘の両親のHLA型と比べたとき，より好む匂いの提供者のHLA型と彼女が父親から受け継いだHLA型との間に強い相関関係が見いだされた．ヒトの場合，概していえば，このような傾向なり結果が明らかになることは，動物実験に比べて簡単ではない，それはヒトの構成している社会，教養，生物学的な要因などがそれら覆い隠してしまうからであろう[38]．

a. シグナルとしての匂い:ヒトの匂い型

1992年にドイツのKiel大学で訓練したラットがMHCタイプに基づくヒトの体臭を嗅ぎ分けていることが報告された[8]。

HLAとおそらく他の遺伝子は，遺伝的に定められたヒトの体臭の主要な部分に関与していると考えて，下記のような実験を最近行った．手順としては，HLAが関与した匂い型を同定するためにマウスの匂い型と同様，識別はY字型迷路を用いた．尿と汗試料の提供者を募集し，事前に必要事項，たとえば10日間連続して提供することが必要とか，期間中避けてほしい食べ物のリスト（香辛料の強い食品，チリペッパー，にんにくなど），および，香水，オーデコロンをつけることを制限するなど列記した書類を渡して本人の確認を得た．毎日のサンプルは蒐集した後直ちに凍結し，また提供者についてはDNAに基づくタイピングでそれぞれHLA型をタイプした．

マウスは異なる2人の尿サンプルを識別できるかテストした．最初は1対で，それが識別できるとペアの数を増やし，4対までテストを繰り返す．すなわち4対ということは4日間にわたって集めた尿を意味する．ある日の尿サンプルの応答を他の日に集めた尿サンプルに一般化できるということは，匂いの特徴が日によって変わらず，安定を示している．次に，それを8年前に集め凍結した同じ人の尿でも識別できることもわかった．このことは個体の匂いの特徴は，もし凍結してあれば，何年間も安定していることを示す．

われわれがまだ知りえぬことは，これらの識別がHLAによる匂いに基づくのかどうかである．

b. HLAスーパータイプ

HLAは非常に多様性でクラスIは948，クラスIIは633のアリルがあるが，MHCの機能であるペプチドとの結合に基づく分類が可能であることがワクチンのデザインの研究から最近明らかになった．同じペプチドと結合するHLA型をグループに分ける簡便な方法である．これら9のスーパータイプ（A1, A2, A3, A4, B7, B27, B44, B58, B62）でほとんどすべての（99％以上）の主要な人口をカバーできるといわれている．そこで，同じあるいは類似のペプチドと結合したHLA分子を有する人は同じ匂いをもっているという仮説を立てて実験した．すなわち，異なるスーパータイプグループの2

人の尿試料を識別するように訓練したマウスは，この応答を同じようなスーパータイプが異なる他のペアに一般化することができるかテストした．あるペアは一般化でき，あるペアにはできず，すべてができるというものではないが，これはHLAによって決められた匂いの特徴（シグニチャー）の最初の明らかな証拠である．このことは化学者や統計学者によって揮発性物質のパターンをテストするなど，化学や統計処理を可能にするサンプル間の類似性に利用されるだろう．

これらの結果は明らかに，ヒトのMHC型はマウスのMHC型同様に個人に遺伝的に基づく体臭を付与することを示している．それゆえ，指紋や目の虹彩が個々の識別に用いられるのと同様に，体臭を用いることができるのではないかと考えられる．ただし，コントロールできない遺伝的環境的な相違によることと，HLAスーパータイプの概念がいまだ十分正確でないことが，今後の解明すべき問題として残っている．

c. HLA 家族（ファミリー）

その点，家族はHLAアリルを共有し，他の遺伝子も実際ランダムに共有し，さらに環境要因も同じであるので，非常に好都合である．

オランダから1910〜20年代にミシガン州に移住してきた2家族の12名（男子8名，女子4名）の承諾をとり，尿と汗の提供を得て，テストを行った．これら2つのファミリーメンバーについてのトレーニングは，無関係な2人についてのトレーニングよりもはるかに時間がかかった．以前のマウスのトレーニングの研究から，トレーニングの困難さはおそらく直接匂いの相違の程度に関係している．それゆえ期待されたようにファミリーメンバーはおそらく同じ体臭を有しているのであろう．これは遺伝的な類似性と環境的な類似性（たとえば食事）に由来すると考えられる． ［山崎邦郎］

文　献

1) Thomas, L. : Fourth International Congress of Immunology (Neter, E. and Milgrom, F. eds.), p.2, Karger, 1975.
2) Beauchamp, G.K. and Yamazaki, K. : *Chem. Senses*, **Suppl 1**, i 6-i 9, 2005.
3) Boyse, E.A. *et al.* : *Trends Genetics*, **3**, 97-102, 1987.
4) Boyse, E.A. *et al.* : Psychoneuroimmunology-II (Ader, R. *et al.* eds.), pp. 831-846,

Academic Press, 1991.
5) Brown, J.L. and Eklund, A. : *Am. Nat.*, **143**, 435-461, 1994.
6) Brown, R.E. *et al.* : *Physiol. Behav.*, **40**, 65-73, 1987.
7) Singh, P.B. *et al.* : *Nature*, **327**, 161-164, 1987.
8) Ferstl, R. *et al.* : Chemical Signals in Vertebrates 6 (Doty, R.L. and Müller-Schwarze, D. eds.), pp. 205-211, Plenum Publishing, 1992.
9) Wedekind, C. *et al.* : *Proc. R. Soc. London Ser.*, **B260**, 245-249, 1995.
10) Germain, R.N. : *Cell*, **76**, 287-299, 1994.
11) Parham, P. and Ohta, T. : *Science*, **272**, 67-74, 1996.
12) Yamazaki, K. *et al.* : *J. Exp. Med.*, **144**, 1324-1335, 1976.
13) Potts, W.K. *et al.* : *Nature*, **352**, 619-621, 1991.
14) Yamazaki, K. *et al.* : *J. Exp. Med.*, **150**, 755-760, 1979.
15) Yamaguchi, M. *et al.* : *Proc. Natl. Acad. Sci. USA*, **78**, 5817-5820, 1981.
16) Yamazaki, K. *et al.* : *Proc. Natl. Acad. Sci. USA*, **80**, 5685-5688, 1983.
17) Bard, J. *et al.* : *Immunogenetics*, **51**(7), 514-518, 2000.
18) 山崎邦郎：においを操る遺伝子，工業調査会，1999.
19) Yamazaki, K. *et al.* : *Proc. Natl. Acad. Sci. USA*, **89**, 2756-2758, 1992.
20) Beauchamp, G.K. *et al.* : *Immunogenetics*, **39**(2), 109-113, 1994.
21) O'Donoghue, K. *et al.* : *Lancet*, **364**, 179-182, 2004.
22) Singer, A.G. *et al.* : *Proc. Natl. Acad. Sci. USA*, **94**, 2210-2214, 1997.
23) Willse, A. *et al.* : *Anal. Chem.*, **77**, 2348-2361, 2005.
24) Yamazaki, K. *et al.* : *Proc. Natl. Acad. Sci. USA*, **96**, 1522-1525, 1999.
25) Yamazaki, K. *et al.* : *Genetica*, **104**, 235-240, 1999.
26) Schaefer, M.L. *et al.* : *J. Neurosci.*, **21**, 2481, 2001.
27) Schaefer, M.L. *et al.* : *J. Neurosci.*, **22**, 9513-9521, 2002.
28) Wysocki, C.J. *et al.* : *Hormones and Behavior*, **46**, 241-246, 2004.
29) Yamazaki, K. and Beauchamp, G.K. : *Chem. Senses*, **Suppl 1**, i 142-i 143, 2005.
30) Booth, K.K. and Katz, L.S. : *Biol. Reprod.*, **63**, 953-958, 2000.
31) Loconto, J. *et al.* : *Cell*, **112**, 607-618, 2003.
32) Ishii, T. *et al.* : *Current Biology*, **13**, 394-400, 2003.
33) Hegde, A.N. : *Trends Neurosci.*, **26**, 646-650, 2003.
34) Hedrick, P.W. and Black, F.L. : *Am. J. Hum. Genet.*, **61**, 505-511, 1997.
35) Ober, C. *et al.* : *Am. J. Hum. Genet.*, **61**, 497-504, 1997.
36) Beauchamp, G.K. and Yamazaki, K. : *Am. J. Hum. Genet.*, **61**, 494-496, 1997.
37) Jacob, S. *et al.* : *Nature Genetics*, **30**, 175-179, 2002.
38) 山崎邦郎：日本味と匂学会誌，**5**，133-146，1998.

8. 匂いの心理学

8.1 匂いの感覚・知覚

a. 匂いの閾値

閾値には検知閾,認知閾,弁別閾などがあるが,嗅覚の分野では検知閾の測定がこれまでに多く報告されている.しかし,一般的な測定方法の違い以外にも匂いの提示方法や提示流量など嗅覚特有の変動要因も多く,報告されている値には数桁に及ぶ幅がある[1].また,濃度単位(たとえば ppm)の表示が同じであっても,匂い物質の重量を基準としたか(weight/volume),容量を基準としたか(volume/volume)によって,数値は大きく異なるので注意が必要である.さらに閾値の算出方法も,被験者の 50 % が検知した濃度,100 % が検知した濃度,被験者ごとの検知閾の平均値などがあり,異なる報告の比較には注意が必要である.閾値の測定例を表 8.1 に示すが,(独)産業技術総合研究所のホームページ「人間のにおいの感覚及び嗅覚変化データベース」(http://riodb.ibase.aist.go.jp/db068/)に,8 官能基の 28 化学物質の検知閾と認知閾が,強度関数や快不快度,臭気質,各測定法などとともに発表されている.

匂いの閾値と化学的特性との関係については,図 8.1 のように,同じ官能基の間では炭素数(または分子量)が増えると検知閾が低くなる傾向が報告されているが,炭素数がある数を超えると図 8.2 に示されるように閾値が再度上昇することも報告されている[2].しかし,このような再上昇や上昇に転じる炭素数について報告は一致していない.また,図 8.2 に示されるように低級脂肪族アルコール類の閾値は,化学構造が直鎖のものより側鎖のもののほうが高い.この実験では,個人内・個人間の個人差についても検討するため被験者に繰り返し測定を行っているが,個人内の変動は測定日が異なるにもかかわらず小さ

8.1 匂いの感覚・知覚

表 8.1 脂肪族アルコールの検知閾と認知閾（単位は対数濃度(ppb, mg/m³)）

匂い物質	検知閾				認知閾			
	平均	SD	PPT 50%[*1]	PPT 100%[*2]	平均	SD	PPT 50%[*1]	PPT 100%[*2]
メタノール	1.75	0.53	1.63	3.53	2.32	0.60	2.36	3.53
エタノール	−0.69	0.54	−0.75	0.60	−0.10	0.86	−0.18	2.64
n-プロピルアルコール	−0.26	1.10	−0.18	1.51	0.70	0.85	0.39	1.51
イソプロピルアルコール	1.92	0.59	1.87	3.41	2.33	0.54	2.21	3.41
n-ブチルアルコール	−2.12	0.75	−1.83	0.40	−0.56	0.82	−0.32	1.39
イソブチルアルコール	−0.87	1.64	−1.78	1.63	0.29	1.21	−0.12	1.63

提示法：減圧/加圧式オルファクトメーター，流量：500 ml/s，測定法：3 点比較法・下降法．
[*1] 50％の被験者が検知または認知した濃度．
[*2] 100％の被験者が検知または認知した濃度．

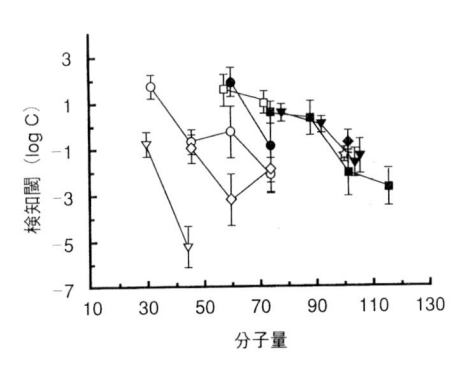

図 8.1 平均検知閾（C の単位は mg/m³）と分子量の関係（文献 2）より改変）
◇：脂肪酸，◆：脂肪酸（側鎖），○：脂肪族アルコール，●：脂肪族アルコール（側鎖），☆：エステル，□：ケトン，■ケトン（側鎖），▽：アルデヒド，▼炭化水素．

図 8.2 脂肪族アルコールの平均検知閾（C の単位は mg/m³）と炭素数の関係（文献 2）より改変）
○：側鎖，●：直鎖

かった．一方，個人間の変動（いわゆる個人差）は匂いによって有意に大きいものもみられた．また，図 8.3 に示すように，高齢になると検知閾が上昇する[3]．検知閾は，女性のほうが男性より低いという報告が多いが逆の報告もある[1]．では，検知閾は学習や経験によって変わるだろうか．男性の脇分泌物質であるアンドロステノン（androstenone）について，この匂いを感じない特異無嗅覚症（特定の匂いを感じなかったり，閾値が高い症状）の男女が，短い反復提示によって男女とも感じるようになることが報告されている[4]．特異無嗅覚症とは関係のない一般の匂いについてはどうだろうか．欧米ではなじみが

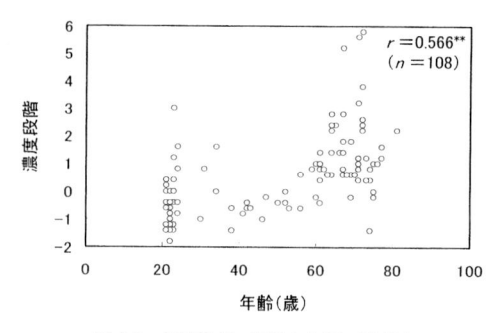

図8.3 各被験者の閾値と年齢の関係[3]
縦軸の閾値は，T & T オルファクトメーター A〜E すべての匂いの閾値の平均（総合閾値）で，数値は濃度段階を示す．濃度段階 [0] が正常嗅覚者の閾値濃度とされている．r は Pearson の積率相関係数を示す(**$p<0.01$)．

あるが日本ではなじみのないアニス茶を，36〜45歳の日本女性にそのお茶の特性などを学習させながら4週間飲み続けてもらった実験では，学習をする前や，学習をしなかった統制群と比較して，アニス茶の成分であるアネトールの検知閾には差がみられなかった．しかし，学習をしなかった統制群では，2回目の閾値は初回の閾値よりも低くなった[5]．一方，チェリー，バナナ，レモンなどの匂いの閾値が反復提示によって，平均的な感受性をもった閉経前の成人女性では低下したが，男性や閉経後の女性，少女や少年たちには起きなかったという[6]．この報告では，女性ホルモンが潜在的に関係した閾値低下があるのではないか，またこのような現象が女性の閾値が男性よりも低いという報告が多いことを説明するのではないかと推測している．これまでの報告から，学習・体験による匂いの閾値低下は生じうるが，学習・体験の内容や期間，被験者の特性（年齢，性別）などで異なると考えられる．

b. 感覚的強度

匂いの感覚的強度と濃度の関係については，他の感覚と同様，差の判断に基づく尺度で評定したときには対数関数，比の判断に基づく尺度で評定したときにはベキ関数が成り立つことが報告されている[1]．匂いの感覚的強度の個人差に関する要因について，日本人，ドイツ人，メキシコ人の被験者による国際比較研究から，次のような興味深い結果が得られている[7]．匂いに対する感覚的強度は匂いの親近性と有意な相関（$r=0.66$，$n=18$）を示し，さらに匂いの

快・不快の強さと高い相関（$r=0.72$，$n=18$）を示した．換言すれば，よく知っているものはそうでないものよりもより強く感じ，不快あるいは快の程度が強い匂いほど，感覚的な強度も大きく感じた．一方，前述のアニス茶の特性などを学習しながら4週間飲み続けてもらった実験では，アネトールの感覚的強度は，学習をしなかった他の匂いと比較して変化があるとはいえなかった．しかし，学習終了後5週目の評定で，その匂いを明確に同定した96％の被験者では，強度の上昇がみられた[5]．この結果の違いには，学習・体験の内容やその期間の長さや，認知内容の違いが影響しているのではないかと考えられる．

持続提示された匂いに対する感覚的強度の低下は，一般に順応といわれることが多いが，その発生機序から末梢レベルで生じる順応（adaptation）と中枢レベルで生じる慣れ（habituation）が複合している．末梢レベルの順応機序はある程度明らかにされているが，中枢レベルの慣れの脳内機序は明らかにされていない．持続提示された匂いに対する感覚的強度の時間依存特性に関する研究では，1-プロパノール，オイゲノール，オゾン，酢酸ブチルの感覚的強度は初めの約2分間で急に減少し，40％のところで一定になり無臭にはならない[8]，感覚的強度の時間依存特性は指数関数的に減少する[9]などと報告されていた．しかし最近，トリエチルアミンの臭気を10分間持続的に提示したときの感覚的強度の時間依存性は，指数関数型はほぼ無臭にまで減じる指数関数型（A型）と最初指数関数的に減少するが無臭にはならず一定の感覚的強度で推移する「指数関数 & 矩形型（A′型）」を合わせても3割に過ぎず，その他は，いったん減じるが再度または再々度強く感じるようになる「変動型（B型）」が約5割を占め，初めから感覚的強度がほとんど変化しない「不変型（C型）」が2割弱，徐々に感覚的強度が強くなる「上昇型（D型）」がわずかであったことが報告された[10]．このような個人差の要因として，被験者が匂いに対してもつ認知的違いがあげられる．そこで，前述のトリエチルアミンの実験において，時間依存性の感覚的強度パターンとその匂いに対する認知内容や不快度との関係を調べると，B型やC型は，A型やA′型に比べ，匂いをより強くより不快に感じ，「家畜小屋の匂いをイメージさせる」匂いの質の認知内容も，より明確に感じていた．つまり，感覚的強度パターンが異なる被験者群間で，匂いの認知内容に違いがみられた[11]．このような匂いへの認知的違いを実験

操作的に与える方法として,被験者にトップダウン的に異なる教示を用いる方法が考えられる.最初に報告された実験では,イソボニルアセテートを20分間持続提示し,事前にその匂いが危険なものと教示された群(ネガティブ教示群)と,健康によいと教示された群(ポジティブ教示群)と比較すると,ポジティブ教示群は典型的な感覚的強度の減衰パターンを示したが,ネガティブ教示群では中盤から感覚的強度が上がり最後は強いと評価され,感覚的強度の変化に違いがみられた[12].また,ニュートラル教示群では,ポジティブ教示群とネガティブ教示群を混ぜたような結果になったという.そこで,日本人になじみのないアネトールを用いて健康によいあるいは悪いという異なる教示を与え,持続提示による感覚的強度の時間依存性を測定する追試を行ったところ,ネガティブ教示群ではアネトールをより不快に感じたが,感覚的強度変化については差がみられなかった[13].しかし,感覚的強度の時間依存性パターンは,ネガティブ教示群ではB型やC型が多くみられ,感覚的強度が指数関数的に減衰しにくいことを示した[13].このような認知的要因の影響は悪臭指定物質である酢酸エチルについても確認され,臭気公害における臭気の評価の難しさを示した[14].臭気公害の分野では,単体臭の物理濃度や複合臭の臭気濃度(閾値の倍数)などで規制基準が考案されているが,苦情の減少は一筋縄ではいかず,近年苦情は増える傾向にある.ダイオキシンと結びついた焚火の臭気が苦情として増えるなど,新たな危険情報によって感覚的強度や不快性が変わることを示唆している.

c. 匂いの質およびその分類

匂いの質的相違は主にその化学構造的な違いによると考えられている.官能基が異なるアルコール,アルデヒド,ケトン,カルボン酸について,炭素数が同じ物質間で質的弁別能力を調べた研究では,被験者は異なる官能基をチャンスレベル以上で弁別でき,脂肪族化合物では官能基が刺激分子とレセプターの相互作用に大きく寄与し,匂いの質に影響していると推定された[15].質的内容と化学構造の大まかな関係は報告されている[16]が,化学構造が似ていても質的内容がまったく異なるものもある.匂い物質の化学的構造と,嗅細胞受容体や嗅球の分子生物学的側面からの研究も盛んで,今後が期待される.一方,匂いの質をどのように認知し分類するかについては,個人や集団の生育環境や食

習慣などによる文化的，時代的影響を受けて形成される．たとえば，生育環境の影響では，「ワカサギと茎ワカメを切って水に浸して濾過した液」の匂いを嗅いだときに，磯や海苔の匂いと知覚した人は，腐敗や下水の匂いと知覚した人に比べ，海の近くで育った人が多かった[17]．このような知覚の違いは匂いの快・不快とも関係がみられた（8.2節参照）．また，国際比較によって匂いに対する文化的相違の影響を調べた研究では，ドイツ人と日本人との間に親近性や知覚内容に有意な差が示された．ドイツ人は焙じ茶や鰹節，納豆の匂いを正しく同定できず，一方，日本人はドイツ人が菓子や酒に用いるアニスの匂いを正しく同定できなかった（8.2節参照）[18]．このように匂いの質の同定や知覚が生育環境や国際間で違うことを考えると，生活の中にある匂いの質的相違に基づく普遍的な分類があるとは考えにくい．現代の日本の生活の中にある匂いを，匂いの記述語を用いて被験者に分類させ，クラスター分析した結果から，

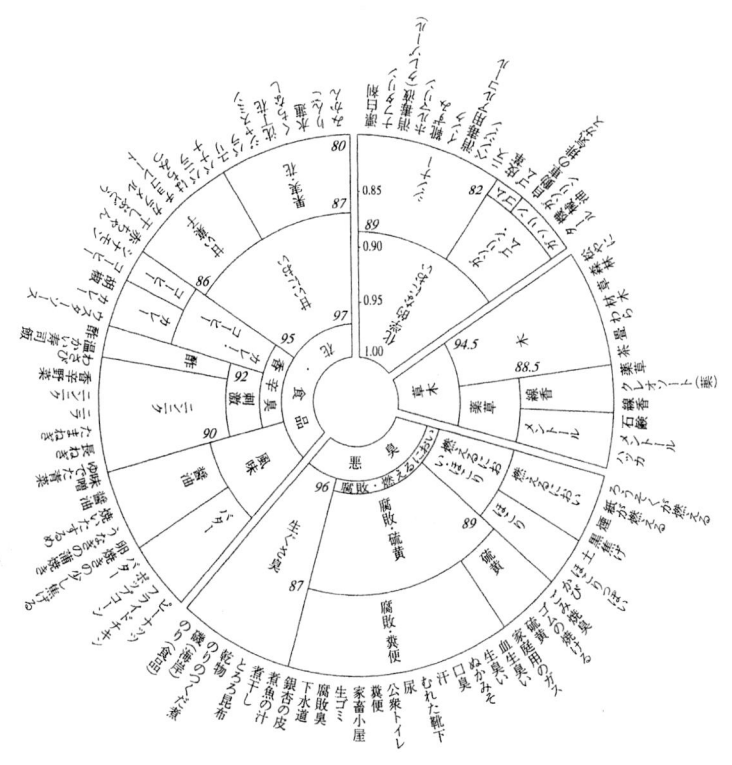

図 8.4　日本の日常生活臭の類型[19]

図 8.4 のような階層的な匂いの分類が報告されている[19]．この結果をもとに，日本の生活の中にある匂いを大きく 8 分類（甘い匂い，香辛臭，風味臭，生ぐさ臭，腐敗・硫黄臭，燃焼臭，草木臭，化学的な匂い）し，それと，1916 年にドイツの心理学者 Henning が匂いの体系化で代表的な匂いとしてあげた 6 臭（薬味，花，果実，樹脂，焦げ臭，腐敗）を比較すると，現代の日本人の代表的な匂いは Henning があげた分類と必ずしも一致しない．日本の日常生活臭の分類では花香や果実の匂いの占める割合が小さく，食品や生活用品としての化学物質に関する匂いが大きい位置を占めた．これらのことは個体の環境や体験の違いが匂いの認知や分類に影響することを示す．このような環境や体験の違いが嗅細胞や嗅球の活動にどのような影響を及ぼすのか，あるいは及ぼさないのかは今後の興味ある課題である．また，クラスター分析から得られた距離データに多次元尺度構成法を適用し，日本の生活の中にある代表的匂いの空間的布置を求めると，軸の意味はこれまでに匂いの分類や評価の次元として報じられた「快不快性」，「刺激性」に加えて，「安全・危険」に関する新たな軸が得られた[19]．

匂いの質の違いを嗅ぎ分ける弁別能力と加齢の関係について，高齢者のほうが若年者より弁別能力が低いことが報告されている[20]．ここでは，バラの匂いのする β-フェニルエチルアルコールと缶詰の桃の匂いのする γ-ウンデカラクトンの混合比率を変えた複合臭の弁別実験，さらにそれぞれの匂いの閾値についても測定を行ったが，高齢者はいずれの閾値も若年者より高いことから，閾値の低下も弁別能力の低下の一要因であることが推察された[21]．

d. 匂いの質の同定

提示された匂いが何の匂いであるか当てることを匂いの同定という．このような同定能力は火事や食品の腐敗，ガス漏れなどの日常生活の危険を察知するのに欠かすことのできない能力である．近年，この嗅覚能力を測るさまざまな方法が開発され，容器の中にチョコレートなどの実物や化学物質を入れる方法や，より簡便な道具を用いる方法も考案され，同定能力についてさまざまな検討が行われるようになった．UPSIT (the University of Pennsylvania Smell Identification Test) は 40 種類からなる匂いを同定する方法で，匂いをマイクロカプセル化して紙片に印刷したもので，擦ることによって簡単に匂いを提

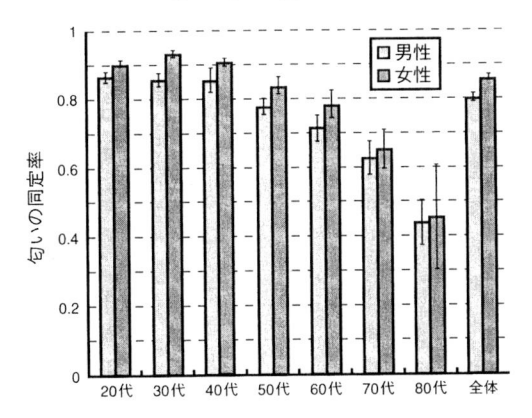

図 8.5 スティック型嗅覚同定能力検査法（OSIT）で計測した匂いの同定率（年代別・性別）[25]
縦棒は標準誤差を示す.

示することができる[22]．その後，12 臭からなる UPSIT の国際版（CC-CIT）も開発された[23]．しかし，これらのテストは日本人になじみのない匂いを含んでおり，日本人への適用には難があったため，日本では日本人のために匂いを選定したスティック型嗅覚同定能力測定法（odor stick identification test ; OSIT）が開発された[24]．OSIT のコンセプトは，①日本人になじみのある匂いを用いる，②匂い提示が簡単で，周囲に匂いが拡散しない，③長期間安定しているなどである．OSIT による日本人の嗅覚同定能力の測定では，高齢者の同定能力の低下および男性に較べ女性のより高い同定能力を示した（図 8.5）[25]．

［斉藤幸子］

文　献

1) 斉藤幸子：新編感覚・知覚心理学ハンドブック（大山　正ほか編），pp. 1413-1424，誠信書房，1992．
2) Saito, S. and Iida, T. : *Sensors and Materials*, **4**, 121-133, 1992.
3) 斉藤幸子ほか：日本味と匂学会誌，**8**，143-149，2001．
4) Wysocki, C.J. *et al*. : *Proc. Natl. Acad. Sci. USA*, **86**, 7976-7978, 1989.
5) 綾部早穂ほか：筑波大学心理学研究，**24**，1-5，2002．
6) Dalton, P. *et al*. : *Nature Neuroscience*, **5**, 199-200, 2002.
7) Distel, H. *et al*. : *Chem. Senses*, **24**, 191-199, 1999.
8) Cain, W.S. : *ASHRAE Transactions*, **80**, 53-75, 1974.
9) Berglund, B. *et al*. : *Proceedings of the Fourth International Clean Air Congress*, pp. 377-380, 1977.

10) 斉藤幸子ほか：におい・かおり環境学会誌, **35**, 17-21, 2004.
11) 斉藤幸子ほか：日本味と匂学会 第37回大会プログラム・予稿集, p. 73, 2003.
12) Dalton, P. : *Chem. Senses*, **21**, 447-458, 1996.
13) 坂井信之ほか：におい・かおり環境学会誌, **35**, 22-25, 2004.
14) 斉藤幸子ほか：日本味と匂学会 第39回大会プログラム・予稿集, p. 64, 2005.
15) Laska, M. *et al.* : *Chem. Senses*, **25**, 189-197, 2000.
16) 斉藤幸子：新編感覚・知覚心理学ハンドブック（大山　正ほか編）, pp. 1401-1412, 誠信書房, 1992.
17) 新川千歳ほか：第18回官能検査シンポジウム　発表論文集, pp. 153-158, 1988.
18) Ayabe-Kanamura, S. *et al.* : *Chem. Senses*, **23**, 31-38, 1998.
19) 斉藤幸子・綾部早穂：臭気の研究, **33**, 1-12, 2002.
20) 前島こず恵ほか：高齢者のケアと行動科学, **5**, 71-79, 1998.
21) Kaneda, H. *et al.* : *Chem. Senses*, **25**, 331-337, 2000.
22) Doty, R.L. *et al.* : *Science*, **226**, 1441-1443, 1984.
23) Doty, R.L. *et al.* : *Laryngoscope*, **106**, 353-356, 1996.
24) 斉藤幸子ほか：におい・かおり環境学会誌, **34**, 1-6, 2003.
25) 綾部早穂ほか：*Aroma Research*, **23**, 368-371, 2005.

8.2　匂いの快・不快

　匂いを分類するとその第一基準は快・不快に基づくといわれている[1]。しかし，匂いに対する嗜好や匂いから受ける快不快感には個人差が非常に大きく，匂い物質の物理的特徴と匂いに対する嗜好の関係を記述することには実際には成功していない。

　個人差が大きいことからも想像できるように，匂いに対する嗜好は生得的・遺伝的に決定しているわけではなく，後天的要因の影響も強く受けると考えられる。哺乳類では胎児期から母体内の羊水の匂いの影響を受け，誕生直後には自分が接していた羊水の匂いを選好することが報告されている[2,3]。誕生後，新生児は母親から授乳され，母親と接触することによって，急速に自分の母親の乳の匂いや[4]，自分の母親の体臭への選好を高めていく[5]。発達の初期段階から，生態学的に自分にとって重要なもの，親近性の高いものの匂いに対して嗜好が示される。人工的な匂いでもその匂いが自分の母親と連合されれば（たとえば，母親が使用する香水に対して），生後1週間の乳児がその匂いを選好するようになること[6]や，誕生直後から24時間人工的な食品の匂いが充満した部屋で過ごした新生児は，その部屋に充満していた匂いを後に選好するようになること[7]が報告されている。また，乳児は母親の母乳を介して，母親が摂

取した食事の影響を受けるようになる[8]．匂いの連合学習は生活環境や養育者の食習慣の影響の中で成立し，3歳児以上になると匂いの種類によっては成人と同様の嗜好パターンを示すようになる[9,10]．大人が比較的好むバラの匂いと拒否するスカトール臭どちらに対しても，2歳児では区別するような反応を示さなかった[11]．幼児のそれまでの経験の中では，いずれの匂いもその匂いの発生源との連合が成立していないために，匂いに対していい悪いといった概念が成立していない結果と考えられた．

　日本人とドイツ人とで，それぞれの生活の中で日常的な匂いに対して，匂い強度，親近性，快不快度，その匂いのするものが食べられると思うか，何の匂いか（匂いの命名）について比較されている[12]．快不快度と食べられるかの評定に関して，両者の間で顕著な差異が認められた（図8.6）．たとえば，鰹節の匂いに対して，日本人の68％は「鰹節」とし，快でも不快でもないと評定し，95％の人が「この匂いのするものは食べられる」と回答したのに対して，ドイツ人の60％は「腐敗臭」とし，非常に不快と評定し，41％の人しか「食べられる」と回答しなかった．このことは，個人の特有の経験や体験，特に食文化は人々の匂いの認知そして嗜好に重要な影響を及ぼすことを示唆する．このような経験の影響は，日々匂いに接することで親近性が増すことによって現れる可能性が1つには考えられる．また，磯の匂いについて，育った環境の近

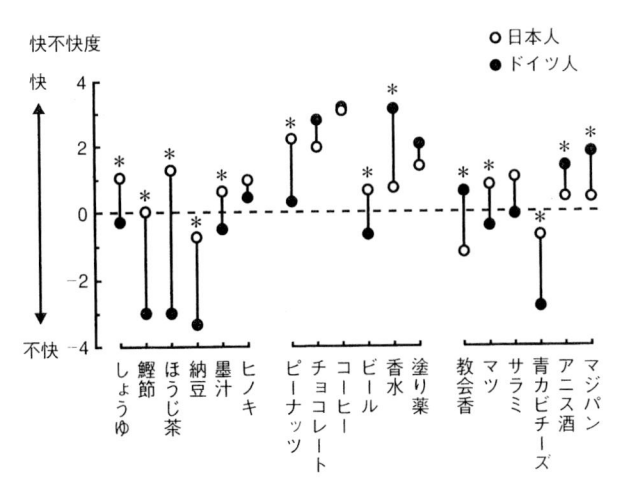

図 8.6　日常生活にある匂いに対する快不快感の違い（日独比較研究）
＊は $p<0.05$ で有意な差が認められたもの．

くに海がなかった人は海があった人に較べてより不快に感じるという[13]．ある匂いがしたときにその匂いをどのように認知するかで，その匂いに対する嗜好の評価は変わってしまう[14,15]．このときに匂いから受ける匂いの質的な印象までも異なる[16]ことから，匂いの知覚がトップダウン的情報処理の影響を強く受け，知覚された匂いそのものが異なることによって快・不快の評価が変わってくる可能性が考えられる．極端な悪臭を除けば何の匂いかわからない匂いに対しては，「より不快」と一般的には感じられやすいが[17]，いったん何の匂いであるのかがわかると，この匂いの発生源の一般的特性や価値の影響を受けてトップダウン的にこの匂いが好きとか快いと二次的に感じられるようになると推察される．同じイソ吉草酸の匂いでも，それが「チェダーチーズの匂い」と言われた場合と「体臭」と言われた場合では，帯状回や眼窩前頭皮質での応答の仕方が異なることが神経生理学的研究から報告されている[18]．

身体に無害という観点から，アメリカで匂い爆弾の開発プロジェクトがあり，これに使用するための匂い物質の探求が行われた[19]．腐敗した有機体の匂いが最も嫌われることが示されたが，絶対的な悪臭の発見には至らなかった．匂いのとらえ方は文脈依存的であり，個人の匂い体験の影響を受けるもので，自分にとって利益をもたらすものの匂いはいい匂いで，不利益なものの匂いは悪臭になると考えられる．

[綾部早穂]

文　献

1) 斉藤幸子：新編感覚・知覚心理学ハンドブック（大山　正ほか編），pp. 1401-1412，誠信書房，1994．
2) Schaal, B. and Orgeur, P.：*Quart. J. Exp. Psychol.*, **44B**, 245-278, 1992.
3) Schaal, B. *et al.*：*Biol. Neonate*, **67**, 397-406, 1995.
4) Varendi, H. *et al.*：*Acta Paediatr.*, **86**, 985-990, 1997.
5) Cernoch, J.M. and Porter, R.H.：*Child Dev.*, **56**, 1593-1598, 1985.
6) Schleidt, M. and Genzel, C.：*Ethol. Sociobiol.*, **11**, 145-154, 1990.
7) Balogh, R. and Porter, R.H.：*Infant Behav. Dev.*, **9**, 395-401, 1986.
8) Mennella, J.A. and Beauchamp, G.K.：*Chem. Senses*, **23**, 11-17, 1998.
9) Scimidt, H.J. and Beauchamp, G.K.：*Child Dev.*, **59**, 1136-1143, 1998.
10) Strickland, M. *et al.*：*Percept. Psychophysics*, **44**, 379-382, 1988.
11) 綾部早穂ほか：感情心理学研究，**10**(1), 25-33, 2003．
12) Ayabe-Kanamura, S. *et al.*：*Chem. Senses*, **23**, 31-38, 1998.
13) 新川千歳ほか：第18回官能検査シンポジウム　発表論文集，153-158, 1988．

14) 綾部早穂：*Aroma Research*, **6**, 159-163, 2001.
15) Herz, R.S. and von Clef, J.：*Perception*, **30**, 381-391, 2001.
16) 杉山東子ほか：日本味と匂学会誌, **7**, 489-492, 2000.
17) Engen, T.：Odor Sensation and Memory, Praeger, 1991.
18) de Araujo, I.E. *et al.*：*Neuron*, **46**, 671-679, 2005.
19) Science Observer, *American Scientist*, **90**(3), 225, 2002.

8.3 ヒトの嗅覚中枢と生理心理

空気中を飛来するさまざまな匂い物質の分子は，私たちの鼻腔に入り，鼻腔奥の嗅上皮に存在している嗅細胞に接触する．刺激を受けた嗅細胞はその情報を電気的信号に変換し，嗅神経から嗅球を経て大脳皮質の嗅覚野に伝える．ニホンザルのような高等霊長類では梨状皮質，扁桃体，視床下部，視床を経由して前頭葉の眼窩前頭皮質嗅覚野[1]へ，さらには側頭葉[2]へと匂いの情報が伝えられることが神経生理学から明らかにされている．これらの研究から，ヒトの脳においても同様な処理経路が存在するであろうと推測される．

前述の神経生理学の研究では脳に直接電極を挿す，もしくは薬品を脳細胞に注入するような方法によって，脳の機能とその活動に関連する部位を直接的に探索している．しかし健常実験参加者を対象にした場合，手術によって頭蓋を開け，感覚，認知，思考などの精神的なはたらきを直接観察することは不可能である．そのためにヒトの嗅覚情報処理がどの経路を経て，大脳皮質のどの部位で行われているかについては確証が得られていなかった．

しかし近年の計測技術の発展により，健常実験参加者の覚醒下での脳活動を外部から観察できるようになった．これらの脳活動を計測する手法を「非侵襲計測法」とよぶ．非侵襲計測法には大きく分けて，①脳活動にともなう血流やブドウ糖の代謝を計測する手法，②脳活動に付随する神経細胞内の電気活動の計測を行う手法がある．前者には陽電子断層撮影法（PET），機能的核磁気共鳴断層画像法（fMRI）があり，後者には脳波計測法（EEG），脳磁場計測法（MEG）がある．

これらの計測法を用いた視覚，聴覚，体性感覚，運動や記憶課題などの高次認知機能についての報告は数多くある．しかし嗅覚は刺激が気体であり，刺激提示方法が困難なことから研究報告も少なかった．しかしPET，fMRIを中

心に研究報告の数も少しずつ増えつつある．

本節ではヒトの嗅覚中枢の部位と機能の解明のために，脳内の血流・代謝の変化を計測する PET および fMRI を用いた研究紹介を行い，次に嗅覚で生じる脳内の電気的活動の計測，つまり EEG および MEG によるヒトの嗅覚中枢に関する最近の研究成果を紹介する．

a． PET 計測

PET は放射性同位元素を実験参加者に投与し，これから放出される陽電子が周囲の自由電子と対消滅するときに放射されるガンマ線を計測することで，放射性同位元素の脳内分布を画像化したものである．実験参加者がガンマ線を被曝するため完全な非侵襲計測ではなく，医師の実験参加が必要である．投与する放射性同位元素の種類によって脳内の血流量，酵素やブドウ糖の消費量，アミノ酸代謝量など種々の測定を行うことができる．神経細胞群の電気的活動後の代謝変化の計測を行っており，神経活動の時間による変遷をみることはできない．

PET を用いた嗅覚関連皮質の実験報告について以下に述べる．

1992 年に日常生活の中で接するような 8 種類の匂いを次々と実験参加者の両鼻腔に同時に提示した場合と，無臭の空気を提示した場合とを比較して，局所的な大脳血流量の変化を調べ，匂いを提示した場合には，無臭の空気を提示した場合と比べて両半球の梨状皮質と右眼窩前頭皮質における血流量の増加が観察されたことが報告された[3]．またその後，匂いに対する情報処理のレベルや匂いの情動的側面と認知的側面を考慮した場合に，匂いを嗅ぐという行為によって必ず活性する部位と，提示された匂いに対して求められる課題の内容に応じて活性する部位が独立に存在することが報告されている．

匂いの情動的側面すなわち快不快感に関しては，快・不快にかかわらず情動的な匂いは情動を特に喚起しない中性的な匂いに比べて，左の眼窩前頭皮質と扁桃体を活性すること[4]，特に不快臭の場合にその効果が大きいこと，つまり匂いに対する主観的な不快感と左半球の扁桃体の活性化に強い相関関係がみられることなどが示されている[5]．さらに嗅覚情報処理は，匂いの有無の検知，強さの判断，質の弁別，何の匂いであるのかの判断や記憶といった処理が階層的になされ，この処理のレベルに応じて脳の活性部位が異なることが報告され

た[6-9]．具体的には，匂いを嗅ぐと扁桃体や梨状皮質，眼窩前頭皮質が活性し，処理のレベルが高次になるにつれて視床下部，島皮質，帯状皮質，小脳，側頭皮質，後頭皮質（第1次視覚野を含む）へと辺縁系の領域から離れた部位へと活動部位が広がっていくことが示された．また匂いを思い浮かべた場合に梨状皮質，眼窩前頭皮質，前部島皮質の活動の報告がなされている[10]．

b. fMRI 計測

　fMRI とは脳の局所的な活動にともなう血管内の血液の磁性変化を利用して，血流量の変化を画像化したものである．神経細胞が活動するとヘモグロビンによって運搬された酸素が消費される．神経細胞のまわりの毛細血管には酸素と結合したヘモグロビン（酸化ヘモグロビン）と，酸素を放出したヘモグロビン（還元ヘモグロビン）とが混じり合う．還元ヘモグロビンは磁性をもつため，周辺の水素からの MR 信号を減少させる．一方，脳のある部位の活動が上昇すると，そこには酸化ヘモグロビンが必要以上に運ばれ，酸化ヘモグロビンに対する還元ヘモグロビンの含有率が相対的に減少する．還元ヘモグロビンの減少によって MR 信号は増大する．これは BOLD (blood oxygen level dependent) 効果とよばれる．fMRI ではこの BOLD 効果による MR 信号の変化を計測することで，ヒトの脳活動を画像化する．時間的にゆっくり変化する血流変化をみているため，脳内の時間的な情報の流れを追うことは不可能である．また得られた画像上に種々のアーチファクトが出現する．アーチファクトと信号は分離が困難であるため，得られた画像の判読には注意が必要である．

　fMRI を用いた研究では，嗅細胞のみを刺激する匂い物質の提示によっては右半球の眼窩前頭皮質および小脳での活性が，また三叉神経系をも刺激する匂い物質の提示によっては帯状回や側頭葉，後頭葉へ活性が広がることが報告された[11]．また順応については，短時間（9秒間）の匂い刺激提示では第1次嗅覚野とされる梨状皮質の活性が誘起されるが，長時間（60秒間）連続した匂い刺激提示では眼窩前頭皮質における活性が示される[12]．第1次嗅覚野では情報が入力された瞬間にだけ活性が生じ，その後同じ情報が持続的に入力され続けても活性状態は持続しないが，眼窩前頭皮質では刺激が提示されている間はその活性が続くことが示されている[13]．

快・不快に関与する研究からは，左島皮質は快臭に対し，左側上前頭回は不快臭に対して活性化する報告[14]や，快臭には左半球が，不快臭には右半球が活性化されるという報告[15]，眼窩前頭皮質では快臭と不快臭で活性が生じる領域が異なるとする研究[16]，あるいは快・不快臭での脳機能に差はないとする研究[17]もあり，一致した見解は得られていない．これに対して，嗅覚以外の感覚刺激に対して活性が誘発された部位に比べて，嗅覚刺激によって活性が誘発された部位は個人差が大きく，実験参加者のデータをまとめて解析することは望ましくないとする見解もある[18]．

このほかにも，匂いを嗅ごう（sniffing）とする動作が梨状皮質や小脳を活性化し，匂いが主観的に感知されると眼窩前頭回での活性がみられた[19-20]という報告，また，鼻腔の前方からの匂いと喉の奥を通過した匂い（フレーバー）では脳内で活性化される部位が異なる[21]，注意の有無によって第1次嗅覚野の活動が異なる[22]，眼窩前頭皮質は嗅覚的な感性満腹感に関与している[23]などの報告がある．

このようにfMRIを用いた嗅覚情報処理の解明を試みる研究は多くなされているが，嗅覚情報処理系に関連する皮質（眼窩野や側頭葉）の多くが空気を含む副鼻腔や耳孔に接しており，透磁率の違いからその部位からのMR信号が得にくい．上記の論文の中でも，この計測上の問題を無視して結果が述べられており，いくつかの研究報告は「先に結果ありき」の感が否めない．またPET，fMRIに共通する問題として「標準脳を用いたデータ解析手法」がある．複数の実験参加者をまとめて解析する際に，標準モデルとなる脳に形状，大きさを変換するが，個々人の脳を標準脳に変換した後でも，同一の溝について10〜20 mmの座標値の差が生じる．計測法上の問題を理解したうえで，従来の研究報告の解釈をするべきである．

c. EEG計測

脳機能の非侵襲計測法の中で，比較的容易に扱える計測法が脳波（EEG）計測であり，その歴史も長い．脳波は主に大脳皮質にある錘体細胞の電気的活動にともなう細胞外の電位差を頭皮上の電極から記録していると考えられている．

脳波の解析には，自発性の持続的な波動を特定の周波数に分類してそのパワ

一量やピーク周波数を調べる方法，感覚刺激に誘発される一過性の電位変動を調べる方法，またある刺激に対して実験参加者に課せられた種々の心理的課題の負荷によって惹起される電位変動を調べる方法がある．

鼻腔内の嗅細胞を刺激することによって誘発される一過性の電位変動，すなわち大脳誘発電位の計測を最初に試みたのは 1966 年の Finkenzeller や 1967 年の Allison と Goff であるが，彼らは実験参加者の鼻腔内に匂いを吹きつけることによって嗅覚誘発電位を測定した．しかし 1971 年に Smith は，この方法では三叉神経系の感覚が消失した患者から誘発電位が得られなかったことから，Finkenzeller や Allison と Goff が記録した誘発電位は嗅細胞が刺激された結果ではなく，鼻腔の三叉神経系が刺激されたためであるとの反論を唱えた[24]．匂い刺激提示時に触覚を与えず嗅覚のみを刺激する手法は，1988 年の Kobal ら[25] の報告まで待つ必要があった．

Kobal らは鼻腔内に，匂いガスを吹きつけず常時無臭空気を流しておき，その中に匂い刺激を定量的にかつパルス状に提示できる方式のオルファクトメーターを開発し，精度の高い嗅覚誘発電位の測定を行った．1993 年に Evans[26] をはじめとする化学感覚（味覚・嗅覚のように化学物質によって引き起こされる感覚）誘発応答の研究に長年携わっている複数のグループの研究者が集まり，精度が高くかつ純粋な（つまり他の感覚刺激が混入しない）化学感覚事象関連電位の計測を行うために，その提示方法は次の基準（嗅覚を例とした場合）に従うべきであると提唱した．以降これが国際的な共通理解となっており，これらの基準は上記の Kobal らの開発した方法が基となっている．それらの基準は，①物理的な触覚刺激を誘発させないために，嗅覚刺激のみを鼻腔内に吹きつけて提示するのではなく，無臭空気の流れの中に嗅覚刺激をパルス状に提示することが必要である．② ms 単位の脳活動の様子を計測するために，提示刺激の立ち上がりは俊敏であることが欠かせない．具体的には提示する嗅覚刺激の最大濃度の 70 ％が刺激オンセットから 50 ms 以内で立ち上がることが望ましい．③前述の絶えず鼻腔内に提示している無臭空気には，鼻腔内の乾燥を防ぐために，50 ％以上の湿度，および体温と同等の温度を与えておく，である．

しかし，実は上記の②の条件である気体の成分変化を ms レベルの精度で計測する手法はこれまで存在しなかった．Evans らの基準では煙による光の透

過量の変化，もしくは冷気と室温を切り替えることで，実験参加者がいない状態でその温度変化の計測を行うことが提唱されている．煙を用いる場合はオルファクトメーターが汚染され，温度変化の計測では ms レベルの精度は不可能である．そこで筆者らのグループでは超音波の多重干渉を用い，気体成分の変化を ms レベルの精度で測る技術の開発を行った．現在ではこのセンサーを用いることで実験参加者の誘発電位，誘発脳磁場の計測を行う際に匂い刺激の立ち上がりの様子をリアルタイムで計測することが可能になった[27]．

これらの提唱された手法を用いることで，物理的な触覚刺激を誘発せずに匂いの応答を記録することができるようになった．しかし，匂い物質そのものが三叉神経を刺激する場合がある．"ツン"という感覚が生じた場合，三叉神経が刺激されたと考えればよい．例えばアンモニアなどはその一例である．嗅覚神経系だけを刺激する匂いとしてバニリンと低濃度の β-フェニルエチルアルコールと H_2S を用いた場合は，頭頂部（Pz）で刺激オンセットから最初の陰性成分（N1）と2番目の陽性成分（P2）の最大振幅が誘発された．一方，三叉神経系を刺激する物質として CO_2 を用いると，中心部（Cz）で最大振幅が誘発され，刺激する神経系によって得られる誘発電位の頭皮上分布が異なる[28]ことが示された．また加齢にともなって嗅覚誘発電位の振幅が減少し，潜時が延長すること[29-32]，この現象が特に男性で顕著であること[33]が報告されている．最近では嗅覚誘発電位計測は嗅覚能力の客観的な測定手法として，無嗅覚症の診断や，パーキンソン病やアルツハイマー病の患者の嗅覚能力の測定などにも応用され，その有効性が広く認識されている．

d. MEG 計測

神経細胞内電流が同時に同じ向きに流れた場合に，局所的な電流が出現する．その電流が「右ネジの法則」に従って頭部表面上の磁場分布をつくる．この磁場変化を高感度の磁気センサーでとらえるのが MEG 計測であり，EEG 計測と同様に脳内の電気的活動の計測を行っている．

Kettenmann らは匂いを提示してから，約 700 ms 後の脳活動を報告している[34]．このピークの発生源は匂いの種類に関係なく，また匂い刺激提示鼻腔の左右にかかわらず，両方の大脳半球の上側頭溝周辺領域に推定された．この結果は筆者らのグループの行った同様の実験結果[35]においても支持されている．

さらに，嗅覚誘発電位で得られた各電位成分の発生源を MEG で得られた磁場情報から推定すると，最初の陽性成分 P1（潜時 268〜388 ms）に対応する誘発磁場の活動源は上側頭溝と島皮質の間，陰性成分 N1（潜時 366〜474 ms）に対応する活動源は島皮質の前方から中心部に，2 番目の陽性成分 P2（潜時 472〜749 ms：Kettenmann らのピーク成分）に対応する誘発磁場の活動源は上側頭溝にあることが示された．

おわりに

ヒトの脳機能の非侵襲計測法は従来の大脳生理学と心理学を結びつける学問領域であるが，計測原理を理解せず実験がなされているケースも数多く見受けられる．今後は単純な課題からより複雑な認知，記憶，または味覚や触覚などの統合過程などにその焦点が移っていくことは確実である．やみくもに非侵襲計測を行うのではなく，まず実験心理学的に実験参加者からの応答をとり，その心理応答がなぜ生まれるかをこれらの非侵襲計測法を用いることで探り，その計測法の適応範囲を考えたうえで結果を解釈することが非常に重要である．

[小早川 達]

文　献

1) Takagi, S.F.：*Japanese Journal of Physiology*, **34**, 561-573, 1984.
2) Carmichael, S.T. and Price, J.L.：*Journal of Comparative Neurology*, **363**, 642-664, 1995.
3) Zatorre R.J. et al.：*Nature*, **360**, 339-340, 1992.
4) Royet, J.P. et al.：*The Journal of Neuroscience*, **20**, 7752-7759, 2000.
5) Zald, D.H. and Pardo, J.V.：*Proceedings of the National Academy of Sciences of the United States of America*, **94**, 4119-4124, 1997.
6) Royet, J.P. et al.：*Journal of Cognitive Neuroscience*, **11**, 94-109, 1999.
7) Savic, I. et al.：*Neuron*, **26**, 735-745, 2000.
8) Royet, J.P. et al.：*NeuroImage*, **13**, 506-519, 2001.
9) Dade, L.A. et al.：*Brain*, **125**, 86-101, 2002.
10) Djordjevic, J. et al.：*NeuroImage*, **24**, 791-801, 2005.
11) Yousem, D.M. et al.：*Radiology*, **204**, 833-838, 1997.
12) Poellinger, A. et al.：*NeuroImage*, **13**, 547-560, 2001.
13) Sobel, N. et al.：*Journal of Neurophysiology*, **83**, 537-551, 2000.
14) Fulbright, R.K. et al.：*American Journal of Neuroradiology*, **19**, 1721-1726, 1998.
15) Henkin, R.I. and Levy, L.M.：*Journal of Computer Assisted Tomography*, **25**, 493-514, 2001.
16) Gottfried, J.A. et al.：*The Journal of Neuroscience*, **22**, 10819-10828, 2002.

17) Levy, L.M. et al.: Journal of Computer Assisted Tomography, **21**, 849-856, 1997.
18) 坂井信之ほか：におい・かおり環境学会誌, **34**, 114-121, 2003.
19) Sobel, N. et al.: The Journal of Neuroscience, **18**, 8990-9001, 1998.
20) Sobel, N. et al.: Nature, **392**, 282-286, 1998.
21) Small, D. et al.: Neuron, **47**, 593-605, 2005.
22) Zelano, C. et al.: Nature Neuroscience, **8**, 114-120, 2005.
23) O'Doherty, J. et al.: Neuroreport, **11**, 399-403, 2000.
24) Kobal, G.: Handbook of Olfaction and Gustation (Doty, R.L. ed.), pp. 229-249, Dekker, 2003.
25) Kobal, G. and Hummel, C.: Electroencephalography and Clinical Neurophysiology, **71**, 117-119, 1988.
26) Evans, W.J. et al.: Chemical Senses, **18**, 751-756, 1993.
27) Toda, H. et al.: Journal of Neuroscience Methods, **152**, 91-96, 2005.
28) Kobal, G. and Hummel, T.: Smell and Taste in Health and Disease (Getchell, T. et al. eds.), pp. 225-275, Raven Press, 1991.
29) Murphy, C. et al.: Chemical Senses, **19**, 47-56, 1994.
30) Morgan, C.D. et al.: Psychophysiology, **36**, 281-287, 1999.
31) Morgan, C.D. et al.: Electroencephalography and Clinical Neurophysiology, **104**, 351-358, 1997.
32) Thesen, T. and Murphy, C.: International Journal of Psychophysiology, **40**, 119-127, 2001.
33) Evans, W.J. et al.: Electroencephalography and Clinical Neurophysiology, **95**, 293-301, 1995.
34) Kettenmann, B. et al.: Neuroscience Letters, **203**, 143-145, 1996.
35) 綾部早穂ほか：日本生体磁気学会論文誌, **11**, 9-14, 1998.

9. 匂いと行動のメカニズム

9.1 大型哺乳類

―鼻は目よりも前にある．だから，鼻のほうを，まず，たよりにすること―
『シートン動物記：スプリングフィールドのキツネ』より

　多くの大型哺乳類にとって，身のまわりの様子を窺い，仲間とのコミュニケーションを交わす手段として，匂いは最も信頼できる化学信号である．動物が利用する匂いは大きく2種類に分けられる．1つは食物や有害物質あるいは捕食者の匂いといった外的環境に由来する匂いであり，認知のプロセスを経て次の行動を引き起こすための判断材料となる．もう1つは動物の体内で産生され同種動物間での情報伝達の手段として用いられるフェロモンであり，喜怒哀楽などの情動や，食欲や性欲などの本能をコントロールする．
　ヤギやヒツジでは，雄効果という雌の内分泌機能を動かすフェロモン作用が知られている．哺乳類では唯一，そのターゲットとなる神経機構が明らかになっているフェロモン現象であり，その知見をもとに，フェロモンの産生から受容，中枢作用に至る一連のメカニズムが，神経生物学的な見地から明らかにされつつある．

a. 雄効果

　季節繁殖動物であるヤギやヒツジでは，日長が長くなる春から夏にかけては非繁殖期であり，通常繁殖活動は行われない．この時期に雌の群れの中にそれまで隔離していた雄を導入すると，休止していた卵巣の活動が再開して排卵が引き起こされる．雄効果とよばれるこの現象は，雌の嗅覚を遮断すると消失

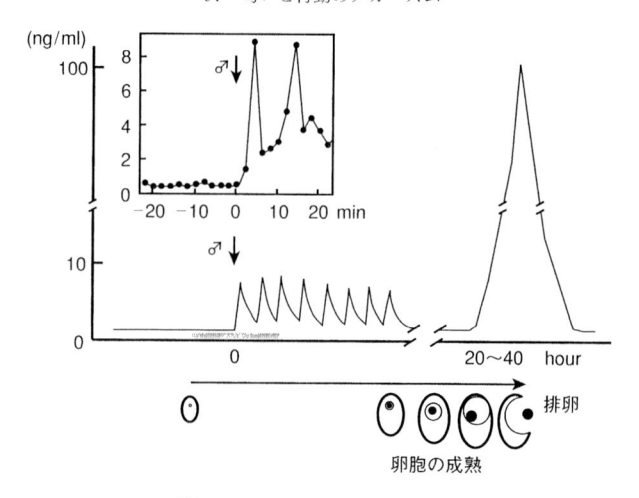

図9.1 ヒツジにおける雄効果作用
(上) 雌の血中 LH 濃度の経時的な変化を示す模式図（文献1）を改変）．挿入図は灰色の棒線部分における LH 濃度の実測値．矢印の部分で雄を導入．
(下) 内分泌の変化にともなう卵巣の形態的な変化を示す模式図．非繁殖期に雄効果フェロモンを受容した雌では，直ちにパルス状 LH 分泌が亢進し，これを契機として，卵巣では卵胞の発育が始まり，最終的には一過性の LH の大量放出，LH サージによって排卵が引き起こされる．

し，また，雄の被毛の匂いを嗅がせただけでも効果があることから，雄の生体で産生され被毛に付着している匂い物質，フェロモンによる作用であると考えられるようになった．

やがてその内分泌学的な背景が明らかにされ[1]，雄効果フェロモンを受容すると直ちに黄体形成ホルモン（luteinizing hormone；LH）のパルス状分泌が亢進し，これが引き金となって，排卵に向けて内分泌と卵巣活動のカスケードが動きはじめることがわかった（図9.1）．

b. 雄効果フェロモンの中枢作用機構

下垂体前葉からの LH 分泌は，視床下部ホルモンの1つ，性腺刺激ホルモン放出ホルモン（gonadotropin-releasing hormone；GnRH）によって制御されている．GnRH 産生神経細胞は視床下部視索前野に散在性に分布し，正中隆起部に投射した神経終末から GnRH を下垂体門脈血中に分泌する．このとき，GnRH はパルス状に分泌されているため，下垂体前葉からの LH 分泌

9.1 大型哺乳類

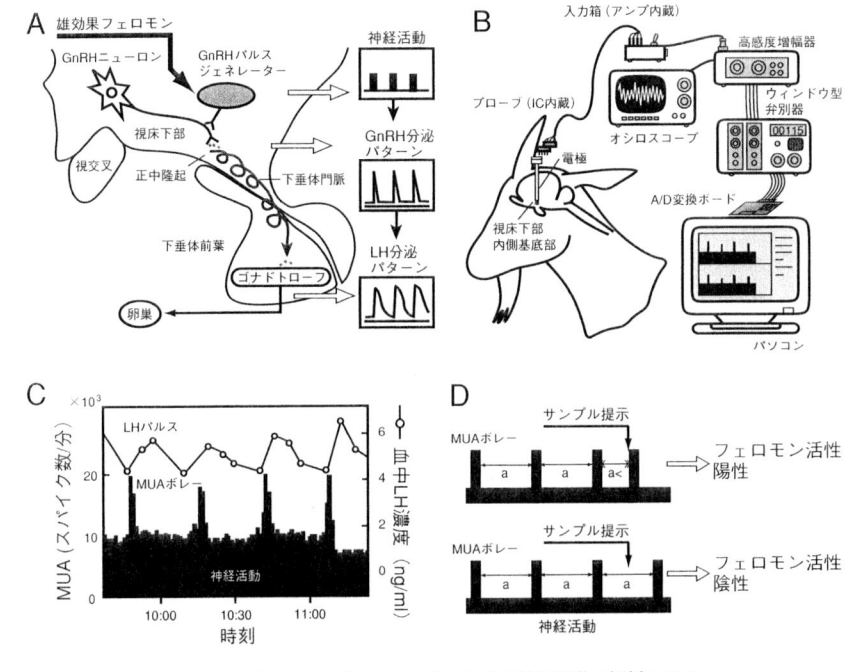

図 9.2 GnRH パルスジェネレーターとその神経活動の解析システム

(A) GnRH パルスジェネレーターの神経活動は LH のパルス状分泌を生み出し, LH のパルス頻度というデジタル信号により, 卵巣機能の調節を行っている. GnRH パルスジェネレーターの視床下部内における局在部位や構成細胞など, その解剖学的な実体はまだわかっていない.

(B) シバヤギにおける GnRH パルスジェネレーター神経活動の解析システム. 記録電極で計測された神経信号は, 増幅, 弁別などの電気的な処理をされた後, 1 分間あたりの発火頻度 (スパイク数) というヒストグラムとしてコンピューターのディスプレイ上に表される.

(C) 神経活動の一過性の上昇 (MUA ボレー) に 1 対 1 に対応してパルス状 LH 分泌が誘起されており, 観測している神経活動がまさしく GnRH パルスジェネレーターのものであることがわかる.

(D) 実験室内の明暗条件では, MUA ボレーはほぼ一定の間隔 (a) で起きているが, 雄効果フェロモンによりその間隔は短くなる. これを利用して, 提示したサンプルに雄効果フェロモン活性があるかどうか, 直ちに検定することができる.

もパルス状となっている (図 9.2 A). GnRH のパルス状放出を指令する神経機構は GnRH パルスジェネレーターとよばれ, 繁殖調節系の最上位の中枢として機能している. 雄効果フェロモンの中枢内のターゲットはこの GnRH パルスジェネレーターであり, フェロモン情報が神経信号として伝達されるとその活動が促進し, 結果としてパルス状 LH 分泌の亢進が誘起される.

日本在来種のシバヤギでは，視床下部内側基底部に外科的に記録電極を留置し，その部位における神経活動を multiple unit activity (MUA) として計測することにより，GnRH パルスジェネレーターの活動を覚醒した動物からリアルタイムにモニターするという手法が確立されている (図 9.2 B, C)[2]。従来，雄効果フェロモンの活性は排卵や血中 LH 濃度の変化を指標として解析されていたが，この電気生理学的な手法の導入により，シバヤギでは感度とスピードに優れた雄効果フェロモン活性の検定が可能となり (図 9.2 D)，フェロモン産生機構の詳細な解析やフェロモン分子の単離，精製の過程に利用されている．

c. 雄効果フェロモンの産生機構

成熟した雄シバヤギの体のいろいろな部位から皮膚を採材し，その抽出物のフェロモン活性を検討したところ，頭部や頸部といった体の前部の体表に分布する皮脂腺 (図 9.3 A) に強い活性があることがわかった[3]。この活性は雄を去勢すると消失するが，去勢した雄にテストステロンを投与すると再び活性が現れる．また，テストステロンの還元型であるジヒドロテストステロンには，より強いフェロモン産生誘導作用が認められている．これらのことから，シバ

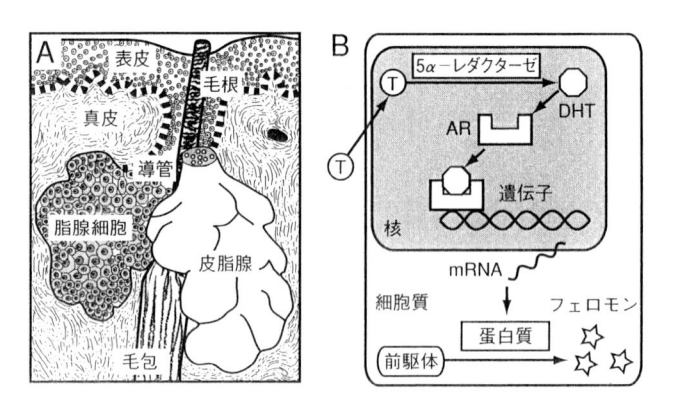

図 9.3 雄効果フェロモンの産生部位と産生メカニズム
(A) 皮膚組織の模式図．
(B) 想定される脂腺細胞内における雄効果フェロモンの産生メカニズム．テストステロン (T) をジヒドロテストステロン (DHT) に還元する酵素 5α-レダクターゼと，アンドロジェン受容体 (AR) の分布様式，およびフェロモンの前駆体となる物質の存在により，フェロモン産生の部位特異性が決められるものと推察される．

ヤギでは雄効果フェロモンは体表の限られた部位の皮脂腺で産生され,その経路にはテストステロンを還元する酵素である5α-レダクターゼとアンドロジェン受容体が関与しているものと考えられる(図9.3 B).

ヤギとヒツジ,どちらの動物種においても,雄効果フェロモンはいまだ単離,同定されていない.これまでのところ,雄効果フェロモンは揮発性化合物であること,被毛抽出物の酸性分画や中性分画に含まれていること,複数の化合物がフェロモン効果の発現に関与している可能性があることなどが示されている.面白いことに雄ヤギの被毛抽出物は雌ヒツジに対してもフェロモン活性を示すため,ヤギとヒツジの雄効果フェロモンには共通した分子が含まれているのかもしれない.

d. 雄効果フェロモンの受容体

シバヤギでは,他の動物種で既知のフェロモン受容体(V1R)遺伝子配列の中で比較的保存性の高い領域よりプライマーを作成し,ゲノムDNAを鋳型としてPCRを行った結果,これまでのところ2種類のV1R遺伝子が同定されている[4].そのうちの1種類は,309個のアミノ酸をコードするopen reading frameを有しており,生理的に機能しているものと推察されている.興味深いことに,そのmRNAは鋤鼻器感覚上皮だけでなく嗅上皮でも発現していることが確認されており,この受容体を介した情報伝達は,鋤鼻系と主嗅覚系(図9.4)の両方で行われている可能性が想定されている.後述するように,雄効果フェロモンの情報伝達には主嗅覚系の関与が示唆されているが,今のところこのV1R遺伝子と雄効果フェロモンとの関係はまったく不明である.

ゲノムデータベース(http://www.ncbi.nlm.nih.gov/genome/guide/cow/)を利用した検索から,近縁種であるウシでは少なくとも32種の機能的なV1Rフェロモン受容体が存在していることが示されている[5].ヤギやヒツジにおいて,それらのホモログ遺伝子の解析が進めば,雄効果フェロモンに特異的な受容体の同定にもつながるのではないかと期待される.

e. 雄効果フェロモンの情報伝達経路

一般的に,フェロモン情報は鋤鼻系で受容,処理されていると考えられている.シバヤギにおいても,副嗅球から扁桃体内側核を中継して視索前野や視床

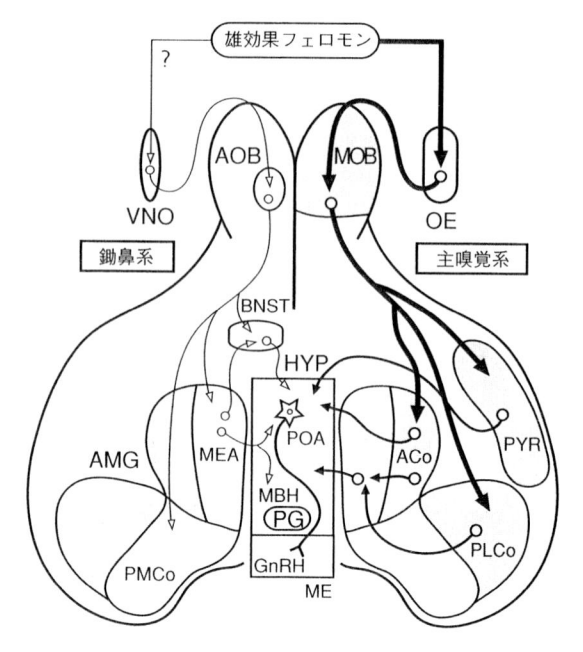

図9.4 雄効果フェロモンの情報伝達経路
シバヤギにおける鋤鼻系（左側）および主嗅覚系（右側）の情報伝達経路を模式的に示す．主嗅覚系の経路のうち，PYR および ACo，PLCo から視床下部の GnRH 分泌調節系に至る神経回路は，トランスジェニックマウスの結果[6]から推察したもの．
AMG：扁桃体（ACo：皮質核前部，MEA：内側核，PLCo：皮質核後外側部，PMCo：皮質核後内側部），AOB：副嗅球，BNST：分界条床核，HYP：視床下部，MBH：視床下部内側基底部，ME：正中隆起：MOB：主嗅球，OE：嗅上皮，PG：GnRH パルスジェネレーター，POA：視索前野，PYR：梨状皮質，VNO：鋤鼻器．

下部内側基底部へ至る神経回路が存在することがトレーサー法により確認されており（茂木ら，未発表データ），げっ歯類同様，鋤鼻系はフェロモン情報の視床下部への伝達という役割を担っているものと推察される．しかし，ヒツジの雄効果フェロモンに対する LH 分泌の反応（図9.1 参照）は，鋤鼻器の焼灼や鋤鼻神経の切断に影響を受けず[1]，また，シバヤギにおいても，GnRH パルスジェネレーターに対する雄効果フェロモンの作用は鋤鼻器への嗅覚物質の取り込みを物理的に閉鎖しても同様に観察される（市丸ら，未発表データ）．これらの生理的な実験結果は，必ずしも鋤鼻系の関与を完全に否定するものではないが，雄効果フェロモンの情報伝達系には少なくとも嗅上皮を介した経路が存在することを示している（図9.4）．

最近,トランスジェニックマウスを用いた巧妙な実験から,鋤鼻系の神経核のみならず梨状皮質や扁桃体皮質核といった主嗅球系の主要な中継核からも,視索前野の GnRH ニューロンに神経投射があることが示されている[6]。GnRH システムとの間の密接な神経連絡の存在は,繁殖機能の調節に主嗅覚系が深く関与していることを示唆しており,雄効果フェロモンの情報も,そのような神経回路によって GnRH パルスジェネレーターへ伝達されているのかもしれない(図 9.4 参照)。一方,ヤギのトレーサー実験からは,鋤鼻系と主嗅覚系の神経回路が扁桃体レベルで連絡していることを示唆する結果が得られており,2 つの嗅覚システムが協調して雄効果フェロモンの情報処理が行われている可能性も考えられる.

動物の本能行動を操るフェロモンの情報は,その受容,処理に特化した神経機構,鋤鼻系で行われるとされてきた.しかし,雄効果を含めいくつかのフェロモンの生理作用は,必ずしもこの定義だけでは説明がつかないことが近年明らかにされつつある[7]。さらに,繁殖調節機構に主嗅覚系が深くかかわっていることを示す形態学的な知見も見いだされ[6],フェロモン情報の処理機構に関して,これまでに得られた知見を見直す必要性が提唱されている[7,8]。哺乳類のフェロモン作用について,普遍的な新たな概念を再構築していくうえで,ヤギやヒツジの雄効果は格好の実験モデル系であると思われる.

[森 裕司・岡村裕昭]

文 献

1) Gelez, H. and Fabre-Nys, C.: *Horm. Behav.*, **46**, 257-271, 2004.
2) Mori, Y. *et al.*: *Neuroendocrinol.*, **53**, 392-395, 1991.
3) Iwata, E. *et al.*: *Biol. Reprod.*, **62**, 806-810, 2000.
4) Wakabayashi, Y. *et al.*: *Chem. Senses*, **27**, 207-213, 2002.
5) Grus, W.E. *et al.*: *Proc. Natl. Acad. Sci. USA*, **102**, 5767-5772, 2005.
6) Boehm, U. *et al.*: *Cell*, **123**, 683-695, 2005.
7) Baxi, K.N. *et al.*: *Trends. Neurosci.*, **29**, 1-7, 2006.
8) Shepherd, G.M.: *Nature*, **439**, 149-151, 2006.

9.2 げっ歯類

げっ歯類が匂いを介して多くのコミュニケーションを行っていることは，広く知られていると思う．コミュニケーション方法は大別すると，一般には視覚，聴覚，嗅覚を介したコミュニケーションの3種類に分けられることが多い．げっ歯類に関していえば，視覚はあまり発達しておらず，かつ視覚を介したコミュニケーションに用いられる表情をつくる表情筋もあまり発達しているとはいえない．体の姿勢や個体間距離が，視覚を用いたコミュニケーションに用いられる．聴覚を介したコミュニケーションに関しては，げっ歯類の場合にはそのほとんどが超音波領域でのコミュニケーションのため，一般的には音声を用いたコミュニケーションを行っているイメージは乏しいかもしれないが，実際にはかなり行っていることが古くから知られており，鳥のさえずりのような機能を果たしていることも最近の研究で示唆されている．けれども，視覚や聴覚を用いたコミュニケーションに比べると，一般的にげっ歯類におけるコミュニケーションとして最もイメージ的に大きいと思われるのは，匂いを介したコミュニケーションであろう．げっ歯類は嗅覚が一般に発達しており，匂い物質も多く出している．げっ歯類における匂いを介したコミュニケーションに関しては，特にマウスを研究対象として研究も進んでおり，これまでに多くのことがわかってきている．

匂いを利用したコミュニケーションは，さらに2種類に大別される．1つは，匂いが他個体の行動に直接影響するというもので，もう1つは匂いが他個体の体の状態に影響し，それによって他個体の行動が変化するというものだ．前者では，たとえばある個体が発する匂い情報から別の個体がその個体のいる方向へ移動する（接近），あるいはいない方向へ移動する（回避）というような現象があげられよう．後者の例には，たとえばある個体が発する匂いが他個体の発情を誘発したり抑制したりするという現象があげられる．ここでは，この後者について若干詳しくまとめてみたい．

a. 雌の発情周期の変化

雌の匂いが他個体の体の状態に影響を及ぼす場合，当然ながらその対象は雌

表9.1 マウスにおけるフェロモン効果発見史（文献16）より改変）

現象	発見者および発見年
集団飼育された雌の発情周期が延びる．	Lee and van der Boot, 1955, 1956
雄の匂いによって雌の発情が促され，発情周期が短縮化する．また発情周期が同期化する．	Whitten, 1956, 1958
新規雄の匂いによって妊娠の成立が阻害される．	Bruce, 1959 ; Parkes and Bruce, 1961
雄の匂いによって性成熟が早期化する．	Vandenbergh, 1969
雌の匂いが雄の攻撃を抑制する．	Mugford and Nowell, 1970, 1971
雌の尿が雄の LH レベルを高める．	Maruniak and Bronson, 1976
社会的に優位な雄個体のほうが劣位個体よりも，雌の性成熟早期化現象に高い効果をもつ．	Lombardi and Vandenbergh, 1977
授乳雌，妊娠雌の匂いは雌の性成熟を促進させる．	Drickamer, 1983 ; Drickamer and Hoover, 1979
成体雄の匂いはプレーリーシカネズミの幼体雄の性成熟を抑制する．	Lawton and Whitsett, 1979
成体雄の匂いは幼体雄の精子形成を阻害する．	Novikov et al., 1982 ; Daev, 1982 ; Novikov et al., 1985 ; Aref'ev et al., 1986 ; Daev et al., 2000
発情していない集団飼育雌の匂いは，雌の子の性成熟を遅延させる．	Drickamer, 1982
隔離された発情雌の匂いは，雌の子の性成熟を早期化する．	Drickamer, 1982
雌の尿は bank vole の精子形成指数を抑制する．	Kruczek et al., 1989
2,5-dimethylpyrazine は雄ラットの生殖系機能活性を抑制する．	Yamada et el., 1993
雌の匂いは雄の精子密度を高める．	Koyama and Kamimura, 2000
2,5-dimethylpyrazine への曝露はノルアドレナリン濃度と免疫能レベルを低下させる．	Daev et al., 2000

本文であげたもの以外も含む．種名を特に記述していないものはハツカネズミを用いた研究例．

の場合と雄の場合の双方がありうる．そして，これまでの研究においても，双方に雌の匂いの影響が認められている．歴史的には，雌の匂いが他の雌に影響を及ぼすという現象は，個体間で匂いが互いに影響を及ぼしあっているという現象の中で最も初期に発見され，それは1955年のことであった（表9.1)[1]．発見者らの名前をとってリー-ブート効果と名づけられたこの現象は，雌のみが環境内に存在する場合に雌の発情周期長が長くなるというもので，雌の密度が高いほどこの効果は高いことを後に Coppola と Vandenbergh[2] が発見している．そして1998年には，雌マウスの分泌するフェロモンのひとつである 2,5-ジメチルピラジン（2,5-dimethylpyrazine）がこのリー-ブート効果にかかわっていることが発見された（表9.2)[3]．

Lee と van der Boot による雌どうしにおける発情周期の緩慢化現象，すなわち発情の抑制現象の発見後まもなく，このような現象によっていったん緩慢になった発情周期は，雄の匂いを与えることで速やかに規則正しい短い周期になることが Whitten によって明らかにされ，これも発見者の名前をとってホイッテン効果とよばれた（表 9.1）[4]。そして，1999 年になって，雄のフェロモンのひとつである E,E-α-ファルネセン（E,E-α-farnesene）がこのホイッテン効果を生じさせる匂い物質であることが明らかにされた（表 9.2）[5]。

雌の発情と雄の匂いに関連して興味深い現象は，雄の匂いが雌の性成熟に及ぼす影響であろう。雄の匂いの存在する環境で成育した雌マウスは，雄の匂いのない環境で成育した雌マウスに比べて性成熟の年齢が約 20 日間遅いことが発見されたのである。この現象もやはり発見者の名前をとってヴァンデンバーグ効果とよばれている（表 9.1）[6]。また，雄マウス間では社会的順位が存在することが観察されているが，社会的に優位な個体のほうがこのような雌への影響力が大きいことも観察されている（表 9.1）[7]。20 日間は，人間的な時間間隔では大差ないように思われるかもしれないが，マウスの場合には，これは性成熟の時期が 1.5 倍遅くなることを意味している。大変な違いといえよう。雌の性成熟が他個体の匂いによってその時期を早められたり遅くされたりする現象は，こうして雄の匂いの影響として当初発見されたが，後になって授乳中の雌や妊娠中の雌の匂い，発情している雌の匂いも雄マウスの匂いと同様に雌の

表 9.2　マウスに影響を及ぼすことが確認された匂い物質（文献 16）より改変）

現象	化学物質（発見者と発見年）
雄間攻撃	2-(Sec-butyl)-4,5-dihydrothiazole, dehydro-exo-brevicomin (Novotny $et\ al.$, 1985)
集団飼育雌に発情誘発	2-(Sec-butyl)-4,5-dihydrothiazole, dehydro-exo-brevicomin (Jemiolo $et\ al.$, 1986)
性成熟開始遅延	2,5-dimethylpyrazine (Jemiolo and Novotny, 1993)
雄ラットの生殖器系機能活性抑制	2,5-dimethylpyrazine (Yamada $et\ al.$, 1993)
雌の子宮発達と雄の精巣発達抑制	2,5-dimethylpyrazine (Jemiolo and Novotny, 1994)
リーブート効果	2,5-dimethylpyrazine (Ma $et\ al.$, 1998)
集団飼育雌に発情誘発	E,E-α-farnesene, E-β-farnesene (Ma $et\ al.$, 1999)
雌の性成熟促進	6-hydroxy-6-methyl-3-heptanone (Novotny $et\ al.$, 1999a)
雌の性成熟促進	MUP (Novotny $et\ al.$, 1999b)
ノルアドレナリン濃度と免疫能レベルを低下	2,5-dimethylpyrazine (Daev $et\ al.$, 2000)

性成熟を早期化させる効果をもっていることが1980年前後に発見された（表9.1）．そして，逆に集団で飼育されて発情していない雌の匂いは，雌の子の性成熟を遅延させる効果をもっていることも発見されている．この現象に関連している匂い物質は，近年になって6-ヒドロキシ-6-メチル-3-ヘプタノン（6-hydroxy-6-methyl-3-heptanone）と同定されている（表9.2）[8]．

b. 雌の妊娠確立への匂いの影響

1950年代終わりになって発見された非常に興味深い現象として有名なのは，ブルース効果（これも発見者の名前に由来する名称）とよばれている現象であろう．この現象は，交尾後まもない雌マウスを交尾相手の雄と離し，交尾相手以外の雄と同居させると妊娠の成立が阻害されるという現象である（表9.1）[9]．妊娠を阻害された雌は約1週間で発情するといわれている．雄マウスが，別の雄による子が誕生するのを匂いによって阻害することから匂いによる子殺しともいわれ，特に匂いでなく殺戮による子殺しがハヌマンラングールやライオンなどでその後発見されてから，同じ子殺しが匂いのみで行われるという意味で話題をよんだ．このブルース効果の場合，妊娠が成立してから別の雄と交代した場合には「流産」が生じることはなく，妊娠の阻害であって出産の阻害ではない．そして，このように妊娠成立後，出産前に同居相手の雄が交代した場合には，新規雄は雌が出産した別の雄の子を殺すことが高い頻度で生じることが観察されている．妊娠阻害現象は，新規雄にとってはより早い時期に自身の子を得る現象ということができ，雌にとっては出産後に子殺しが生じる場合に比べるとはるかに体力の消耗の少ない段階で繁殖を放棄し，次の繁植に備える現象であると解釈することができる．そして，この現象において興味深いのは，他の現象のように特定の匂い物質がこれにかかわっているというよりは，特定個体（交尾相手雄）の匂いの「学習」がこの現象にかかわっていることである．前項で述べたように，雄は基本的に雌の発情を促す効果をもっていることがわかってきている．けれども，このような効果を例外なしに引き起こしていた場合には，交尾が成立した場合に雄はこの効果の影響によって自身の子を得ることが困難になってしまうという皮肉な結果となる．というのは，発情にかかわる性ホルモンと妊娠の成立にかかわる性ホルモンとは拮抗関係にあるからである．雄はその匂いによって雌を発情させる効果をもち，交尾の際に

は雄の匂いを雌が学習し，学習された匂いは一時的に雌を発情させる効果を失う[10] というような，実に見事な自然界の神秘のひとつともいえるメカニズムをマウスは進化させてきたのである．

c. 雄の精子運動活性と精子密度への影響

匂いが他個体に及ぼす影響の研究は，上記のように，雌を対象とした研究を中心として行われてきた．これは，雌には匂いの影響の尺度として利用しやすい発情周期が備わっているからかもしれない．雄に対する匂いの影響の研究は，雌に比べると数十年間の遅れを見せていた．1970年代の終わりから1980年代初期にかけて，ようやく雄の場合にも匂いによって生殖器系機能活性に影響を受けることを示す研究が発表されはじめた．成体雄の匂いが幼体雄の性成熟を抑制するということがシカネズミにおいて1979年にアメリカで発見された[11]のが最も古く，ただしこの研究はその後発展を見せなかった．その後，ロシアのグループがマウスにおいて成体雄の匂いが幼体雄の精子形成を阻害するという現象を1982年に発表した[12]．このグループは，その後同様の研究結果を次々と発表し，生後30日齢ころにこのような影響を受けやすい時期があること，またわずか2時間の匂い曝露によってこのような影響を受けうることを発表している．また，1990年代終わりになって，社会的順位の高低によって精子運動活性に差異がみられる（優位個体のほうが劣位個体よりも精子運動活性が高い）ことも発見され[13]，鋤鼻器の破壊によってこのような差異が消滅する[14]ことから，これも匂いによる生殖器系への影響の現象のひとつと考えられている．さらに，雌の匂いに曝露されて飼育された場合には精子密度が高いことも示されており[15]，雄の生殖器系機能活性は周囲の雄や雌の匂いを強く受けるといえる．

おわりに

匂いは，このように大きな影響を特に他個体の生殖器系機能活性に及ぼすことが20世紀の半ばから明らかにされつつある．ネズミの話としてこれをまとめると，「ネズミは嗅覚が発達しているから，なるほど」ということで話が終わりかねない．でも，果たしてそうであろうか．上記のような現象は，ネズミ以外にもさまざまな哺乳類で実は発見されている（表9.3, 9.4, 9.5)[17]．そ

9.2 げっ歯類

表9.3 リー-ブート効果のみられる哺乳類とその状況（文献18)より）

動物種	刺激の種類	反応
ハツカネズミ（Mus musculus）	集団飼育雌もしくはその尿	最初の発情が5～7日遅延
プレーリー・ディア・マウス（Peromyscus ochrogaster）	雌の尿	膣開口の遅延
プレーリー・ヴォール（Microtus ochrogaster）	雌の存在もしくは尿	雄による卵巣機能の活性化の阻止
カリフォルニア・ヴォール（Microtus californicus）	家族集団の匂い（風もしくは床敷き）	雄による卵巣機能の活性化の阻止
パイン・ヴォール（Microtus pinetorum）	家族集団の匂い（床敷き）	雄による卵巣機能の活性化の阻止
ホッピング・マウス（Notomys alexis）	雌の存在	最初の発情が25日遅延
モンゴリアン・ジャービル（Meriones unguiculatus）	授乳中の雌の存在	匂い分泌腺の未発達とつがい形成の失敗
ブタ（Sus scrofa）	若い雌ブタの尿	最初の発情と排卵の遅延
マーモセット（Callithrix jacchus）	高順位雌の存在	排卵抑制
タマリン（Saguinus fusicollis）	母親の存在	排卵抑制

表9.4 雄の匂いによる排卵の同期化（ホイッテン効果）と雌の匂いによる排卵の同期化（文献18)より）

動物種	刺激源
雄の匂いによる排卵の同期化（ホイッテン効果）	
ハツカネズミ（Mus musculus）	空気中の匂い
プレーリー・ヴォール（Microtus ochrogaster）	尿
ヤギ（Capra hircus）	飼育柵と尿
ヒツジ（Ovis aries）	毛とワックス
ヒト（Homo sapiens）	汗（？）
雌の匂いによる排卵の同期化	
ゴールデン・ハムスター（Mesocricetus auratus）	空気中の匂い
ラット（Rattus norvegicus）	空気中の匂い
ウシ（Bos taurus）	頸部の粘液

の中には嗅覚が退化しているといわれることの多いヒトでの例も含まれている．より多くの動物種での研究を進め，さまざまな現象の種間比較をそれぞれの動物種の生息形態やつがい形成システム，感覚器系の発達などともからめて行うことで，どのような適応的な意味がこれらの現象にあるのかを明らかにしていくことができるであろう．まだまだ研究は始まったばかりなのである．

［小山幸子］

表9.5 ヴァンデンバーグ効果のみられる哺乳類とその状況（文献18）より）

動物種	雄刺激の種類	反応
ハツカネズミ（*Mus musculus*）	尿	最初の発情が10日から20日早期化，子宮重量が2倍
プレーリー・ディア・マウス（*Peromyscus ochrogaster*）	尿	子宮重量が2倍
メドウ・ヴォール（*Microtus pennsylvanicus*）	尿	最初の発情が16日早期化
プレーリー・ヴォール（*Microtus ochrogaster*）	尿	最初の発情が14日早期化，子宮重量が4倍化
パイン・ヴォール（*Microtus pinetorum*）	尿	最初の発情の早期化，子宮重量の増加
ウシ（*Bos taurus*）	尿	若い雌ウシの性成熟達成率の増加
ヒツジ（*Ovis aries*）	毛とワックス	季節性非発情状態の停止
ホッピング・マウス（*Notomys alexis*）	雄の存在	最初の発情が8日早期化
ラット（*Rattus norvegicus*）	雄の存在	最初の発情が9日早期化
カラード・レミング（*Dicronstonyx groenlandicus*）	雄の存在	最初の発情が14日早期化
ブタ（*Sus scrofa*）	雄の存在	性成熟が27日早期化
ヤギ（*Capra aegagrus*）	雄の存在	妊娠率を最大化（確認必要）
タマリン（*Saguinus fusicollis*）	雄の存在	最初の妊娠年齢が早期化

文　献

1) Lee, S. and van der Boot, L.M.：*Acta Physiol. Pharmac. Neerl.*, **4**, 442-443, 1955.
2) Coppola, D.M. and Vandenbergh, J.G.：*J. Reprod. Fertil.*, **73**, 517-522, 1985.
3) Ma, W. *et al.*：*Biol. Reprod.*, **59**, 1317-1320, 1998.
4) Whitten, W.K.：*J. Endocrinol.*, **13**, 399-404, 1956.
5) Ma, W. *et al.*：*Chem. Senses*, **24**, 289-293, 1999.
6) Vandenbergh, J.G.：*Endocrinology*, **84**, 658-660, 1969.
7) Lombardi, J.R. and Vandenbergh, J.G.：*Science*, **196**, 545-546, 1977.
8) Novotny, M.V. *et al.*：*Chem. Biol.*, **6**, 377-383, 1999 a.
9) Bruce, H.M.：*Nature*, **184**, 105, 1959.
10) Rosser, A.E. and Keverne, E.B.：*Neuroscience*, **15**, 1141-1147, 1985.
11) Lawton, A.D. and Whitten, J.M.：*Horm. Behav.*, **13**, 128-138, 1979.
12) Daev, E.V.：*Zool. Z.*, **61**, 1269-1272, 1982.
13) Koyama, S. and Kamimura, S.：*Physiol. Behav.*, **65**, 665-669, 1999.
14) Koyama, S. and Kamimura, S.：*Zool. Sci.*, **20**, 1355-1358, 2003.
15) Koyama, S. and Kamimura, S.：*Physiol. Behav.*, **71**, 415-422, 2000.
16) Koyama, S.：*Horm. Behav.*, **46**, 303-310, 2004.
17) 小山幸子：*Aroma Research*, **5**, 81-87, 2004.
18) Vandenbergh, J.G.：The Physiology of Reproduction. 2nd edition (Knobil, E. and Neill, J.D. eds.), pp. 343-359, Raven Press, 1994.

9.3 昆虫類――昆虫の匂い情報処理と行動発現機構

匂いは昆虫にとって餌場や交尾のパートナー，産卵場所の探索，仲間とのコミュニケーションなど，生活上さらには種を維持するうえで重要な役割を果たす．匂い情報は嗅覚受容細胞上の嗅覚受容体で受容され，嗅覚系1次中枢である触角葉（antennal lobe）へと伝えられる．さらに触角葉から上位中枢である前大脳（キノコ体（mushroom body），前大脳側部（lateral protocerebrum））に伝達され，視覚などの他の感覚情報と統合された後，前運動中枢である側副葉（lateral accessory lobe）から下行性介在神経によって胸部運動系に運ばれ，嗅覚によって生じるさまざまな行動を発現することになる（図9.5）．本節では，昆虫の匂いの受容から1次中枢を経て高次中枢へと至る感覚系について，一般的な匂い（一般臭）とフェロモン情報の処理経路に即して概観し，側副葉からの運動指令によって行動発現に至る前運動系について，雄カ

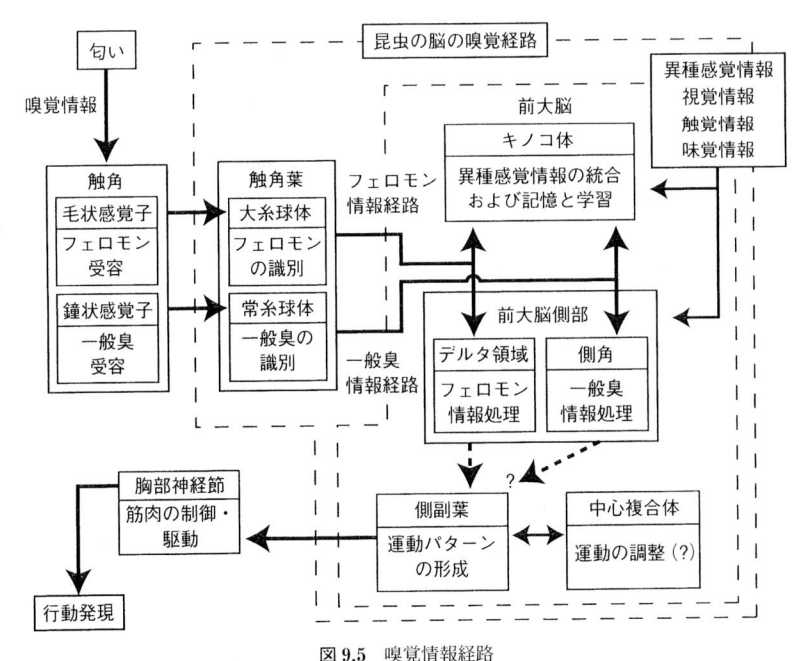

図 9.5 嗅覚情報経路
匂いの受容から行動の発現に至る，脳内の嗅覚情報経路．
フェロモン情報経路と一般臭情報経路の違いに注目．

イコガのフェロモン源定位行動を例に紹介する．

a. 嗅覚受容細胞から触角葉への情報伝達

昆虫は，植物などが発する一般臭と，同種他個体が発する種特異的なフェロモンを検出する，2種類の嗅覚受容系を備えている．本項では，まず一般臭の受容機構についてショウジョウバエを例に，続いて性フェロモンの受容機構についてカイコガを例に概説する．

一般臭の識別機構の理解は，1999年にキイロショウジョウバエのゲノム解析から嗅覚受容体が明らかにされたことで飛躍的に進んだといえる[1]．ショウジョウバエの嗅覚受容体遺伝子は62種類あり，個々の嗅覚受容細胞はこれらの受容体のうち1種類と，例外的にほとんどすべての嗅覚受容細胞で発現するOr 83 bの2種類の受容体を発現している．嗅覚受容細胞の匂い応答特性は，特異的受容体の匂い応答特性に依存しており，それぞれの嗅覚受容体は幅広い匂いリガンドを選択的に認識する．さらに，同じ受容体を発現している嗅覚受容細胞は，触角葉を構成する43個の糸球体の1つに収束して投射している．ショウジョウバエでは嗅覚受容体とそれらを発現する嗅覚受容細胞の糸球体への投射パターンとの対応づけがほぼ完了しており，触角から触角葉にかけての匂い識別機構の全貌が明らかにされつつある[2,3]．

一般臭に対し，性フェロモンの匂いは非常に特異性の高い専門の嗅覚受容体で受容される．カイコガの性フェロモンは主成分であるボンビコールと副成分であるボンビカールから構成され，カイコガの雄はボンビコールのみで完全なフェロモン源定位行動が解発される．逆にボンビカールは定位行動を抑制することが知られている．雄カイコガの触角には性フェロモン受容に特化したフェロモン受容感覚子があり，1対のフェロモン受容細胞を含んでいる．これらの受容細胞には雄の触角に特異的な嗅覚受容体遺伝子 BmOR 1, BmOR 3 が相互排他的に発現し，性フェロモン受容体として，それぞれボンビコールとボンビカールを特異的に認識する[4,5]．

b. 触角葉における匂い情報の表現

嗅覚系1次中枢である昆虫の触角葉は脊椎動物の嗅球と機能構造的な類似体であり，情報処理の共通性が示唆されている．また，前述のように，匂いの受

容に関する分子的基盤が解明されつつあることから，触角葉における匂い情報の表現とその形成機構に注目が集まっている．本項では一般臭と性フェロモンの場合に分けて，触角葉における匂い表現について概説する．

一般臭の嗅覚受容細胞の軸索末端は常糸球体へと投射している．一般臭の場合，1つの嗅覚受容体は複数の匂い物質により活性化され，また1つの匂い物質は複数の嗅覚受容体を活性化する．このような匂い物質と嗅覚受容体の多対多の関係は，多様な糸球体活性化パターンを生み出す．これらの入力情報は触角葉内の局所介在神経を中心とした神経ネットワークにより修飾され，さらに複雑な時空間的なパターンとして表現されると考えられる．匂いの情報が空間的な糸球体の活性化パターンで表現されることは，カルシウムイメージングなどの結果により示されている．ミツバチで嗅覚受容細胞と出力神経の応答を比較した結果によれば，嗅覚受容細胞から出力神経に至る過程で，応答する糸球体の集約が起こることが示された．すなわち，匂い物質により複数の糸球体がさまざまな強度で活性化されると考えられるが，このような糸球体間の応答強度の差が側抑制により強調され，匂いのコントラスト強調が起こる機構の存在が示唆されている[6]．また，出力神経の発火パターンを，より高い時間分解能をもつ細胞内記録やマルチ電極による細胞外記録で計測を行ったとき，常糸球体からの出力神経は，単純な発火パターンではなく，興奮，抑制を含む複雑な時間パターン（slow temporal patternという）を示すことが報告されている．これらの機構は特にLaurentらにより詳しく研究され，匂いの情報は多数の出力神経の空間情報およびダイナミックな発火パターン（時間情報）にコード化される機構が示唆されている（時空間パターンコーディング）[7]．

このような一般臭に対して，性フェロモンの場合，受容体はリガンドに対する特異性が高く，比較的単純な情報表現が行われている．カイコガでは，フェロモン受容細胞は，嗅覚系1次中枢である触角葉内の大糸球体というフェロモン情報処理に限定された領域へ投射される．大糸球体はキュムラス，トロイド，ホースシューという3つのサブコンパートメントからなり，それぞれがフェロモン構成成分の情報処理と対応している（図9.6）．すなわち，主成分のボンビコールはトロイド，副成分のボンビカールはキュムラスとホースシューで処理されることが，出力神経の生理応答の結果より得られている[8]．このようなフェロモン成分と大糸球体のサブコンパートメントとの対応関係は，他種

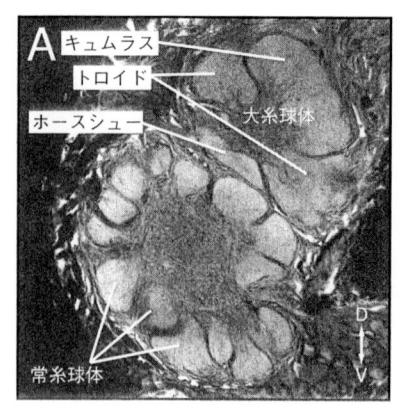

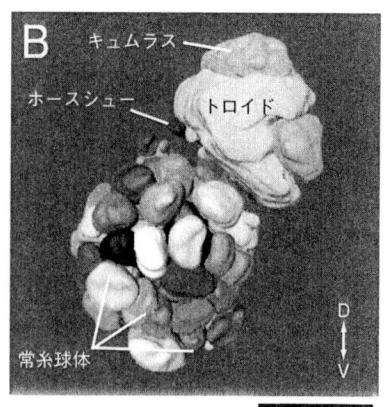

図 9.6 雄カイコガ触角葉の(A)共焦点顕微鏡像と(B)糸球体の3次元再構成像
D:背側, V:腹側.

のガでもみられる.フェロモン成分の混合比の正確な定量は,近縁種の識別や定位行動の成否に重要であることが行動学的に示されている.

c. 嗅覚系高次中枢:キノコ体,前大脳側部

触角葉で処理された情報は,出力神経により2次中枢であるキノコ体と前大脳側部へと運ばれる.キノコ体は多数のケニオン細胞という内在性の細胞により構成され,傘部で触角葉出力神経からの入力を受ける.嗅覚学習に重要な領域であり,ショウジョウバエの変異体を用いた研究などから,cAMPを介した情報伝達系が記憶の形成に重要であることが示唆されている.また嗅覚情報をはじめ,視覚情報や触覚情報などの異種感覚情報が収斂する領域である.一方,前大脳側部は明瞭なニューロパイル構造をもたず,記憶をともなわない匂いの認識や行動の発現などに関与するとされるが,詳細は明らかでない.本項では,2次中枢での嗅覚情報経路に関する最新の知見について,一般臭と性フェロモンの場合に分けて概説する.

一般臭の場合,触角葉で形成された糸球体を単位とした「匂いマップ」がキノコ体や前大脳側部においてどのように投影されるのかは,匂いの識別や認識において重要な問題である.ショウジョウバエでは,分子遺伝学的手法を利用した単一の出力神経の形態解析により,糸球体ごとの投射領域が調べられてい

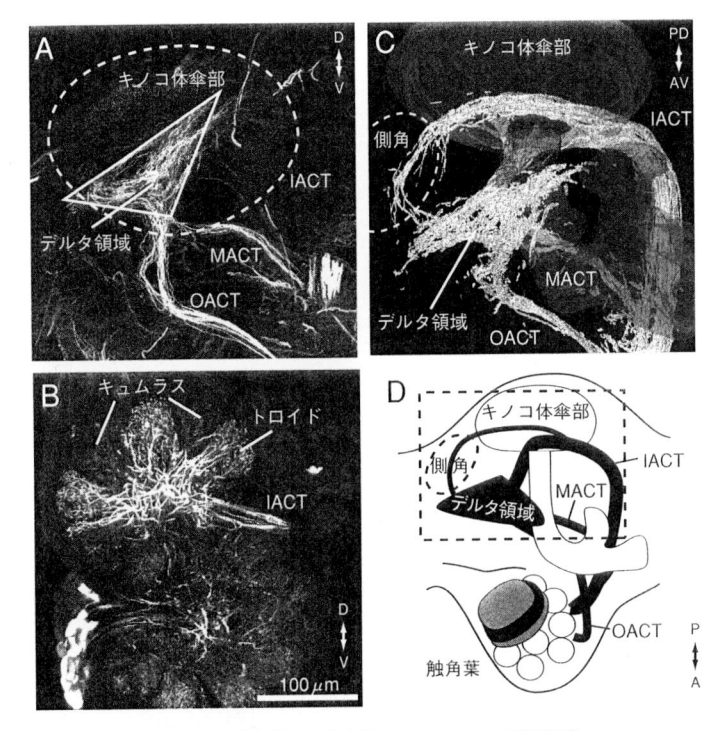

9.3 昆虫類——昆虫の匂い情報処理と行動発現機構

図 9.7 触角葉から前大脳へのフェロモン情報経路
(A) NO誘導性 cGMP 抗体染色により，フェロモン情報経路が特異的に染色される．前大脳において，触角葉から3つの経路（IACT, MACT, OACT）を通ってデルタ領域に神経群の投射がみられる．
(B) フェロモンの主成分であるボンビコールの情報を処理する大糸球体内のトロイドが cGMP 抗体染色により特異的に染色される．
(C) 前大脳における cGMP 抗体染色の3次元再構成像．
(D) cGMP 抗体染色により染色された触角葉出力神経の投射領域を示す模式図．
AV：腹側前方，D：背側，PD：背側後方，V：腹側，IACT：内側触角脳経路，MACT：中側触角脳経路，OACT：外側触角脳経路．

る．その結果によると，前大脳側部において触角葉で形成された空間マップは，相対的な位置関係は改変され，一部に統合があるものの，ほぼ糸球体ごとの分離が維持されることが示されている．キノコ体においては，糸球体ごとの領域的な違いは前大脳側部に比べ明確に現れないという結果が得られている．

一方，フェロモン情報の前大脳における情報経路については，筆者らがその詳細を明らかにしている[9]．近年，昆虫の脳内でも一酸化窒素（NO）などの気体が神経間の情報伝達因子として機能することが報告されている．筆者ら

は，雄カイコガでNOの標的細胞をcGMP抗体染色により特定する研究から，驚くべきことに，フェロモン主成分の処理領域であるトロイドに入力をもつ出力神経が選択的にマーキングされることを見いだした（図9.7）．これにより，これまで構造的に不明瞭な領域であった前大脳側部におけるフェロモン情報の投射領域（デルタ領域，ΔILPC）を初めて明らかにした．さらに，デルタ領域において，フェロモンの主成分と副成分の情報を伝達する出力神経の投射領域が明瞭に区別され，デルタ領域は一般臭の情報の投射領域（側角）とはまったく異なることを明らかにした．また，もう１つの投射領域であるキノコ体においても，フェロモンの主成分情報を伝達する出力神経ではその内部にほとんど投射がみられないのに対して，一般的な匂いやフェロモンの副成分情報を伝達する出力神経は，キノコ体の傘部の広領域に投射することが示された．カイコガでは，フェロモンの主成分であるボンビコールのみで，配偶行動が完全に解発されることから，キノコ体よりも前大脳側部のデルタ領域がその情報処理に重要であると考えられる．

d. 嗅覚行動発現の前運動中枢・側副葉

昆虫は匂いによってさまざまな嗅覚行動を発現するが，行動発現に至る指令情報の形成過程の解明は，実際の複雑な行動を対象とすると非常に難しい．筆者らは，カイコガのフェロモン源定位行動をモデルとして，脳内における行動発現の指令情報形成機構について詳細に解明してきた[10]．ここでは，フェロモン源定位行動の指令情報を形成する前運動中枢について紹介する．

カイコガは，フェロモン源を探索する際に，フェロモンが触角で受容されている間は，刺激の方向に直進する反射的な直進歩行を示し，刺激後はジグザグにターンを始め，次第に回転に移行するプログラム化された歩行パターンを示す（図9.8）．カイコガは，空中におけるフェロモンの分布パターンに依存して，この歩行パターンをフェロモンに遭遇するたびに繰り返すことによって，匂い源に定位する．このような定型的な行動パターンを発現する指令情報は脳内で形成され，胸部神経節の運動中枢へと送られる．

前述のようにフェロモン情報は触角で受容された後，触角葉を経由し，前大脳側部のデルタ領域に投射する．前大脳側部のデルタ領域からの情報は，直接またはいくつかの介在神経を介して，側副葉に伝達されると考えられる．側副

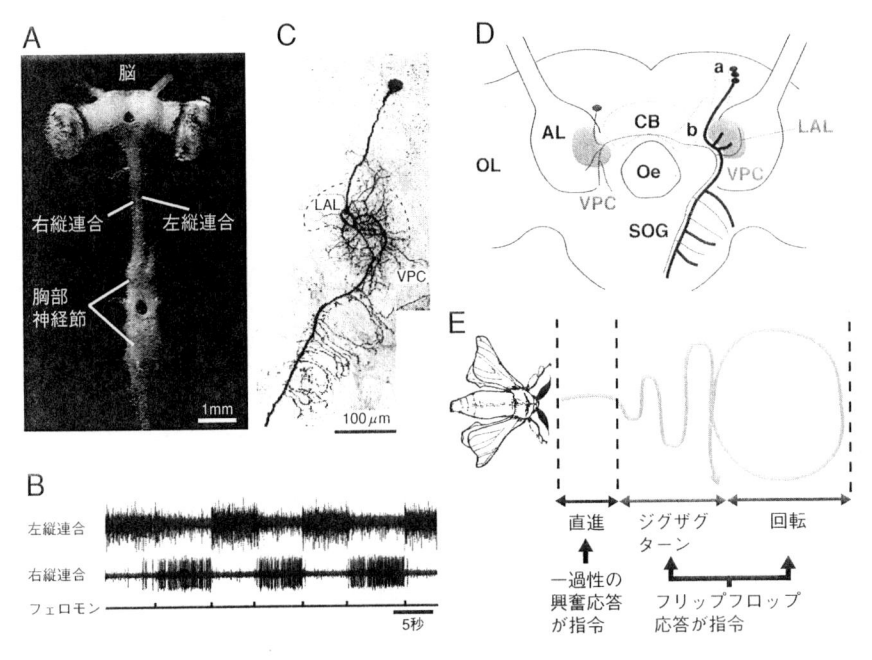

9.3 昆虫類——昆虫の匂い情報処理と行動発現機構

図 9.8 側副葉のフリップフロップ応答と行動
(A, B) カイコガ脳内の側副葉を介して形成されたフリップフロップ応答は，左右の縦連合を下降して胸部神経節に伝達される行動指令信号である．
(C, D) フリップフロップ応答を示す下行性介在神経の形態と脳正面模式図．AL：触角葉，a：キノコ体α葉，b：キノコ体β葉，CB：中心体，LAL：側副葉，Oe：食道，OL：視葉，SOG：食道下神経節，VPC：前大脳腹側．
(E) 雄カイコガフェロモン源探索は，フェロモン刺激に対して一過性の興奮応答を示す下行性介在神経とフリップフロップ応答性の下行性介在神経により指令されることで発現する．

葉は左右の前大脳に対称的に存在し，運動パターンを形成する前運動中枢である．また，側副葉は中心体と神経連絡をもつことから，これらの領域が複合体として運動パターン形成にかかわると考えられる．

側副葉から胸部運動系に運動パターンを伝達する下行性介在神経は，フェロモン刺激により，持続的な興奮または抑制応答を示す（図 9.8）．その応答はフェロモン刺激ごとに興奮と抑制応答が反転するという，電子回路の記憶素子であるフリップフロップと同様の特性をもっている．この左右の側副葉から出力されるフリップフロップ応答は，左右間で相互に反転しており，カイコガの運動パターンと直接関連づけられる．すなわち，フェロモン刺激後に生じる回

転歩行に移行するプログラム化された行動は，下行性介在神経のフリップフロップ応答によって指令されると考えられる．左右の側副葉間は複数の種類の両側性神経で連絡されており，これらを介した相互抑制機構によりフリップフロップ応答が生成されると考えられる．また，刺激により初めに起こる反射的な直進歩行は，フェロモン刺激に対し一過的な興奮応答を示す，側副葉から胸部運動系に運動パターンを伝達する別のグループの下行性介在神経により担われていると考えられる．

おわりに

以上，昆虫の匂い受容から行動発現に至る情報処理過程の知見を概説した．筆者らは特に雄カイコガのフェロモン源定位行動をモデルに，匂いの受容から行動発現に至る一連の情報処理過程について解明し，匂い源探索というきわめて複雑な行動が，実は匂い刺激によって解発される反射とプログラム化された応答パターンという比較的単純な神経活動が基礎となり発現することを明らかにしてきた．さらに，このような行動は，カイコガの内部状態（たとえば概日リズム）や，匂い（フェロモン）に遭遇する経験などによって修飾を受け，行動発現の閾値や行動パターンがダイナミックに変容することがわかってきた．これは，複雑に変化する匂い環境下で行動に柔軟性をもたせ，より適切に匂い源に定位するための昆虫が獲得した"知恵"であろう．このようなきわめて小規模な脳システムでありながらも，環境との相互作用，内部状態さらには経験によって柔軟な行動を解発する機構（環境適応システム）の解明は，神経科学上の重要性はもとより，その設計原理を工学的に利用し，知的な機械システムを構築するうえでも重要な課題である． ［関　洋一・櫻井健志・神崎亮平］

文　献

1) Hallem, E.A. and Carlson, J.R.: *Trends Genet.*, **20**, 453-459, 2004.
2) Couto, A. *et al.*: *Curr. Biol.*, **15**, 1535-1547, 2005.
3) Fishilevich, E. and Vosshall, L.: *Curr. Biol.*, **15**, 1548-1553, 2005.
4) Sakurai, T. *et al.*: *Proc. Natl. Acad. Sci. USA*, **101**, 16653-16658, 2004.
5) Nakagawa, T. *et al.*: *Science*, **307**, 1638-1642, 2005.
6) Sachse, S. and Galizia, C.G.: *J. Neurophysiol.*, **87**, 1106-1117, 2002.
7) Laurent, G.: *Nat. Rev. Neurosci.*, **3**, 884-895, 2002.
8) Kanzaki, R. *et al.*: *Chem. Senses*, **28**, 113-130, 2003.

9) Seki, Y. et al. : *J. Comp. Neurol.*, **481**, 340-351, 2005.
10) 神崎亮平ほか：もうひとつの脳——微小脳の研究入門（山口恒夫ほか編），pp. 23-54, 培風館，2005.

10. 嗅覚障害

10.1 ヒト嗅覚器の解剖と組織

　嗅覚は人間の五感の中の1つであり，環境中の危険を察知するとともに，人間らしい潤いのある生活を維持するために欠くことのできない感覚である．また，12対ある脳神経の中でも1番目に位置づけられている．このように重要な感覚であるにもかかわらず，その研究はこれまで遅れており，ようやくこの十数年の間に嗅覚受容に関する基礎的研究の発展をみるに及んだ．しかし，それはあくまでもヒト以外の動物でのものであり，ヒトに関してはいまだ十分に解明されているとはいえない．ましてや嗅覚障害の診断と治療すなわち臨床的な点に関しては，他の感覚器疾患と比べて大きな遅れをとっている．本節では，ここまでわかってきているヒトの嗅覚系の解剖と臨床事項について述べる．

a. ヒト嗅覚器の構造

　ヒト嗅覚の末梢受容器は，他の哺乳類と同様，嗅粘膜に存在する嗅細胞であり，嗅細胞から伸びる軸索が篩板を通過し，嗅球糸球体においてシナプスを形成することも他の動物と変わらない．ただし，鼻腔の表面積に占める嗅粘膜の割合ならびに脳全体の容積に占める嗅球の割合は，ヒトでは他の動物と比較してきわめて小さいのが特徴である[1]．

　ヒトの鼻腔は正中部を鼻中隔で左右に隔てられ，外側は上，中，下の鼻甲介に挟まれている（図10.1）．上鼻甲介は後上方にあるため，通常の耳鼻咽喉科での診察でも観察は困難であり，細径ファイバースコープを用いてようやく観察が可能となる．嗅粘膜は上鼻甲介の内側面とそれに向かう鼻中隔面にあり，

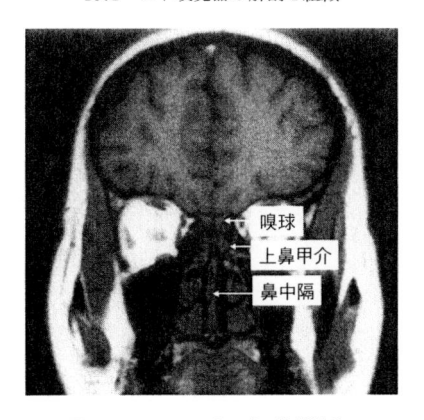

図 10.1 ヒトの MRI 像（冠状断）
鼻副鼻腔とともに嗅球，眼窩前頭野も同時に描出されている．上鼻甲介内側面とそれに対向する鼻中隔面に嗅粘膜が存在する．

表 10.1 ヒトの嗅上皮の面積

報告者	年	面積
Read EA	1908	6.4 cm²
Smith CG	1941	1.34 cm²
Mateson JF	1954	2.4 cm²
Moran DT	1982	1〜2 cm²

その隙間は非常に狭く嗅裂とよばれている．ヒトの嗅粘膜の面積は報告により異なるが，いずれも数 cm² であり硬貨 1 枚分の広さである（表 10.1）．ただし，嗅粘膜の広さには個人差があり，なおかつ加齢とともにその面積は減少するため，その結果としてさまざまな報告がなされているものと思われる．

嗅球は長径でも 1 cm に満たない索状構造物で（図 10.2），嗅索を後方に伸ばしてさらに中枢へと連絡している．嗅覚における 1 次中枢は梨状皮質であり，嗅覚野は前頭葉下面の眼窩前頭皮質である．したがって，嗅粘膜，嗅球，嗅覚野は，図 10.1 でわかるように前方から見ると上下に並んで位置することになる．この点はマウスやイヌなど他の哺乳類が前後に並ぶのに対してヒトで大きく異なる点であり，脳の発達という進化の過程でもたらされた現象であるとされている[2]．その結果，ヒトの嗅覚系は，前後方向の外力に弱くなってしまったのである．

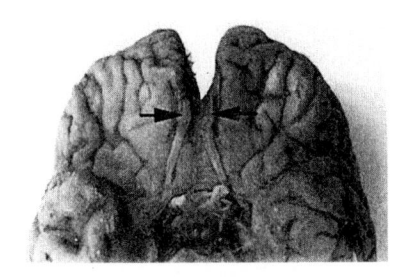

図 10.2 ヒト死体脳標本
脳を下方から見たものである．前頭葉の下面に索状に伸びる嗅球(矢印)と嗅索は脳全体の容積と比較するときわめて小さいことがわかる（信州大学・森泉哲次教授提供）．

b. 嗅粘膜の微細構造

嗅粘膜の基本的構造も他の哺乳類と大きく変わらない．嗅粘膜は，基底膜を境界として鼻腔側の嗅上皮と深部の粘膜固有層に分かれる．上皮層には嗅細胞，支持細胞，基底細胞が存在し，嗅細胞は双極細胞であり，鼻腔表面に樹状突起を伸ばし，先端が嗅小胞として突出してその先端から線毛を伸ばしている．一方，深部へは軸索を伸ばし，基底膜を貫いて粘膜固有層で軸索束をなして走行し，頭蓋底の篩板を貫いて頭蓋内に侵入する．嗅細胞の細胞体は，嗅上皮内で支持細胞に包まれるようにして支えられている（図 10.3）．支持細胞は

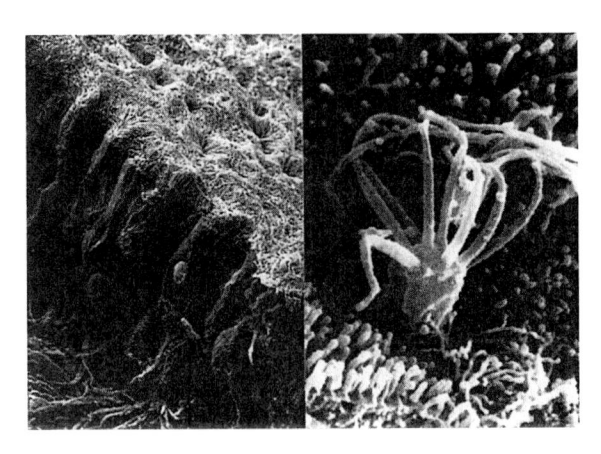

図 10.3 ヒト嗅粘膜割断面（走査電顕像）
嗅細胞は粘膜面に向かって樹状突起を伸ばしその先端から線毛を出す一方，基底膜方向に軸索を伸ばしている（バージニア州立大学生理学教室・Richard Costanzo 教授提供）．

基底膜から遊離表面まで縦に伸びるが，その核は上皮表面近くに存在するため，嗅上皮の断面を観察すると，鼻腔側から基底膜に向かって1層の支持細胞，数層の嗅(神経)細胞，1〜数層の基底細胞の核が順に並んで観察される．ヒトと他の哺乳類との違いは，嗅細胞の密度が少ないことである．つまり，マウスの嗅上皮では嗅細胞の核が7〜8層存在するのに対して，ヒトではせいぜい2〜3層である．また，嗅上皮表面に突出する嗅小胞も1 mm^2 あたり3万個と他の動物に比べて少ない．

粘膜固有層には，嗅神経線維束，血管，膠原線維，三叉神経や自律神経線維のほか，ボウマン腺とよばれる腺組織が存在する．ボウマン腺はその導管が上皮を貫いて嗅上皮表面に開放し，嗅粘膜表面への粘液補給の役割を果たしている．嗅神経は無髄神経であり，粘膜固有層を走行する嗅神経の軸索はシュワン細胞（olfactory Schwann cell）によって不完全に取り囲まれて軸索束を形成している．

c. 嗅細胞の再生

ヒトの嗅細胞も他の動物と同様にターンオーバーを行っているものと思われる．感冒などにより匂いがまったくわからない嗅覚脱失になった後も，時間とともに嗅覚が回復するからである．しかし，マウスでは嗅神経の切断後4週で嗅覚が回復するのに対して，ヒトでは回復まで数か月を要し，回復しない症例も少なからず存在することから，マウスと同様の再生能力を有しているとは考えにくい．

d. 匂いの中枢経路

ヒトの嗅覚伝導路を明確に図示した報告はこれまでない．それは直接的に生きた脳を取り出して研究することは不可能に近いためである．ただし，ヒトに近いアカゲザルを用いた研究は古くからなされており，1980年代に高木らが残した功績は，ヒト嗅覚中枢経路を推測するうえで大きな前進となった[3]．逆にいえばそれ以後の進歩は決して急速とはいえず，BuckとAxelの論文に端を発する嗅細胞における匂い受容のメカニズムの解明[4]のような爆発的な発展はいまだ起こっていない．近年では，ブラックボックスを外から覗くような優れた手法すなわち非侵襲計測法としてPET，fMRI，MEGなどを用いた研究

が盛んに進められているが,いまだ全容の解明までには至っていない[5]. これらの研究で共通して得られているのは,嗅球を第1次嗅覚中枢とすると,第2次嗅覚中枢が梨状皮質であり,大脳皮質嗅覚野が眼窩前頭皮質であるということである.また,近年では島皮質も嗅覚野として指摘されている報告が増えてきている.しかし,それらの間の連絡については,いまだ解明されておらず今後の研究に期待される.

e. ヒトの鋤鼻系

ヒトにも鋤鼻器は存在する.ヒトの鋤鼻器も動物と同様,鼻中隔前下方に存在する.胎児では鼻中隔粘膜下に管腔構造を有する器官として証明されている.生体に対してファイバースコープを用いて行ったわれわれの研究では,10歳未満の対象で25%に鋤鼻器と思われる陥凹を鼻中隔に認め,70歳以上では77%とさらに高率になり,解剖用ご遺体を用いた観察では91%と高率に認めた[6].マウスやラットでは,鋤鼻器は鼻中隔最下方に管としての突出を認めるが,ヒトで認められる鋤鼻器の多くは楕円形の陥凹として認められた.これは,ヒトの鋤鼻器が骨性に保護されておらず,加齢とともに鼻中隔粘膜面が萎縮するためである.したがって,加齢とともに発見できる割合が高くなったものと思われる.さらに遺体を用いて同部の組織化学的観察を行ったところ,protein gene product-9.5で染色される神経由来の細胞を認めたものの,他の哺乳類と比較すると細胞は非常にまばらであり,なおかつ粘膜下を中枢に伸びる神経軸索はほとんどみられなかった.また,成人では,鋤鼻器の1次中枢である副嗅球の存在は証明されておらず,ヒトでは個体の発達により退化して,動物にみられるような鋤鼻器の機能は認められないものと思われる.

おわりに

以上,ヒトの嗅覚系の構造について動物と比較して述べたが,主嗅覚系では動物と比較して基本的な構造は変わらないものの,ヒトではかなり縮小されており,一般によくいわれる「イヌの嗅覚はヒトの1000倍」という表現はここから来ているのであろう.また,鋤鼻器からはじまる鋤鼻系については,ヒトでは退化してその機能を果たしてないことが想像される.

10.2 ヒトの嗅覚障害

 嗅覚障害はヒトに特有な疾患であり，他の動物では嗅覚障害という病態自体ありえない．なぜならば，動物では嗅覚障害＝死を意味するからである．そのような現実を踏まえ，本節では嗅覚障害が生じた場合において，ヒトであるがゆえに起こりうる事象を中心に述べる．

a. 嗅覚障害の疫学

 嗅覚障害を抱えている人はどれくらいいるのであろうか．アメリカでの調査では，成人の1.4％が嗅覚障害を有していると報告されている[7]．しかし，ヒトでは他の感覚同様，嗅覚も加齢にともない低下するが，どこまでが生理的な低下でどこからが障害といえるのかは判断に苦しむところである．また，嗅覚障害があっても病院や医院を受診しない患者も非常に多く存在するため，受診者数をもってわが国の嗅覚障害保有数ということもできず，そのためわが国では嗅覚障害の患者数に関する推測はなされていない．

b. 嗅覚障害の原因と分類

 嗅覚障害は質的な障害と量的な障害とに分けられる．質的障害は，異嗅症に代表される特殊な病態であり，一般に嗅覚障害で受診する患者の大部分は嗅覚低下ならびに嗅覚脱失を訴える量的嗅覚障害である．

 量的嗅覚障害は，表10.2に示すように分類され，原因により障害部位ならびに病態が異なる．そのため当然ながら，治療方法や治りやすさ治りにくさも原因によってさまざまである．

 呼吸性嗅覚障害は，匂い分子が嗅粘膜まで到達しないために起こる嗅覚障害で，慢性副鼻腔炎（いわゆる蓄膿症）が原因として最も多く，花粉症を含めたアレルギー性鼻炎，鼻中隔弯曲症，鼻腔腫瘍など鼻の疾患でも起こりうる．呼吸性嗅覚障害では，障害程度はさまざまであり，なおかつ嗅覚障害が持続している症例もあれば，無症状と悪化を繰り返す症例もある．呼吸性嗅覚障害では，匂いが嗅粘膜まで到達するような治療を行うことにより予後は良好であり，慢性副鼻腔炎による嗅覚障害でも7割以上は改善が期待できる．ただし，

表10.2 嗅覚障害の原因と分類

分類	障害部位	原因疾患
呼吸性嗅覚障害	鼻腔	副鼻腔炎 アレルギー性鼻炎 鼻中隔弯曲症
末梢神経性嗅覚障害（広義） 　嗅粘膜性嗅覚障害	嗅粘膜（嗅神経細胞）	感冒罹患後 薬剤性
末梢神経性嗅覚障害（狭義）	嗅神経軸索	頭部外傷
中枢性嗅覚障害	嗅球〜中枢	頭部外傷 脳腫瘍，頭蓋内手術 神経変性疾患 　アルツハイマー病 　パーキンソン病 　脳血管性痴呆 カルマン症候群

慢性副鼻腔炎が原因の嗅覚障害でも，障害が長期にわたり，病変が高度な場合には適切な治療を行っても嗅覚が改善しないことがある．長期間持続する炎症のため，嗅細胞の傷害が起こっていることが予想され，このような場合には，呼吸性嗅覚障害と次の嗅粘膜性嗅覚障害が混在していることから，混合性嗅覚障害とよばれる．

　末梢神経性嗅覚障害のうち，嗅粘膜性嗅覚障害の原因の大部分が感冒罹患によるものであり，その他には一部の抗がん剤によるものや有毒ガスによるものもある．いずれも原因物質により，嗅細胞が傷害されるために発生するといわれている．感冒罹患後の嗅覚障害は，ここでは風邪により単に鼻が詰まっているがための嗅覚低下を指すのではなく，風邪が治った後も障害が持続しているものを指す．原因ウイルスによる嗅細胞傷害がその病態といわれているが，直接ウイルスの関与を証明した報告はない．なぜかというと，感冒罹患中は匂いがわからなくても当たり前であり，感冒が治った後も匂いがしない状態が続いても「そのうちに治るだろう」と放置されるため，医療機関を受診するまでの期間が長くなる傾向にあるためである．感冒罹患後嗅覚障害の病態としては嗅細胞が変性しているため，障害は持続的であり，その程度はさまざまである．特効薬といわれるものはないが，約半数が改善するといわれている．しかし，その回復速度は遅く，数か月の月日を要する症例がほとんどである．

狭義の末梢神経性嗅覚障害は，嗅神経の軸索が篩板を通過して頭蓋内に侵入した部分で断裂して生じるもので，頭部や顔面の外傷によって起こる．案外，軽微な打撲でも起こることがあり，CTスキャンやMRIなどの画像診断においても異常を指摘されないことが多いにもかかわらず，その予後は決して良くはない．解剖学的特徴から前後方向からの外力で起こりやすいといわれている．

中枢性嗅覚障害は，嗅球よりも上位中枢レベルでの異常によるものであり，これも原因として最も多いのは頭部外傷である．特に前頭葉や側頭葉の障害で起こりやすく，前頭葉のみの障害では，「匂いはするが何の匂いかわからない」という認知の障害が起こりうるが，前頭葉が障害されるほどの症例では，嗅球も障害を受けていることが多く，その場合は嗅覚脱失となる．外傷性嗅覚障害の予後はきわめて不良であり，治癒率は10％に満たない．外傷以外の中枢性嗅覚障害の原因としては，脳腫瘍，頭蓋内手術，カルマン症候群などがあげられるが，頻度としてはきわめて少ない．近年，アルツハイマー病やパーキンソン病の初期症状として嗅覚障害があげられるようになり，早期発見のための一症状として注目されている．

これらの原因のうち最も多いのは，副鼻腔炎やアレルギー性鼻炎などによる呼吸性嗅覚障害で，次いで感冒罹患後嗅覚障害，外傷性嗅覚障害と続き，これらが原因の明らかな嗅覚障害の3大原因である（表10.3）．

以上に述べたほかに，原因のわからない嗅覚障害も少なからず存在する．わ

表10.3 嗅覚障害の原因別発生頻度（多施設調査）
（文献9）より改変）

	症例数	比率（％）
副鼻腔炎	1509	31.4
感冒	1122	23.4
アレルギー性鼻炎	508	10.6
外傷	273	5.7
先天性	87	1.8
亜鉛欠乏	39	0.8
薬剤性	33	0.7
脳腫瘍	15	0.3
その他	244	5.1
不明	973	20.3
合計	4803	100.0

れわれの外来を受診する患者のうち約20％が原因不明の嗅覚障害である．嗅覚障害は他の感覚異常，すなわち視覚障害や聴覚障害と比べて，障害が起こってもすぐに気づかないこともあり，また障害により日常生活に強い支障をきたすことが少ないため，「そのうち治るだろう」と思っているうちに月日が経過し，その後，受診する患者も多い．また，原因不明の嗅覚障害には加齢による嗅覚低下と思われる症例も多く存在する．いずれも回復の見込みは低いが，受診当初は原因がわからなくとも，精密検査により原因がわかることもある．潜在的な副鼻腔炎による嗅覚低下では，適切な治療により回復する症例もあり，患者自身が原因がわからないからと放置することは好ましくなく，また医療サイドにおいても，受診した患者が原因がわからないといっても，決して原因究明のための診断を怠ることがあってはならない．

c. 嗅覚障害にともなう日常生活上の支障

目が見えなくなると外の道どころか，自分の家の中も歩けなくなる．音が聞えなくなると，会話を通じての人とのコミュニケーションがとれなくなる．それに対して，匂いがわからなくなっても，日常生活上差し迫った危険に冒されることはない．「嫌な匂いがしなくなって幸せだ」などと言う患者がいるのも事実である．しかし嗅覚も人間の五感の1つであり，匂いがなくなると生活の潤いや楽しみが減少する以外にも，さまざまな支障をきたすことになる．

嗅覚障害患者の約50％が味覚の低下を訴える．その結果，多くの患者が「食事がおいしくなくなった」と訴える．味覚と嗅覚とは末梢受容器も伝達経路も異なるため，同時に両感覚が障害されることはほとんどなく，味覚の変化は嗅覚の低下にともなう随伴症状と考えられる．逆に，味覚低下の訴えで受診した患者の一部に嗅覚障害が発見されることもある．嗅覚味覚低下を自覚する患者は，食事がおいしくなく，いわゆる「砂を嚙むような味気なさ」を毎食感じていることになる．また，調理を生業とする者にとっては，職業上致命的な障害といっても過言ではない．このように嗅覚障害に高率に合併する味覚障害であるが，その発生機序はわかっていない．食事を味わう構成要素として，「味覚」，「嗅覚」，「視覚（見た目）」，「触覚（歯ざわり，嚙み応え）」，「温度覚」，「聴覚（嚙む音）」などがあげられ，それらを総合して「風味」とよばれる感覚が生まれる．読んで字のごとく，「風味」の中の風は，空気を伝って感

じる要素であり，嗅覚そのものである．「風味」を形成する最大要素の「嗅覚」が欠落することにより，「風味」が損なわれることは容易に想像できるが，その神経学的な説明がいまだなされていないのである．その謎を解く鍵は嗅覚と味覚の中枢経路の解明にあると筆者は考えており，特に両感覚の共通する感覚野である眼窩前頭皮質ならびに島皮質での連合的な感覚認知に影響が及んでいるのではないかと想像している．

その他に嗅覚障害患者が訴える日常生活上の支障としては，「食品の腐敗に気づかない」，「ガス漏れに気づかない」，「匂いに気づかず鍋を焦がした」，「乳幼児の排便に気づかない」，「体臭に無頓着になる」，逆に「体臭に過敏になる」などの不都合を患者は訴える[8]．

d. 異嗅症：その不思議な病態

量的な嗅覚異常が嗅覚低下あるいは嗅覚脱失とよばれるのに対して，質的な嗅覚異常に異嗅症という病態があることを先に述べた．異嗅症とは，「匂いが本来の匂いと違って感じる」，「どんな匂いを嗅いでも同じに感じる」，「匂いがないはずなのにいつも頭の中や鼻の中に匂いがついている」，「突然，何か匂いがする」などといった状態を指し，さまざまな病態が考えられる．これらの症状は，先の量的嗅覚低下にともなう場合がほとんどであるが，頻度は少ないが異嗅症のみ訴えて嗅覚低下がないこともある．筆者らの調査では，感冒罹患後嗅覚障害と外傷性嗅覚障害の患者で異嗅症を発生する頻度が高く，いずれも50％を超えている．その原因により異嗅症の起こり方が異なり，感冒罹患後嗅覚障害では匂いを嗅いだときの感じ方が変わっていることが多いのに対して，外傷性嗅覚障害では匂いがない場面での異嗅症が多くなる傾向がある．いずれの場合にも異嗅として感じる匂いの種類は，「嫌な匂い」あるいは「過去に経験したことがない匂い」という場合がほとんどである．したがって，「食事をしようとするとご飯の匂いが嫌な匂いに感じて食べられない」と悩んでいる患者も少なくない．

異嗅症の成因は十分に解明されておらず，その病態の複雑さから分類や名称も混沌としている．しかし，病態については，筆者らの調査から類推するに，感冒罹患後嗅覚障害にともなう異嗅症では，嗅細胞の再生が起こり嗅球でシナプスがつくられる際に，本来の匂い受容体と嗅球糸球体との対応関係が乱れる

ために異嗅症が生じ，外傷後の嗅覚障害では，前頭葉や側頭葉における認識の障害が起こるために異嗅症を生じるのではないかと考えている．

10.3　嗅覚障害の診断と治療

　本書の読者のほとんどの方は耳鼻咽喉科専門医ではないため，嗅覚障害の診断と治療に関する詳細な事項は専門医学書に譲り[10,11]，本節では医療機関では嗅覚障害患者に対してどのようにアプローチし，どのように治療を行うか，その概略を述べるとともに，現段階でどこまでできるか，何ができないのかについて述べる．

a.　嗅覚障害の診断

　嗅覚障害を訴える患者の大部分は近くの医院であれ，病院であれ耳鼻咽喉科を訪れる．前節でも述べたように，嗅覚障害を起こす部位ならびに原因疾患は多岐にわたっているため，当然，治療方法も病態によって異なる．したがって，医療機関を受診した嗅覚障害患者は，まず障害の原因診断ならびに部位診断がなされる．そして，それに次いで障害程度の診断と予後を占うための嗅覚検査が行われる．

　原因診断と部位診断で最優先され，なおかつ最も重要なことは，詳細な病歴聴取（問診）である．前章で述べた3大原因のうち，感冒罹患後嗅覚障害については鼻腔内の観察や画像診断を行っても異常が見つけだされることはなく，問診が唯一の診断の決め手となる．逆に問診でも原因がつかめず，鼻腔内観察や画像診断でも異常がない場合には原因不明となってしまう．問診では，思い当たる原因，発症時期，障害の程度，障害の変化，鼻づまりや鼻漏など他の鼻症状，他に合併する疾患，薬の使用歴，異嗅，味覚障害の有無について詳細に尋ねる．また，喫煙も嗅覚機能に影響を及ぼすといわれているため，喫煙歴も聴取する．

　次いで鼻腔内の観察と画像診断を行う．鼻腔内の観察には直径2mm程度の細径内視鏡あるいは針状硬性鏡を用いるが，患者に苦痛と危険をともなう検査であるため熟練を要する．本検査でわかることは，副鼻腔炎やアレルギー性

鼻炎など鼻副鼻腔疾患の有無と，匂いを受容するために最も重要な嗅裂部といわれるところの異常の有無である．画像診断ではCTスキャンあるいはMRIが有用である．CTスキャンは原因として最も多い鼻副鼻腔炎の発見に有用であり，内視鏡で異常が指摘されなくても本検査で副鼻腔炎の病変が判明することもある．MRIは頭蓋内の病変に対して診断能力が高く，外傷性嗅覚障害ではその障害部位を判定するのに有用である．また，問診で原因がわからない場合でも，本検査によりアルツハイマー病などの神経変性疾患やカルマン症候群のような先天性嗅覚障害が判明することがある．

以上の検査を行った後，嗅覚検査を行う．最も簡便な方法としては，コーヒーの粉や食品用のエッセンスなど身近にある匂いを放つものを嗅いでもらえばよいのであるが，この方法では臨床検査に求められる標準化された基準値が定められていないため好ましくない．国内において保険請求が可能でなおかつ基準値が定められている嗅覚検査は，現在のところ，T & Tオルファクトメーターを用いた基準嗅力検査と，アリナミン注射液を用いた静脈性嗅覚検査の2つである．検査法の詳細は割愛するが，前者は障害の程度を判定するのに有用であり，後者は嗅覚脱失の有無の判定ならびに障害の予後を推測するのに有用である．しかし，基準嗅力検査は手技の煩雑さと匂い汚染の問題から，実際に行っている医療機関は少なく，耳鼻咽喉科の診療施設でもT & Tオルファクトメーターを所有する機関は少ない．それに対して静脈性嗅覚検査は手技が簡便であるため，比較的多くの施設で行われている．当然，基準嗅力検査で障害程度が強いほど予後は悪くなるが，基準嗅力検査で嗅覚脱失と診断されても，静脈性嗅覚検査で反応が得られる場合には，適切な治療により回復する可能性が高い．

これら，嗅覚障害の強さを判定する嗅力検査に対して，匂いの種類の嗅ぎ分け能力を判定する識別検査がある．欧米では古くから行われてきたが，わが国では適した検査がなかったため，あまり行われることはなかった．最近，(独)産業技術総合研究所，高砂香料工業(株)らが共同で開発したスティック型匂い識別検査が，嗅覚障害患者に対する検査法として有用であることが証明された．また，アメリカで開発され海外数か国で使用されているUPSIT (University of Pennsylvania Smell Identification Test) も日本語版が完成間近であり，ドイツで開発されたSniff in Stickも簡便な識別検査として使用する施設

もある．スティック型匂い識別検査装置は一般用として製品化され，販売されており，3者がしのぎを削っている．

以上の嗅覚検査はいずれも自覚的検査とよばれ，被検者の応答により結果が得られる．したがって事故や労働災害による補償金目当てなどの理由で，被検者が虚偽の回答をすれば，嗅覚障害と診断されてしまうことがある．これは詐病とよばれる．たとえば聴覚では聴性脳幹反応のように，刺激に対する脳波を測定し，他覚的に聴覚機能を判定する方法があるが，残念ながら嗅覚では臨床で用いられる他覚的嗅覚検査はまだない．機能的核磁気共鳴画像（fMRI），脳磁図（MEG），嗅覚誘発脳波（OEP），陽電子断層撮影（PET）などを用いて嗅覚中枢を探ろうという研究はなされており，将来的に臨床検査となりうるものもあるが，現段階では研究レベルを超えるものは出ていない．それに対して，匂い刺激を与えた際に生じる生体の反応を利用して嗅覚機能を探ろうという試みもなされている．1つは瞳孔径の変化をみるものであり，不快な刺激に対する自律神経反射をとらえるものである．最近では赤外線CCDカメラつきの眼球運動観察用眼鏡が臨床レベルで用いられており，パーソナルコンピューターを接続して経時的な変化をとらえることもできるようになった．もう1つの方法は，匂い刺激時の鼻呼吸の変化をとらえるものである．こちらも不快な匂いが突然入ると呼吸に変化が現れることを応用したものである．どちらも臨床で十分に使用可能であるが，これらの検査の問題点は，必ずしもすべての被検者で反応が出るとは限らない点にある．さらに鋭敏な測定方法がまたれるところである．

内視鏡診断や画像診断についてはほぼ満足の得られるものになってきたが，嗅覚検査については発展途上にあり，今後の展開が大いに期待されるところである．

b. 嗅覚障害の治療

嗅覚障害の原因や発症部位が多岐にわたっていることから，治療法も原因によって異なり，治療成績もさまざまである．

原因として最も頻度の高い呼吸性嗅覚障害は，匂い物質が嗅粘膜まで到達しないために生じているため，匂いの流通路を改善することにより嗅覚障害も高率に改善する．代表的な疾患は慢性副鼻腔炎（いわゆる蓄膿症）と，それにと

もなうポリープ（鼻茸）である．近年では慢性副鼻腔炎は軽症化しており，内服治療で改善する症例が多く，内服治療で改善しない症例でも内視鏡を用いた手術で改善する可能性が高い．しかし一方で，喘息を合併しアレルギーの関与する重症型の副鼻腔炎も徐々に増えてきており，このような症例では手術後の再発率が高く，患者と耳鼻咽喉科医の両者を悩ませている．

　次に多い感冒罹患後嗅覚障害は，嗅細胞性の障害である．嗅細胞は動物でもヒトでも再生することが知られており，理論的には感冒罹患後嗅覚障害も自然に回復することが予想される．しかし，現実にはすべての感冒罹患後嗅覚障害患者が治るかというとそうではなく，治癒と軽快を含めた改善率はおよそ50〜60％程度である．この疾患に対して，わが国では古くから副腎皮質ホルモンの点鼻療法を行ってきた．嗅細胞の再生を促すという目的であり，その結果，先に示した程度の回復率を示す報告が大多数である．しかし，本疾患の場合，自然治癒する症例も少なからずあり，無治療で経過をみた症例の回復率と副腎皮質ホルモン点鼻療法での改善率とを比較した報告はない．一方，国民保険制度がわが国と異なるアメリカでは，感冒罹患後嗅覚障害に対して積極的な治療は行われていない．副腎皮質ホルモン点鼻療法の有効性の検証，あるいはその他の有効な治療法の出現には，もうしばらく時期をまたねばならない．また，感冒罹患後嗅覚障害の治療経過は数か月以上の長期に及ぶため，これまで目立った身体的副作用の報告は少ないものの，副腎皮質ホルモンの長期連用により血中コルチゾールならびにACTHの抑制をきたしたという報告もあり，安易な長期使用には注意が必要である．

　われわれの施設では，感冒罹患後の嗅覚障害や次に述べる外傷性嗅覚障害例に対して漢方製剤の当帰芍薬散を治療薬として用いており，ステロイド点鼻療法と同等以上の効果を認めている．

　もう1つの主要な原因である外傷性嗅覚障害については，その改善率は10％未満であり，残念ながらほとんどの症例で回復が期待できない．外傷性嗅覚障害も傷害部位により病態や症状が異なる．嗅細胞の軸索が嗅球に入る部分あるいは嗅球自体の損傷では嗅覚脱失に陥ることが多く，予後も不良である．それに対して前頭葉など嗅覚中枢レベルでの障害では，それ以前の嗅覚経路は保たれているため，「匂いは感じるが何の匂いかわからない」あるいは「どんな匂いも同じに感じる」などという異嗅症の症状が現れることがある．このよう

な症例で，匂いの感覚が残っている例では，時間の経過とともに治る可能性がある．ただし，前頭葉が単独に傷害を受けている例は少なく，同時に嗅球レベルでの損傷を合併していることが多く，その場合はやはり予後は不良である．

c. 嗅覚障害の診断意義

　ここまで述べたように，嗅覚障害の病態は多岐にわたり，治療法や予後もさまざまである．しかし，その大多数は治る可能性をもつものであり，原因追求のための診療を怠ることはできない．何年も嗅覚障害を抱えていたものが，数週間の治療で完全に回復した症例も少なからず経験する．

　嗅覚障害の診療を行うことにより他の重大な疾患が見つけだされることもある．アルツハイマー病やパーキンソン病などの神経変性疾患が高齢化社会の進行とともに問題となってきているが，これらの疾患の初期症状として嗅覚障害が出現するといわれている．また，片側性の嗅覚障害患者に脳腫瘍が発見されることがある．先天性嗅覚障害は最も予後の不良な障害であるが，その中の1つであるカルマン症候群は低ゴナドトロピン性性腺発育不全と無嗅覚をともなう疾患であり，嗅覚の改善は望めないものの，代替療法により2次成長が期待できることもあるため，嗅覚障害を早期に診断する価値は高い．したがって，嗅覚障害は身体が発する何らかの異常信号と読みとって，察知した場合には決して無視してはならないといえる．

おわりに

　嗅覚の基礎研究は近年急速に発達したが，ヒトに対する研究はまだ発展の余地を十分に残している．また，臨床分野においても聴覚や視覚など他の感覚器の診断治療に比べて遅れをとっていることは否めない．本章により現在の状況を知っていただくことにより，未解決な問題へのさまざまな分野からのアプローチの端緒となることを期待したい．

　　　　　　　　　　　　　　　　　　　　　　　　　　　　[三輪高喜]

文　献

1) 三輪高喜：においの受容（渋谷達明，外池光雄編），pp. 5-64，フレグランスジャーナル社，2002．
2) 高橋　良：鼻はなぜあるのか，pp. 76-95，築地書館，1987．
3) Takagi, S.F.：Human Olfaction, pp. 333-373, University of Tokyo Press, 1989.

4) 東原和成：においの受容（渋谷達明，外池光雄編），pp. 117-132，フレグランスジャーナル社，2002.
5) 外池光雄：においと脳・行動（外池光雄，渋谷達明編），pp. 83-110，フレグランスジャーナル社，2002.
6) 三輪高喜：日本味と匂学会誌，**6**, 69-72, 1999.
7) Hoffman, H.J. *et al.*：*Ann. NY Acad. Sci.*, **855**, 716-722, 1994.
8) Miwa, T. *et al.*：*Arch. Otolaryngol Head Neck Surg.*, **127**, 497-503, 2001.
9) 小川晃弘ら：日本鼻科学会誌，**42**, 23-27, 2003.
10) Doty, R.L.：Handbook of Olfaction and Gustation, second edition, revised and expanded, Marcel Dekker, 2003.
11) 阪上雅史編：嗅覚・味覚障害の臨床最前線，文光堂，2003.

索引

欧字

active olfaction　157
androsta-16-en-3-α-ol　18
androsta-16-en-3-on　19
androstenone　185
anethole　187
APV　129
Axel, R.　42

B 細胞　48
BCL-6　48
benzaldehyde　15
blast 法　154
BOLD　197
bombykol (Bombykol)　19, 55
Boyse, E.　169
Buck, L.　42
butyl acetate　187
2-sec-butyl-4,5-dihydro-thiazole　128

C_8, C_{10} のアルコール　12
Ca　83
calbindin　103
calretinin　103
cAMP　42,93,94
cAMP 信号増幅　84
carvone　14,70
CC-CIT　191
c-fos 蛋白質　127
citral　14
citronellal　14
citronellol　14
CNQX　129
cysteine　15

γ-decalactone　15
DHB　128
diacylglycerol　95

2,3-dihydro-*exo*-brevicomin　128
2,5-dimethylphyrazine　211

EEG　195
egr-1　128
ESP 1 (exocrine gland-secreting peptide 1)　77
ethyl acetate　188
eugenol　187

E,E-α-farnesene　212
fMRI　157,195,197

GABA　121,128,134
GABA 作動性抑制介在ニューロン　138
geranial　14
geraniol　14
Gi2　74
Gi2 陽性鋤鼻細胞　125
GnRH　204
GnRH パルスジェネレーター　205
Go　74
Go 陽性鋤鼻細胞　125
G 蛋白質　43,122
G 蛋白質共役型受容体　43,51

H-2　168
H-2 突然変異マウス　171
HEK 293 細胞　50
2-heptanone　77
(*Z*)-3-hexenol　12
HLA　168
HLA スーパータイプ　181
HRP (horse radish perioxidase)　151
6-hydroxy-6-methyl-3-heptanone　213

I 7　45

indole　15
in situ ハイブリダイゼーション　60
ionone　6
IP_3　93,94
IPSC　129
isoamyl acetate　14

γ, δ-lactone　15
LCR (locus control region)　61
limonene　13
linalool　14

Mash 1　32
MEG　155,195,200
MEG 認知実験　156
menthol　14
methionine　15
methylanthranilate　15
MHC (major histocompatibility complex)　78
────の遺伝子群　167
MHC class 1b 分子　76
monoallelic　61,64
MUA　206
MUP　128
myrcene　13

neral　14
nerol　14
NMDA 受容体　134
NMDA 受容体拮抗薬　129
(*Z, Z*)-3,6-nonadienal　12
non-classical MHC 遺伝子群　179
(*Z*)-6-nonenal　12
non-NMDA 受容体拮抗薬　129
nootkatone　14

Ober, C.　179

OCAM 108
octanal 45
1-octene-3-ol 12
octyl aldehyde 45
OMP 114
one neuron-one receptor rule
　44,57,64,76,105
Or 83 b 53
OSIT 191
ozone 187

PBAN 20
PCR法 43
PET 157,195,196
phenylalanine 14
phosphatidylinositol 94
PI 95
α,β pinene 13
1-propanol 187

RCA$_{120}$ 127
Restrepo, D. 177

SBT 128
Schaefer, M. 177
semiochemicals 18
α,β-sinensal 14
sniffing 115,157,198
SSP (signal space projection) 157
synaptopHluorin 114

tau-LacZ 74,107
α-terpinene 13
terpinene-4-ol 14
α-terpineol 14
Thomas, L. 167
TRPC2 96
T&Tオルファクトメーター 186,237
tyrosine 14

UPSIT 190

V1R 73,97,207
V2R 74,97
vanillin 14

Wysocki, C. 178

X-Gal染色 74

Y字型迷路 170

あ 行

アカゲザル 148,150
アースィー 10
アデニル酸シクラーゼ 42
アデノウイルス・ベクター 45
アニマルノート 8
アネトール 187
アポトーシス 29
アミノカルボニル反応 15
アリナミン注射液 237
アルコール 12,188
アルツハイマー病 200,233
アルデヒド 12,185
アルデヒド調 9
アンタゴニスト 51
アンドロスタ-16-エン-3-α-オール 18
アンドロスタ-16-エン-3-オン 19
アンドロステノン 185

イオンチャネル 43,87
閾値 51,184
　——の個人間の変動 185
　——の個人差 185
　——の個人内の変動 184
異嗅症 235
イソアミルアセテート 14
位置異性体 6
1型鋤鼻受容体 73
1嗅細胞-1受容体ルール 44,57,64,105
1糸球-1受容体ルール 58
インドール 15

ヴァンデンバーグ効果 212
ウェーブレット解析 156
ウッディ 8
運動準備磁界 158

エステル 185
エステル系香気物質 14
塩基性ヘリックス・ループ・ヘリックス型転写因子群 32

オイゲノール 187
応答回復プロセス 83
応答特異性 67
オクタナール 45
オクチルアルデヒド 45,46
1-オクテン-3-オール 12
オシレーション 126,128
雄効果 79,203
雄効果フェロモンの受容体 207
オゾン 187
オドボール課題 156

か 行

カイコガ 55
介在ニューロン 99
外傷性嗅覚障害 233
階層的情報符号化説 85
階層的符号化 70
外側嗅索 143
外側嗅内野 113
海馬 149
快・不快 192
　——の強さ 187
外来遺伝子導入 45
化学感覚事象関連電位 199
化学シナプス 104
化学信号 203
可塑性 134
活性領域 143
顆粒細胞 99,113,133
カルシウム依存性陰イオンチャネル 89
カルシウム依存性カリウムチャネル 90
カルシウムイメージング 77
カルシウム結合蛋白質 103
カルビンディン 103
カルボン 14,70
カルボン酸 188
カルマン症候群 233

索 引

カルレチニン 103
感覚細胞 34
　――の選択性 97
感覚上皮 34
感覚の強度 186
眼窩前頭皮質 197,227
還元ヘモグロビン 197
感性満腹感 198
含窒素香気物質 15
官能基 4,5,67,184
感冒罹患後嗅覚障害 233
含硫香気物質 15

偽遺伝子 49,79
記憶 130
幾何異性体 6
基準嗅力検査 237
基底細胞 34
機能的核磁気共鳴断層画像法 195
キノコ体 217,220
揮発性物質 175
逆方向性 HRP 標識法 151
ギャップ結合 104
嗅覚機能検査 152
嗅覚検査 237
嗅覚受容体 48,49,50,57,218
嗅覚障害 231
嗅覚障害患者 155
嗅覚情報 84
嗅覚神経 200
嗅覚神経路 148,152
嗅覚中枢 195
嗅覚の高次中枢 151
嗅覚疲労 153
嗅覚誘発電位 153,199
嗅覚誘発電位計測 153,154
嗅覚誘発電位検査 155
嗅覚誘発脳磁図計測 155
嗅球 44,57,136,149
嗅結節 113
嗅細胞 23,29,50,57,65,82,87,136,226
嗅索 113
球状基底細胞 23
嗅上皮 43,44,57,118,208
嗅小胞 27

嗅繊毛 39,82,87
嗅電図 45
嗅内皮質 139,149
嗅粘膜 23,226
嗅粘膜性嗅覚障害 232
嗅板 29
嗅裂 226
局所回路ニューロン 99
局所回路網 99
近交系統 167

クラス I 受容体 59
クラス II 受容体 60
クラスター 58,61,64
グリーン 9
グリーン香 12
グルタミン酸 121,128,133

経験の影響 193
警報フェロモン 18
ケトン 185
ゲラニアール 14
ゲラニオール 14
減圧/加圧式オルファクトメーター 185
言語優位性半球 152
検知閾 184

光学異性体 6,70
光学的計測法 126
香粧品香料 7
交信攪乱 21
合成香料 7
酵素により生成されるフレーバー 11
後天的要因 192
後頭葉 197
交配嗜好 169
交尾 130
交尾阻害 21
後部前梨状皮質 145
香料原料 16
香料としてのフレーバー 16
呼吸上皮 34
呼吸性嗅覚障害 231
呼吸同期式匂いパルス刺激法 154

呼吸リズム 158
混合シナプス 104
コンジェニック 169
コンパートメント構造 103

さ　行

サイクリック・ヌクレオチド感受性イオンチャネル 88
細胞接着分子 108
細胞内 Ca 濃度 84
酢酸エチル 188
酢酸ブチル 187
差の判断 186
酸 12
酸化ヘモグロビン 197
三叉神経 153,200
三叉神経性の応答 154

ジアシルグリセロール 95
時間依存性パターン 188
糸球体（糸球） 46,57,99
糸球体周辺細胞 119
糸球体層 120,125
糸球体ユニット 111
軸索 27,46,55,137
軸索ガイダンス分子 108
軸索収束 107
軸索側枝 137
軸索投射 56
嗜好 192
自己抑制 117
支持細胞 23,29,34
視床 149,195
視床下部 149,162,195
視床背内側部 149
指数関数型（感覚的強度パターン）187
システイン 15
実験用呼吸マスク 157
失語症検査 152
質の弁別能力 188
シトラス 9
シトラール 14
シトロネラール 14
シトロネロール 14
シナプス 120

シナプス後膜肥厚　121
α,β-シネンサール　14
脂肪酸　66,185
脂肪族アミン　66
脂肪族アルコール　66
脂肪族の香気物質　12
シミュレーテッドアニーリング法　156
2,5-ジメチルピラジン　211
臭気濃度　188
集合フェロモン　18
終末分化　48
主嗅覚系　78
主嗅覚経路　54
主嗅球　37,118,177
主嗅球系　209
樹状突起　25,78
樹状突起間シナプス　113,117
主ニューロン　99
主要組織適合抗原複合体　132,167
受容体コード　68
蒸気圧　4
上昇型(感覚的強度パターン)　187
ショウジョウバエ　53
情動　164
上鼻甲介　226
情報化学物質　18
静脈性嗅覚検査　237
静脈洞　34
触角葉　217,218
鋤鼻管　34
鋤鼻器　33,54,73,118,130,160,178,208,230
鋤鼻器感覚上皮　97
鋤鼻嗅覚系　207
鋤鼻系　54,78,118,130,207,230
鋤鼻細胞　34,93
鋤鼻神経　34,119
鋤鼻神経層　120,125
鋤鼻扁桃体　160
鋤鼻ポンプ　36
親近性　192
神経活性パターン　177
神経再生　118

信号源推定　156
信号増幅系　82
心理学　201
人類の食嗜好　11

錐体細胞　138
水平基底細胞　23
スティック型嗅覚同定能力測定法(匂い識別検査装置)　191,238
ステロイドホルモン　162
ストレッカー分解　15
スパイシー調　10

生育環境　188
精子　48,55
成長円錐　47
正の制御　63
性フェロモン　18,55,218
性フェロモン受容体　218
セカンドメッセンジャー　42,94
切歯管　34
切歯乳頭　34
前嗅核　113,142
線条体　162
浅錐体細胞層　142
前大脳　217
前大脳側部　217,220
前頭眼窩野　158
前頭眼窩野中央後部　149
前頭眼窩野背外側後部　149
前頭前野　151
前頭葉眼窩面　139
前頭葉切除　152
前部前梨状皮質　145
線毛　39
前梨状皮質　85,140

相反性シナプス　102,120,128,133
相反性相互シナプス　133
僧帽細胞　99,110,113,133
僧帽・房飾細胞　120
僧帽・房飾細胞層　120
側頭葉　197
側頭葉切除術　152

側副葉　217,222
側方抑制　115,116
ゾーン　43,44,60,70,106
ゾーン特異的軸索投射　106

た 行

第1次嗅覚野　149
胎児　173
代謝型グルタミン酸受容体　134
体臭　166
帯状回　197
対称性シナプス　102
体性感覚応答　154
対側優位　154
第2次嗅覚野　150
大脳　48
大脳基底核　162
大脳左右差　154
大脳生理学　201
大脳辺縁系　149
対立形質排除　57,61
大量誘殺　20
他覚的客観的な検査・診断　153
多重遺伝子　50
多重遺伝子ファミリー　58,73
タッセル細胞　104
α-ターピネオール　14
α-ターピネン　13
ターピネン-4-オール　14
炭化水素　185
短軸索細胞　103,113,115
炭素数　188
単離　207

遅延整流性カリウムチャネル　92
中枢性嗅覚障害　233
長期増強　134
チロシン　14

低級脂肪族アルコール類　184
γ-デカラクトン　15
テルペン系香気物質　13
電位依存性T型カルシウムチ

ャネル 92
電位依存性ナトリウムチャネル 91
電位感受性 Ca^{2+} チャネル 135
電気陰性度 68
電気生理学的手法 110
転写因子 48
転写活性化複合体 61,63,64
天然香料 7
電流ダイポール 156

統合的な情報処理 151
投射 44,47
投射ニューロン 137
同側優位性 152,154
同定 207
同定能力 191
島皮質 198
特異無嗅覚症 185
特徴抽出 148
トップダウン 188
トップダウン的情報処理 194

な 行

内因性応答 142
内因性信号変化 110
内因性光信号 140
内側視束前野 162
慣れ 187
難治性側頭葉てんかん患者 152

匂い 195
——の記述語 189
——の識別機能 151
——の質の同定 190
——の親近性 186
——の脳波計測 153
——のプロフィール 175
匂い型 166
匂い検査試験 153
匂い識別 65,152,153
匂い識別テスト 153
匂い質の恒常性 68
匂い受容体 42,48,50,65,73,81, 105,108,136

匂い受容体地図 108
匂い地図 105,110
匂い物質 42
匂い分子 57,65,81
匂い分子結合部位 52
匂い分子受容範囲 117
匂い要素情報 85
2型鋤鼻受容体 74
日本の日常生活臭 189
尿 171
妊娠阻止 130
妊娠阻止反応 78
認知情報処理 148

ヌートカトン 14

ネガティブフィードバック 106
ネラール 14
ネロール 14

脳磁図計測実験 155
脳磁場計測法 195
脳中枢部位 148
濃度閾値勾配 146
能動的嗅覚 158
脳内血流の変化 157
脳内の匂い情報伝達処理 148
脳波計測(法) 195,198
ノックインマウス 107
(Z,Z)-3,6-ノナジエナール 12
(Z)-6-ノネナール 12
ノーベル生理学医学賞 42
ノルアドレナリン 132

は 行

背内側核 139
パーキンソン病 200,233
発生予察 20
バニリン 14
バルサミック調 10
パルス状 LH 分泌 204
繁殖調節系 205

ビキュキュリン 129

非酵素反応により生成するフレーバー 15
微絨毛 37
微小電極 150
非侵襲計測法 148,196,201
鼻腺 36
非対称性シナプス 102
鼻中隔 226
ヒト 195
6-ヒドロキシドーパミン 132
6-ヒドロキシ-6-メチル-3-ヘプタノン 213
α,β-ピネン 13
比の判断 186
ヒママメレクチン 127
百日咳毒素 95

E,E-α-ファルネセン 212
フィードバック 134
フィードバック制御 61,64
フィードバック抑制 114,129
風味 234
フェニルアラニン 14
フェロモン 17,54,93,118, 130,203
——の産生機構 206
——の情報伝達経路 207
——の中枢作用機構 204
フェロモン源定位行動 218, 222
フェロモン受容体 50,73,122
フェロモン生合成活性化ペプチド 20
フェロモン様物質 127
副嗅球 37,98,118,125,130, 160
——の区分化 125
腹側線条体 139
負の制御 62
不変型(感覚的強度パターン) 187
プライマー・フェロモン 18
フリップフロップ応答 223
ブルース効果 78,130,213
フルーティ 9
フレグランス 4,7
フレーバー 10

――の特性 11
フレーバーイメージ 16
フレーバーに対する保守性 11
フレーバー物質の抗菌作用 16
フレーバー物質の生成 11
フレーメン 36
1-プロパノール 187
フローラル 8
分界条床核 162
分子機構 82

ベキ関数 144
(Z)-3-ヘキセノール 12
2-ヘプタノン 77
ヘモグロビン 140
ベンツアルデヒド 15
変動型(感覚的強度パターン) 187
扁桃体 113,139,149,195,197,209
扁桃体内側核 160
扁桃体皮質核 160

ホイッテン効果 212
防御物質 17
芳香族系香気物質 14
傍糸球体細胞 99,113,119
傍小巣細胞 104
房飾細胞 99,113,116
ボウマン腺 23,25,229

ホスファチジルイノシトール 95
ホスファチジルイノシトール系 94
ホスホリパーゼ 96
本能 164
ボンビコール 19,55

ま 行

β2マイクログロブリン分子 78
マウス主要尿蛋白質 128
膜電位感受性色素 126
末梢神経性嗅覚障害 232
マリン/アクア調 10
味覚低下 234
道しるべフェロモン 18
ミルセン 13
無顆粒性島皮質 139
無臭空気刺激 154
ムスク 5,6
無麻酔ザル 150
無名質 150
メチオニン 15
メチルアントラニレート 15
メントール 14

モッシィ 10

や 行

ヤコブソン腺 34

溶解性 4
陽電子断層撮影法 195
抑制性シナプス電流 129
ヨノン 6

ら 行

γ, δ-ラクトン 15
ラクトン系香気物質 15
リガンド結合部位 52
梨状皮質(梨状葉皮質) 85,113,136,140,145,149,195,197,227
立体構造説 52
律動的減衰振動 126
リナロール 14
リーブート効果 211
リモネン 13
リリーザー・フェロモン 18

連合学習 193
連合線維 137
連合野 148

編著者略歴

澁谷 達明
1931年　東京都に生まれる
1958年　東京教育大学(現 筑波大学)
　　　　大学院理学研究科修了
現　在　筑波大学名誉教授
　　　　嗅覚味覚研究所所長
　　　　理学博士

市川 眞澄
1950年　長野県に生まれる
1979年　東京大学大学院理学系
　　　　研究科修了
現　在　(財)東京都医学研究機構・
　　　　東京都神経科学総合研究所
　　　　副参事研究員
　　　　理学博士

匂いと香りの科学

定価はカバーに表示

2007年 2月20日　初版第1刷
2012年 5月25日　　　第3刷

編著者	澁　谷　達　明
	市　川　眞　澄
発行者	朝　倉　邦　造
発行所	株式会社　朝倉書店

東京都新宿区新小川町6-29
郵便番号　162-8707
電話　03(3260)0141
FAX　03(3260)0180
http://www.asakura.co.jp

〈検印省略〉

ⓒ 2007〈無断複写・転載を禁ず〉

壮光舎印刷・渡辺製本

ISBN 978-4-254-10207-9　C 3040　　Printed in Japan

|JCOPY| <(社)出版者著作権管理機構 委託出版物>

本書の無断複写は著作権法上での例外を除き禁じられています．複写される場合は，そのつど事前に，(社)出版者著作権管理機構（電話 03-3513-6969，FAX 03-3513-6979, e-mail: info@jcopy.or.jp）の許諾を得てください．

好評の事典・辞典・ハンドブック

脳科学大事典	甘利俊一ほか 編	B5判 1032頁
視覚情報処理ハンドブック	日本視覚学会 編	B5判 676頁
形の科学百科事典	形の科学会 編	B5判 916頁
紙の文化事典	尾鍋史彦ほか 編	A5判 592頁
科学大博物館	橋本毅彦ほか 監訳	A5判 852頁
人間の許容限界事典	山崎昌廣ほか 編	B5判 1032頁
法則の辞典	山崎 昶 編著	A5判 504頁
オックスフォード科学辞典	山崎 昶 訳	B5判 936頁
カラー図説 理科の辞典	山崎 昶 編訳	A4変判 260頁
デザイン事典	日本デザイン学会 編	B5判 756頁
文化財科学の事典	馬淵久夫ほか 編	A5判 536頁
感情と思考の科学事典	北村英哉ほか 編	A5判 484頁
祭り・芸能・行事大辞典	小島美子ほか 監修	B5判 2228頁
言語の事典	中島平三 編	B5判 760頁
王朝文化辞典	山口明穂ほか 編	B5判 616頁
計量国語学事典	計量国語学会 編	A5判 448頁
現代心理学［理論］事典	中島義明 編	A5判 836頁
心理学総合事典	佐藤達也ほか 編	B5判 792頁
郷土史大辞典	歴史学会 編	B5判 1972頁
日本古代史事典	阿部 猛 編	A5判 768頁
日本中世史事典	阿部 猛ほか 編	A5判 920頁

価格・概要等は小社ホームページをご覧ください．